パーフェクト
疲労骨折

編集 **石橋恭之** 弘前大学大学院医学研究科整形外科学講座教授

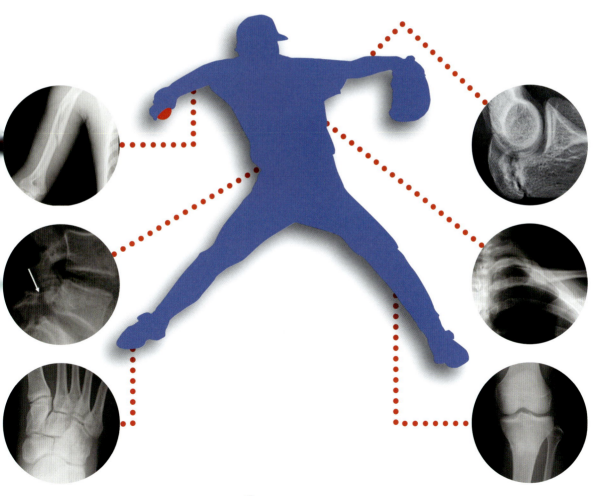

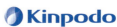

●執筆者一覧

氏名（執筆順）

石橋　恭之	弘前大学大学院医学研究科整形外科学講座
津田　英一	弘前大学大学院医学研究科リハビリテーション医学講座
金子　晴香	順天堂人学医学部整形外科学講座
石島　旨章	順天堂大学医学部整形外科学講座
柳下　和慶	東京医科歯科大学スポーツ医歯学診療センター
岡戸　敦男	公益財団法人スポーツ医・科学研究所スポーツリハビリテーション科
能瀬さやか	東京大学医学部附属病院女性診療科・産科
熊井　　司	早稲田大学スポーツ科学学術院
生駒　和也	京都府立医科大学大学院医学研究科運動器機能再生外科学
篠原　靖司	立命館大学スポーツ健康科学部
神崎　至幸	神戸大学大学院医学研究科整形外科学
橋本　健史	慶應義塾大学スポーツ医学研究センター
西良　浩一	徳島大学大学院医歯薬学研究部運動機能外科学
酒巻　忠範	さかまき整形外科
手束　文威	徳島大学大学院医歯薬学研究部運動機能外科学
酒井　紀典	徳島大学大学院医歯薬学研究部運動機能外科学
岩目　敏幸	徳島大学大学院医歯薬学研究部運動機能外科学
星加　昭太	船橋整形外科病院スポーツ医学・関節センター
大西　和友	船橋整形外科病院スポーツ医学・関節センター
後東　知宏	徳島大学大学院医歯薬学研究部運動機能外科学
田中　寿一	萩原整形外科病院手外科・スポーツ傷害治療センター
古島　弘三	慶友整形外科病院スポーツ医学センター
伊藤　恵康	慶友整形外科病院スポーツ医学センター
西川　真史	にしかわ整形外科・手の外科クリニック
荻内　隆司	川口工業総合病院整形外科
松井　智裕	済生会奈良病院整形外科
新井　祐志	京都府立医科大学大学院医学研究科スポーツ・障がい者スポーツ医学
白井　寿治	京都府立医科大学大学院医学研究科運動器機能再生外科学
中川　周士	京都府立医科大学大学院医学研究科スポーツ・障がい者スポーツ医学
井上　裕章	京都府立医科大学大学院医学研究科運動器機能再生外科学

序

　疲労骨折は，一般に広く知られたスポーツ障害である．ある報告によると，スポーツ外来患者の１割程度を占めるという．しかし，自分の痛みが疲労骨折からくるものと考えてプレーしている選手はほとんどいないだろう．その約８割が中・高校生に発生しているとされてきたが，競技スポーツの低年齢化，健康スポーツの普及により，児童から中・高齢者まで幅広い年齢層で増加している．また，下肢のみならず，体幹から上肢に至るまで，全身のあらゆる骨に疲労骨折は発生する．このため，その存在自体を知らないと見逃されることになる．例えば，利き手の痛みを訴えるテニス選手では第二中手骨疲労骨折を，バレリーナではポワント肢位による第二中足骨基部疲労骨折を疑わなければならない．疲労骨折の発生部位と動作には特徴的な関係がある．

　オーバーユース障害である疲労骨折は，その過剰な負荷を軽減することで治療に至る．しかし一部の難治性疲労骨折では，保存治療に抵抗性であり，手術治療を要することがある．もちろん難治性であっても，早期診断により保存的治療は可能である．そのためには，詳細な病歴聴取が大切な事は言うまでもない．画像診断では単純 X 線が第一選択ではあるが，早期例や一部の疲労骨折では診断は容易ではない．そのような疲労骨折も，MRI や CT により診断は比較的容易となってきた．また，早期の骨膜反応をとらえられる超音波検査は，外来診療において強力なツールとなっている．

　治療のゴールは，スポーツ選手においては元の競技レベルに復帰すること，さらに早期に復帰することにある．保存治療が原則ではあるが，単なる安静だけの指示は，スポーツ現場では受け入れがたい選択肢である．早期復帰を目指した積極的な治療介入を行わなければならない．また，難治性疲労骨折に対しては，適切な時期に手術治療を行う必要もある．疲労骨折は外傷性骨折とは異なる特殊な病態であり，その発生部位や要因に応じた手技上の工夫が，治療成績を向上する鍵となる．加えて予防対策も重要な課題である．"疲労骨折がなぜ起こるのか"，そして"どうしたら予防できるのか"ということを，選手や家族，そして指導者と共有する必要がある．また疲労骨折は，スポーツ動作といった単なる物理的要因だけで発生するのではなく，内分泌的要因，社会心理学的要因など，多様な因子が関与していることも考慮しなければならない．

本書は前述の事を鑑み，スポーツ現場の第一線でご活躍されている先生方に，疲労骨折治療を行う上で必要な情報を幅広く網羅して頂いた．また疲労骨折の教科書として診療の一助となるように，稀な疲労骨折も可能な限り記載するよう心がけた．2020年のオリンピック開催に向け，日本のスポーツ界は益々盛り上がりを見せていくだろう．本書を通じて疲労骨折の理解が深まり，予防できるスポーツの怪我が少しでも減ることを心から願っている．

　2017年10月

弘前大学大学院医学研究科整形外科学講座教授
石橋　恭之

目　次

第Ⅰ部　疲労骨折の基礎

第1章　疲労骨折についての基礎知識　（緒言　津田英一）　1

1　疲労骨折治療の歴史 ……………津田英一　2
2　疲労骨折の疫学 …………………津田英一　4
3　骨の構造と疲労骨折の病理
　……………………金子晴香，石島旨章　10
　①骨の細胞 ……………………………… 10
　②骨の構造 ……………………………… 11
　③骨強度と骨の細胞外基質 …………… 12
　④疲労骨折の病理 ……………………… 12
4　疲労骨折と骨代謝 …… 金子晴香，石島旨章　14
　①骨代謝 ………………………………… 14
　②骨代謝を調節する因子 ……………… 15
　③骨リモデリングと骨代謝マーカー ……… 16
　④骨代謝からみた疲労骨折のメカニズム …… 17

5　骨の物理特性と疲労現象 ………柳下和慶　18
　①物性としての疲労現象 ……………… 18
　②骨の材料特性 ………………………… 19
　③骨の疲労現象と力学的負荷応答，
　　疲労骨折 …………………………… 19
　④骨への力学的負荷の検討：有限要素法 …… 21
6　疲労骨折とバイオメカニクス ……柳下和慶　23
　①疲労骨折のリスクファクター ……… 23
　②疲労骨折のバイオメカニクス ……… 24
　③脛骨遠位部疲労骨折（疾走型）の
　　バイオメカニクス因子 …………… 24
　④第5中足骨近位骨幹部疲労骨折
　　（Jones 骨折）のバイオメカニクス因子 …… 25

第2章　疲労骨折の診断と治療　（緒言　石橋恭之）　29

1　疲労骨折の診断 ………………… 石橋恭之　30
　①病歴 …………………………………… 30
　②臨床症状 ……………………………… 31
　③臨床所見 ……………………………… 32
2　疲労骨折の画像診断 ………… 石橋恭之　33
　①単純X線 ……………………………… 33
　②トモシンセシス ……………………… 34
　③超音波 ………………………………… 35
　④骨シンチグラフィー ………………… 35
　⑤MRI …………………………………… 35
　⑥CT ……………………………………… 37
3　疲労骨折の治療1 ……………… 柳下和慶　38
　①難治性疲労骨折 ……………………… 38

　②疲労骨折の手術的治療 ……………… 39
　③疲労骨折の保存的治療 ……………… 40
　④疲労骨折のリスクファクターとなる
　　全身的疾患への対応 ……………… 40
　⑤疲労骨折のアスレティック
　　リハビリテーション ……………… 40
4　疲労骨折の治療2 ……………… 柳下和慶　41
　①低出力パルス超音波 ………………… 42
　②体外衝撃波治療 ……………………… 42
　③高気圧酸素治療 ……………………… 43
5　疲労骨折のリハビリテーション … 岡戸敦男　45
　①疲労骨折の発生メカニズム ………… 45
　②疲労骨折に対するリハビリテーション … 48

第3章　スポーツと疲労骨折　（緒言　津田英一）　53

1　競技種目特性と疲労骨折 ……… 岡戸敦男　54
　①競技種目別の発生件数 ……………… 54
　②競技種目特性をふまえた疲労骨折の
　　発生メカニズム …………………… 54
2　成長期の疲労骨折 ……………… 能瀬さやか　61
　①頻度 …………………………………… 61
　②好発年齢 ……………………………… 61
　③発症部位 ……………………………… 63
　④骨代謝マーカー ……………………… 63

　⑤予防 …………………………………… 63
3　女性アスリートと疲労骨折 …… 能瀬さやか　64
　①女性アスリートの三主徴 …………… 64
　②日本の女性アスリートにおける三主徴
　　の頻度 ……………………………… 66
　③女性アスリートの三主徴と疲労骨折 …… 68
　④女性アスリートの三主徴の
　　スクリーニング …………………… 68
　⑤女性アスリートの三主徴の治療方針 …… 70

i

4 疲労骨折と栄養……………能瀬さやか 72		②女性アスリートにおける食事の注意点 …… 73
①骨粗鬆症予防のための食事……………… 72		

第Ⅱ部　部位別疲労骨折

第4章　下肢の疲労骨折　（緒言　石橋恭之）　75

1 大腿骨頚部疲労骨折……………石橋恭之 76
　メカニズムと分類………………………… 76
　診断………………………………………… 76
　治療………………………………………… 77

2 大腿骨骨幹部疲労骨折…………石橋恭之 78
　メカニズム………………………………… 78
　診断………………………………………… 79
　治療………………………………………… 79

3 膝蓋骨疲労骨折…………………石橋恭之 81
　メカニズムと分類………………………… 81
　診断………………………………………… 81
　治療………………………………………… 82

4 脛骨疲労骨折……………………石橋恭之 83
　メカニズム………………………………… 84
　診断………………………………………… 85
　治療………………………………………… 85

5 シンスプリント…………………津田英一 86
　メカニズムと危険因子…………………… 86
　診断………………………………………… 87
　治療………………………………………… 87

6 腓骨疲労骨折……………………津田英一 89
　メカニズムと分類………………………… 89
　診断………………………………………… 90
　治療………………………………………… 91

第5章　足関節・足部の疲労骨折　（緒言　熊井司）　93

1 足関節内果疲労骨折……………生駒和也 94
　原因とメカニズム………………………… 94
　診断………………………………………… 94
　治療………………………………………… 96

2 踵骨疲労骨折………篠原靖司，熊井司 96
　メカニズム………………………………… 96
　診断………………………………………… 97
　治療………………………………………… 98
　復帰へのアドバイス……………………… 99

3 舟状骨疲労骨折…………………熊井司 100
　メカニズム………………………………… 100
　診断………………………………………… 101
　治療………………………………………… 102

4 その他の足根骨疲労骨折………石橋恭之 102
　①立方骨疲労骨折………………………… 103
　②楔状疲労骨折…………………………… 104
　③距骨疲労骨折…………………………… 104

5 中足骨疲労骨折…………………神崎至幸 105
　メカニズム………………………………… 105
　診断………………………………………… 106
　治療と復帰へのアドバイス …………… 107

6 第5中足骨疲労骨折（Jones骨折）… 熊井司 108
　名称とメカニズム………………………… 108
　診断………………………………………… 109
　治療………………………………………… 110

7 母趾種子骨疲労骨折……………熊井司 112
　メカニズム………………………………… 112
　診断………………………………………… 112
　治療………………………………………… 113

8 母趾疲労骨折……………………橋本健史 114
　メカニズム………………………………… 114
　診断………………………………………… 115
　治療………………………………………… 116
　復帰へのアドバイス……………………… 116

第6章　脊椎・体幹部の疲労骨折　（緒言　西良浩一）　119

1 腰椎分離症………酒巻忠範，西良浩一 120
　頻度………………………………………… 120
　臨床所見…………………………………… 120
　画像診断…………………………………… 120
　治療………………………………………… 122
　体幹装具…………………………………… 125

　骨融合について…………………………… 126
　運動療法…………………………………… 127

2 棘突起疲労骨折………手束文威，西良浩一 129
　病態・原因………………………………… 129
　診断………………………………………… 130
　治療………………………………………… 130

予防	131	
3 肋骨疲労骨折 ………酒井紀典，西良浩一	131	
診断	131	
メカニズム	132	
症例提示	132	
第1肋骨骨折について	133	
治療	134	
4 鎖骨疲労骨折 ………岩目敏幸，西良浩一	134	
メカニズム	135	
診断	136	
治療	136	
5 胸骨疲労骨折 ………星加昭太，西良浩一	137	
発生要因	137	
診断	138	

治療 ……………………………… 138
症例 ……………………………… 138
結語 ……………………………… 139
6 肩甲骨疲労骨折 ………大西和友，西良浩一 140
　発生部位の特徴 ………………… 140
　発生要因 ………………………… 140
　診断 ……………………………… 141
　治療 ……………………………… 141
7 骨盤部疲労骨折 ………後東知宏，西良浩一 143
　発生機序 ………………………… 143
　病歴 ……………………………… 144
　身体所見 ………………………… 144
　診断 ……………………………… 144
　骨盤部疲労骨折の種類 ………… 145

第7章　上肢の疲労骨折　（緒言　田中寿一）　　151

1 上腕骨骨幹部疲労骨折
　　　………………古島弘三，伊藤恵康 152
　疫学 ……………………………… 152
　機序 ……………………………… 152
　診断 ……………………………… 152
　治療 ……………………………… 152
　症例 ……………………………… 153
2 上腕骨内顆部疲労骨折…古島弘三，伊藤恵康 154
　メカニズム ……………………… 154
　症例 ……………………………… 154
3 肘頭疲労骨折 …………古島弘三，伊藤恵康 156
　メカニズムと分類 ……………… 157
　診断（問診，臨床所見，画像所見）… 158
　肘頭疲労骨折と不安定性の関連 … 158
　他のスポーツによる肘頭疲労骨折の機序… 160
4 尺骨疲労骨折 …………………田中寿一 160
　メカニズムと分類 ……………… 160
　診断 ……………………………… 161

治療 ……………………………… 161
5 橈骨疲労骨折 ………石橋恭之，西川真史 162
　メカニズムと分類 ……………… 162
　診断 ……………………………… 162
　治療 ……………………………… 163
6 舟状骨疲労骨折 ………………田中寿一 164
　メカニズムと分類 ……………… 164
　診断 ……………………………… 165
　治療 ……………………………… 166
7 有鉤骨鉤部疲労骨折 …………田中寿一 167
　メカニズムと分類 ……………… 167
　診断 ……………………………… 167
　治療 ……………………………… 168
8 中手骨疲労骨折 ………石橋恭之，西川真史 169
　メカニズム ……………………… 169
　診断と治療 ……………………… 170
9 その他………………石橋恭之，西川真史 170

第Ⅲ部　手術治療とその他の骨折

第8章　疲労骨折の手術治療　（緒言　石橋恭之）　　171

1 肘頭疲労骨折…………古島弘三，伊藤恵康 172
　①手術適応 ……………………… 172
　②手術方法 ……………………… 172
　③手術手技 ……………………… 173
　④後療法 ………………………… 175
　⑤コツとピットフォール ……… 176
2 手舟状骨疲労骨折 ……………田中寿一 177

①手術時期の決定 ……………… 177
②手術法 ………………………… 177
③手技上のポイント …………… 178
④術後のスポーツ復帰 ………… 178
3 腰椎分離症（腰椎疲労骨折偽関節）
　　　………………手束文威，西良浩一 179
①分離部直接修復術の実際 …… 180

②後療法 …………………………………… 182

4 **大腿骨疲労骨折** ……………………石橋恭之 182

①大腿骨頸部疲労骨折 ……………… 182

②大腿骨骨幹部骨折 ………………… 185

5 **膝蓋骨疲労骨折** ……………………石橋恭之 185

①横骨折型 …………………………… 185

②縦骨折型 …………………………… 186

6 **脛骨跳躍型疲労骨折** ………………石橋恭之 187

7 **足関節内果疲労骨折** ………………生駒和也 188

手術法 ………………………………… 188

手技上のポイント …………………… 189

代表症例 ……………………………… 189

手術後のスポーツ復帰 ……………… 190

8 **第5中足骨疲労骨折 (Jones 骨折)** …荻内隆司 191

①手術の適応と時期 ………………… 191

②手術方法 …………………………… 192

③後療法及びスポーツ復帰の注意点 ……… 195

④コツとピットフォール …………… 195

9 **足舟状骨疲労骨折** ………松井智裕, 熊井司 196

手術適応 ……………………………… 196

①足舟状骨疲労骨折に対するスクリュー固定 ‥ 196

手術法 ………………………………… 196

術後療法 ……………………………… 197

②新しい手術治療の試み
　　－小皮切ロッキングプレート固定 ……… 197

適応 …………………………………… 197

手術法 ………………………………… 198

術後療法 ……………………………… 199

骨移植 ………………………………… 199

術後再発予防 ………………………… 199

10 **母趾基節骨疲労骨折** ………………橋本健史 201

手術法 ………………………………… 201

手技上のポイント …………………… 201

代表症例 ……………………………… 203

手術後のスポーツ復帰 ……………… 203

第9章　その他の疲労骨折　（緒言　新井祐志）　205

1 **骨腫瘍性類似疾患** ……新井祐志, 白井寿治 206

①非骨化性線維腫 …………………… 206

②線維性骨異形成 …………………… 206

③骨線維性異形成 …………………… 207

④単純性骨嚢腫 ……………………… 210

2 **脆弱性骨折** ……………新井祐志, 中川周士 212

①病態 ………………………………… 212

②罹患部位 …………………………… 212

③椎体骨折 …………………………… 213

疫学 …………………………………… 213

診断 …………………………………… 213

画像所見 ……………………………… 214

④大腿骨近位部骨折 ………………… 214

疫学 …………………………………… 214

診断 …………………………………… 214

画像所見 ……………………………… 214

予防 …………………………………… 214

⑤骨粗鬆症の定義 …………………… 215

⑥脆弱性骨折に対する予防法 ……… 215

3 **非定型大腿骨骨折** ……新井祐志, 井上裕章 217

定義 …………………………………… 217

疫学 …………………………………… 218

病態 …………………………………… 218

検査 …………………………………… 219

治療 …………………………………… 220

4 **人工関節と疲労骨折**

　　　　　　　　　……新井祐志, 中川周士 221

①TKA後インプラント周囲骨折 …… 221

診断 …………………………………… 221

分類と治療 …………………………… 221

②UKA後インプラント周囲骨折 …… 224

③THA後インプラント周囲骨折 …… 224

第 I 部　疲労骨折の基礎

第 1 章
疲労骨折についての基礎知識

　外傷性骨折が骨破断強度を超える 1 回の外力によって生じるのに対して，疲労骨折とは骨破断強度以下の負荷が繰り返し同一部位に加わることによって生じる骨折である．欧米の成書では疲労骨折 stress fracture を，正常強度を有した骨に過度の繰り返しや活動強度で外力が加わることにより生じる fatigue fracture と，強度の低下した骨に正常範囲の負荷が加わることにより生じる脆弱性骨折 insufficiency fracture に分類していることもある[1]．上記の定義に当てはめると，本邦で疲労骨折という場合には前者をさすことが一般的である．骨に対する力学的負荷の増大により破骨細胞は活性化され，骨吸収の促進により骨吸収窩が形成される[2]．通常であれば骨リモデリング過程において骨形成が起こり骨吸収窩は修復されるが，力学的負荷が継続すると骨吸収と骨形成の不均衡が生じ疲労骨折にいたるとされている．これらの過程には，骨代謝や破骨細胞，骨芽細胞の機能など多くの内因性要因が関与しており，さらに，臨床上，それらに加わる外因性要因の比率が個々の症例において異なることが疲労骨折の治療をより複雑化させている．本章では疲労骨折が生じるメカニズムを理解するための基礎として，疫学，骨の組織構造，生物学的反応，骨代謝，物理特性，生体力学，および力学負荷がそれらに及ぼす影響について解説する．

【文献】
1. Devas MB: Stress fracture. Churchill Livingstone, Edinburgh, 1975.
2. Brunet ME, et al: J Sports Med Phys Fitness. 1990;30:307-315.

1　疲労骨折の歴史⋯⋯⋯⋯⋯⋯⋯2
2　疲労骨折の疫学⋯⋯⋯⋯⋯⋯⋯4
3　骨の構造と疲労骨折の病理⋯10
4　疲労骨折の骨代謝⋯⋯⋯⋯⋯14
5　骨の物理特性と疲労現象⋯18
6　疲労骨折のバイオメカニズム⋯23

1 疲労骨折治療の歴史

疲労骨折に関する研究論文の歴史は武藤により詳細に報告されており[1]，ここではその記述を抜粋する形で記載する．

疲労骨折に関する最初の記述は1885年，Breithauptによるプロシア軍兵士に行軍後に生じた足部の腫脹と疼痛の報告である[2]．しかしながらX線が発見される以前の当時，その症状は疲労骨折ではなく腱鞘の炎症反応によるものとされていた．この後も，その病態に関して幾つかの説が報告されているが，1897年にStechowはX線検査の結果から，行軍による足部の疼痛が中足骨の骨折によるものであることを初めて明らかにし march fracture（行軍骨折）と称した[3]．本邦では1907年に平瀬が兵士に発生した足部痛を「足腫」として報告したのが最初の記載である[4]．1923年には平山が自験例を含む511例の検討から，兵士以外にも下肢を酷使する職業では疲労骨折が発生することを報告している[5]．1969年にはWilsonらによりX線所見による疲労骨折の分類が報告されている（表1）[6]．

表1 X線像による疲労骨折の分類

分類	X線所見
Ⅰ型	骨折像のみ観察され，内骨膜性仮骨や骨膜反応は認められない
Ⅱ型	海綿骨内の骨梁の濃化に代表されるような骨の巣状硬化像，ならびに内骨膜性仮骨
Ⅲ型	骨膜反応および仮骨形成像
Ⅳ型	上記の混合像

（文献6，7を元に作成）

スポーツに起因する疲労骨折の最初の報告は，1934年のPirkerによる大腿骨骨幹部疲労骨折の関する記述である[8]．次いで1940年Burrowsが，ランニングによる腓骨遠位部の疲労骨折を報告している[9]．本邦では，1938年に桜井がスポーツ選手に発生した中足骨疲労骨折のX線学的研究を論じている[10]．このように行軍以外に起因する疲労骨折の報告が増えるに伴い，当初march fractureとされていた名称も変化し，ついに1943年Ingersollはほぼ現在と等しい定義のもと fatigue fracture という名称を初めて使用した[11]．その後は，各種スポーツが広く普及し競技人口が増加するにつれ，疲労骨折は代表的なスポーツによる over-use syndrome の一つとして扱われるようになった．

1897年のStechowの報告[3]以来，X線検査は疲労骨折の診断において最も基本となる検査となったが，一方で早期診断の観点からその限界も早くから指摘されている．1940年Stammersは，発症早期のX線検査で診断がつかず発症から3週後に異常所見を指摘しえた2例を報告し，疲労骨折が強く疑われる症例に対しては，繰り返しX線検査を行うことを推奨している[12]．その後の報告でも，初診時のX線検査陽性率は9.5〜38%と総じて低い[13-16]．このようなX線検査の弱点を補い早期診断を可能とすべく，骨シンチグラフィーが疲労骨折の診断に応用されるようになった．1976年Geslienは臨床的に疲労骨折が疑われた200例に対して99mTcシンチグラフィーを行い，140例188か所で陽性所見が得られたと報告している[17]．これらのうち60%では同時に行ったX線検査にて異常所見が発見されなかったとし，早期発見における骨シンチグラフィーの優位性を示した．また，Zwasらは骨シンチグラムにおける集積象の範囲，広がり，強度が病勢を反映するため，治療法の決定や効果判定に有用と報告している[15]．しかしながら

その侵襲の大きさゆえ，現在ではその役目は MRI に取って代わられている．1986 年に Stafford らは疲労骨折の診断に MRI を応用し，悪性骨疾患との鑑別に有用であったと報告している[18]．1988 年 Lee らは発症後 1.5 ～ 4 週の X 線検査で異常所見のない時期においても MRI で陽性所見が得られたとし，早期発見への有用性を示した[19]．1995 年 Fredericson らは脛骨疲労骨折に対して MRI 所見による重症度分類を提唱した（表2）[20]．2002 年 Ishibashi らは，疲労骨折における骨シンチグラフィーでの集積と MRI における輝度変化を比較し，両者間に相関がある事，両者とも臨床症状と相関がある事，骨折線や骨膜浮腫の描出の点で MRI が優れることを報告している[21]．

表2 脛骨疲労骨折の重症度分類

Grade	MRI 所見
1	骨膜浮腫：T2 強調画像で軽度～中等度の輝度変化 骨　　髄：T1，T2 強調画像で正常
2	骨膜浮腫：T2 強調画像で中等度～重度の輝度変化 骨　　髄：T2 強調画像で輝度変化あり
3	骨膜浮腫：T2 強調画像で中等度～重度の輝度変化 骨　　髄：T1，T2 強調画像で輝度変化あり
4	骨膜浮腫：T2 強調画像で中等度～重度の輝度変化 骨　　髄：T1，T2 強調画像で輝度変化あり，明瞭な骨折線

（文献 20 を元に作成）

　疲労骨折に関連する内因性因子の研究も 1900 年代後半から盛んに行われるようになった．1996 年 Bennell らは青年期の陸上競技選手を対象とした調査で，女子選手では初経年齢と下腿周径が最も有力な疲労骨折発生の予測因子であるとし，性ホルモンと筋量の関与が大きいことを報告した[22]．2008 年 Lappe らは女性海軍兵士を対象に無作為前向き研究を行い，カルシウムおよびビタミン D のサプリメント投与が疲労骨折の発生に与える効果を検討した[23]．その結果，投与群では疲労骨折の発生頻度を 20％減少させることができたとし栄養面の影響を指摘している．

　治療面では難治性の疲労骨折に対して，積極的に手術治療が選択されるようになった．2006 年に発表された Diehl らの論文では，疲労骨折を Low risk 群と High risk 群（表3）に分け，High risk 群では部位別に競技復帰を目指した治療戦略が示されている[24]．さらに新たな治療法として 2004 年 Rue らは低周波超音波パルス療法を脛骨疲労骨折に対して[25]，2008 年 Beck らは電磁気刺激療法を脛骨疲労骨折に対して使用し報告している[26]．その後のシステマティック・レヴューではいずれの治療法も相反するエビデンスが示され，疲労骨折に対する有効性については未だ確立されていない．

表3 High risk 疲労骨折

大腿骨頸部	距骨
脛骨前方皮質骨	膝蓋骨
足関節内果	第 1 足趾種子骨
足舟状骨	第 5 中足骨

（文献 24 を元に作成）

【文献】

 1) 武藤芳照編：疲労骨折．文光堂，東京，1998．
 2) Breithaupt M: The pathology of the human foot [in German]. Medizin Zeitung 1855; 24: 169–175.

第1章　疲労骨折についての基礎知識

3) Stechow: Fussödem und Röntgenstrahlen. Deutsche Militärärztliche Zeitschrift. 1897; 26: 465-471.

4) 村地俊二, 他：スポーツによる過労性骨障害. 第1報, 中足骨過労性骨障害. 災害医学. 1964; 7: 369-380.

5) 平山遠：過労性骨膜炎に就いて. 日本外科学会誌. 1923; 24: 1011-1036.

6) Wilson ES Jr, Katz FN: Stress fractures. An analysis of 250 consecutive cases. Radiology. 1969; 92: 481-486.

7) 武藤芳照：スポーツと疲労骨折（武藤芳照ら編）. 南江堂, 1990.

8) Pirker H: Brush der Oberschenkeldiaphyse durch Muskelzug. Arch Klin Chir. 1934; 175: 155-168.

9) Burrows HJ: Spontaneous fracture of the apparently normal fibula in its lowest third. Br J Surg. 1940; 28: 82-87.

10) 桜井麟：所謂「骨腫」を論じて本邦運動選手の蹠骨の「レ」線学的研究に及ぶ. 日整会誌. 1938; 13: 155-244.

11) Ingersoll CF: Ice skater's fracture. AJR 1943; 50: 469-479.

12) Stammers FA: March Fracture-Pied Forcé. Br Med J. 1940; 24: 295-296.

13) Matheson GO, et al: Stress fractures in athletes. A study of 320 cases. Am J Sports Med. 1987; 15: 46-58.

14) Wilson ES Jr, Katz FN: Stress fractures. An analysis of 250 consecutive cases. Radiology. 1969; 92: 481-486.

15) Zwas ST, et al: Interpretation and classification of bone scintigraphic findings in stress fractures. J Nucl Med. 1987; 28: 452-457.

16) 有馬享：疲労骨折の診断学. 骨シンチグラムを中心として. 整形外科. 1988;31: 19-26.

17) Geslien GE, et al: Early detection of stress fractures using 99mTc-polyphosphate. Radiology. 1976; 121: 683-687.

18) Stafford SA, et al: MRI in stress fracture. Am J Roentgenol. 1986; 147: 553-556.

19), Lee JK, Yao L: Stress fractures, MRI imaging. Radiology. 1988; 169: 217-220.

20) Fredericson M: Tibial stress reaction in runners. Correlation of clinical symptoms and scintigraphy with a new magnetic resonance imaging grading system. Am J Sports Med. 1995; 23: 472-481.

21) Ishibashi Y, et al: Comparison of scintigraphy and magnetic resonance imaging for stress injuries of bone. Clin J Sport Med. 2002; 12: 79-84.

22) Bennell KL, et al: Risk factors for stress fractures in track and field athletes. A twelve-month prospective study. Am J Sports Med. 1996; 24: 810-818.

23) Lappe J, et al: Calcium and vitamin D supplementation decreases incidence of stress fractures in female navy recruits. J Bone Miner Res. 2008; 23: 741-749.

24) Diehl JJ, et al: Classification and return-to-play considerations for stress fractures. Clin Sports Med. 2006; 25: 17-28.

25) Rue JP, et al: The effect of pulsed ultrasound in the treatment of tibial stress fractures. Orthopedics. 2004; 27: 1192-1195.

26) Beck BR, et al: Do capacitively coupled electric fields accelerate tibial stress fracture healing? A randomized controlled trial. Am J Sports Med. 2008; 36: 545-553.

2 疲労骨折の疫学

　一般的に疲労骨折の発生率は暴露機会や暴露時間（スポーツであれば練習・試合への参加回数や参加時間）に対する発生数で示されることが多い. しかしながら発生率を正確に求めるためにはクリアすべきいくつかの課題がある. 一つ目は参加回数や出場時間を正確に把握する事が困難な点であり, 特に後ろ向き研究では限界があり不正確になりがちである. 二つ目は疲労骨折の診

断方法である．X線検査による異常所見を診断基準にした場合，偽陰性が増え発生率を実際より低く見積もる可能性がある．一方，MRIでは敏感度が高いため，前段階であるstress reactionも疲労骨折と診断し偽陽性が増え，発生率を実際より高く見積もる可能性がある．したがって異なる方法で行われた研究間では，疲労骨折の発生率を直接比較することは出来ないため注意が必要である．

軍人・兵士を対象とした前向き研究は，活動内容が厳格に設定され更に正確に記録されており，対象者数も多いため疲労骨折の研究に適している．過酷な訓練から疲労骨折の発生率も高く，複数の国から複数の研究報告がなされている．これらの研究に共通の特徴として女性では男性に比較して疲労骨折の発生率が高い点である（表4）[1-4]．

表4 軍人・兵士を対象とした疲労骨折発生率の性差[1-4]

報告者	国	疲労骨折発生率	
		女性	男性
Cosman F	米国	19.1%	5.7%
Knapik J	米国	79.9/1000	19.3/1000
Gam A	イスラエル	23.9%	11.2%
Mattila VM	フィンランド	17.1/1000	1.9/1000

（文献1〜4から引用）

スポーツ種目別の疲労骨折発生率を示した研究もいくつかの報告がある．ランナーを対象とした前向き研究を見てみると，高校生クロスカントリー・陸上競技選手を対象とした研究では発生率は女子5.4%，男子4.0%であり，脛骨，中足骨が好発部位であった[5]．本邦の高校生ランナーを対象とした研究では発生率9.1%（0.06/athlete exposure）と報告されている[6]．エリートテニス選手では，発生率は12.9%であり，発生部位は足舟状骨，腰椎，中足骨，脛骨，月状骨の順であった[7]．さらにはラグビー13.3%[8]，サッカー21.4%[9]，女子バスケットボール7.3%[10]，クリケット51.6/1000 player-hour[11]との報告がある．

内山は1981年から2002年までの22年間に，整形外科外来を受診し疲労骨折と診断された845例（男性502例，女性343例）を対象にその特徴を報告している[12]．平均年齢は男性19歳，女性18歳であり，患者数のピークは男女ともに16歳であった．腰椎疲労骨折は発生時期が特定できないとの理由から除外されていたため，発生部位では脛骨，中足骨，腓骨の順に多く下肢が全体の9割近くを占めていた．スポーツ種目別では陸上（27.1%）が最多で，バスケットボール（12.8%），サッカー（9.2%），野球（8.3%），バレーボール（7.9%）の順であった．

津田らが行った後ろ向き調査では，1988年から2014年までに疲労骨折と診断された948例を対象として解析を行っている[13]．調査期間を1988〜1997年，1998〜2007年，2008〜2014年の3期間に分割し，発症時年齢を学齢により分類したものを図1に示した．3期間の患者数はそれぞれ149例，282例，504例であり，直近の期間が7年間であることを考慮すると，10年おきにほぼ2倍となるペースで増加している．最初の10年間（1988〜1997年）では全体に占める小・中学生の割合は39.6%であったのに対して，次の10年間（1998〜2007年）では58.3%と増加していた．競技スポーツ開始時期の低年齢化により疲労骨折の発生が低年齢層に拡大したものと推察された．最近の7年間（2008〜2014年）では，その割合は58.3%と前の10年間と比較して変化はなかったが，少子化がより深刻化していることを考慮すると低年齢での発生がさらに増加しているとも考えられる．

最近7年間（2008〜2014年）の疲労骨折504例を見てみると，性別は男子311例，女子193

第1章　疲労骨折についての基礎知識

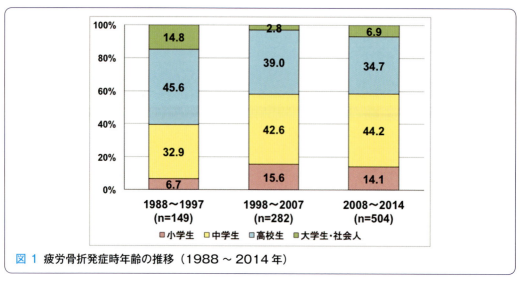

図1　疲労骨折発症時年齢の推移（1988～2014年）

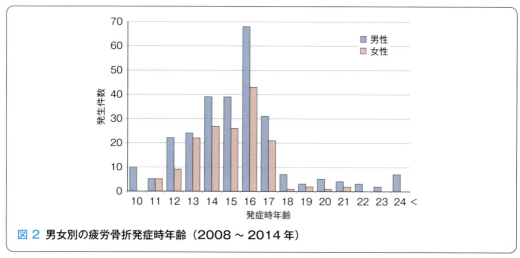

図2　男女別の疲労骨折発症時年齢（2008～2014年）

例であり，発症時年齢の平均は14.8歳（10～37歳），ピークは16歳であった（図2）．内山らの報告と比較するとピーク年齢は同じであるが，平均年齢は男女ともにより若年であった．最近の症例を対象とした津田ら[13]の結果には前述した競技スポーツ開始時期の低年齢化の影響が，都市部の症例を対象とした内山らの結果には中高齢年アスリート・スポーツ愛好家が含まれることが，平均年齢の差に反映されている．発生部位別に男女比を見てみると下肢，骨盤，腰椎では，全体の男女比と近似した比率となっていた（図3）．上肢で男子の比率が高くなっているのは野球による障害を多く含むためである．疲労骨折発生部位を年代別に調べると，男子では小・中・高校生ともに腰椎が最多で次いで脛骨，中足骨の順であった（図4a）．小・中学生で4番目に多い尺骨は，全例が野球による肘頭疲労骨折であった．女子でも小・中・高校生ともに腰椎が最多で次いで中足骨，脛骨の順であった（図4b）．男女ともに最多であった腰椎疲労骨折について原因となったスポーツ種目を調べてみると，野球（31.4%），サッカー（12.9%），バスケットボール（11.0%），陸上（11.0%），バレーボール（10.6%）の順であった（図5a）．腰椎疲労骨折の発生には，繰り返される腰部の伸展運動および回旋運動が関与することが明らかにされている[14,15]．野球では投球動作において利き手と反対側への腰部の回旋運動が生じ，さらに伸展運動が加わることで腰椎疲労骨折が発生しやすいと考えられている．中位にランクされたバレーボー

2 疲労骨折の疫学

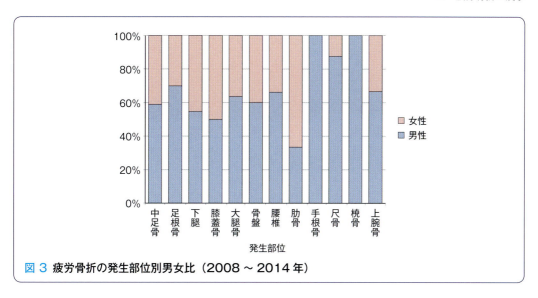

図3 疲労骨折の発生部位別男女比（2008～2014年）

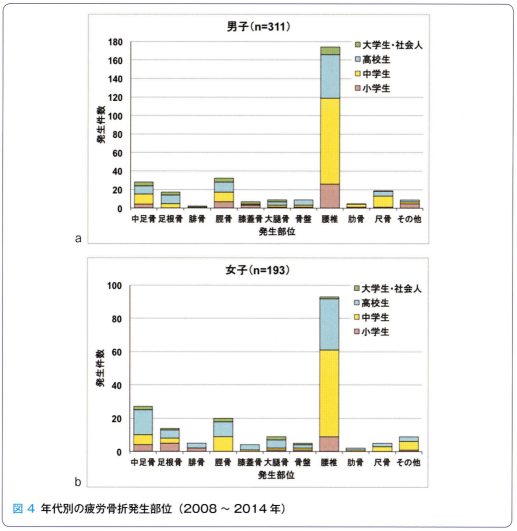

図4 年代別の疲労骨折発生部位（2008～2014年）

第 1 章　疲労骨折についての基礎知識

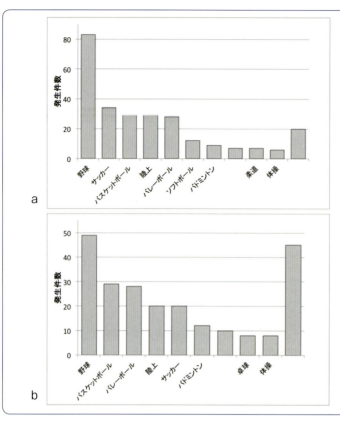

図5 腰椎疲労骨折の原因スポーツ種目
a: 2008〜2014年を対象とした調査（N = 264），
b: 1988〜2008年を対象とした調査（N = 229）．

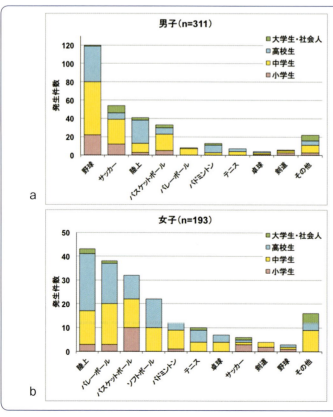

図6 年代別の原因スポーツ種目（2008-2014年）
a: 男性．
b: 女性．

ル，ソフトボール，バドミントン，テニスなども，利き手のスイング動作に伴う同様のメカニズムにより疲労骨折が生じていたものと考えられる．1998 ～ 2008 年を対象に行った過去の調査[16]と比較すると（図 5b），腰椎疲労骨折の原因としてサッカーが 5 番目から 2 番目に上がっており，競技人口の増加が一因となっているものと推測される．

　疲労骨折の原因となったスポーツ種目を年代別に見てみると，男子では小・中・高校生ともに野球が最多であり，以下小・中学生ではサッカー，バスケットボール，高校生では陸上競技，バドミントンが続いた（図 6a）．女子では小学生ではバスケットボール，中学生ではバレーボール，高校生では陸上競技が最多であり年代間で異なる結果となった（図 6b）．男女間で比較するとスポーツ参加人口の差が結果に大きく反映されており，以前の調査結果と比較しても大きな変化は無かった[16]．しかしながら最近では，女子の進出が目立つサッカーや野球などの種目では競技人口の増加に伴い疲労骨折の発生も増えており，今後はスポーツ種目別の発生数にも変化が生じる可能性がある．

【文献】

1) Cosman F, et al: Determinants of stress fracture risk in United States Military Academy cadets. Bone. 2013; 55: 359-366.
2) Knapik J, et al: Stress fracture risk factors in basic combat training. Int J Sports Med. 2012; 33: 940-946.
3) Gam A, et al: Comparison of stress fractures of male and female recruits during basic training in the Israeli anti-aircraft forces. Mil Med. 2005; 170: 710-712.
4) Mattila VM, et al: Risk factors for bone stress injuries: a follow-up study of 102,515 person-years. Med Sci Sports Exerc. 2007; 39: 1061-1066.
5) Tenforde AS, et al: Identifying sex-specific risk factors for low bone mineral density in adolescent runners. Am J Sports Med. 2015; 43: 1494-1504.
6) Yagi S, et al: Incidence and risk factors for medial tibial stress syndrome and tibial stress fracture in high school runners. Knee Surg Sports Traumatol Arthrosc. 2013; 21: 556-563.
7) Maquirriain J, Ghisi JP: The incidence and distribution of stress fractures in elite tennis players. Br J Sports Med. 2006; 40: 454-459.
8) Pearce CJ, et al: The epidemiology of foot injuries in professional rugby union players. Foot Ankle Surg. 2011; 17: 113-118.
9) Ekstrand J, Torstveit MK: Stress fractures in elite male football players. Scand J Med Sci Sports. 2012; 22: 341-346.
10) McCarthy MM, et al: Injury profile in elite female basketball athletes at the Women's National Basketball Association combine. Am J Sports Med. 2013; 41: 645-651.
11) Frost WL, Chalmers DJ: Injury in elite New Zealand cricketers 2002-2008: descriptive epidemiology. Br J Sports Med. 2014; 48: 1002-1007.
12) 内山英司 : 疲労骨折の疫学 . 臨床スポーツ医学．2003; 20: 92-98.
13) 津田英一，他 : 疲労骨折の治療と予防 . 臨床スポーツ医学．2015; 32: 404-411.
14) Sairyo K, et al: Spondylolysis fracture angle in children and adolescents on CT indicates the fracture producing force vector: a biomechanical rationale. Internet J Spine Surg. 2005; 1: 2.
15) Sairyo K, et al: MRI signal changes of the pedicle as an indicator for early diagnosis of spondylolysis in children and adolescents: a clinical and biomechanical study. Spine. 2006; 31: 206-211.
16) 能見修也，他 : スポーツにおける疲労骨折の実態 . 日本臨床スポーツ医学会誌．2011;19(1):43-49.

3 骨の構造と疲労骨折の病理

疲労骨折（stress fracture, fatigue fracture）とは『健常な骨に，通常は骨折しない程度の負荷が繰り返し加わって生じる骨折』である[1]．疲労骨折の発生メカニズムを理解するには，骨構造と骨強度について学ぶことは重要である．本項では，正常の骨の構造について概説したのち，疲労骨折の病理像について示す．

1 骨の細胞

骨の細胞には，骨芽細胞，骨細胞，破骨細胞の3種類の細胞が存在する．骨組織の表面1層に，多数の骨芽細胞がギャップ結合によって連結・配列し，集団として機能している．骨芽細胞による骨形成は，基質の合成からミネラルの沈着まで順序良く行われる．骨芽細胞が合成するタンパク質には，I型コラーゲン，プロテオグリカンなどの基質蛋白質と，オステオカルシンやオステオポンチン，インスリン様成長因子（insulin-like growth factor: IGF）やトランスフォーミング増殖因子-β（transforming growth factor-β : TGF-β）などの分子量の小さいタンパク質がある．骨芽細胞の分化最終段階では，骨基質の石灰化を生じ，骨被覆細胞（休止骨芽細胞）あるいは骨細胞へと分化する[2]．

骨細胞は，骨芽細胞が自ら作った骨基質の中に埋まって骨組織の中に存在する．細胞体は骨小腔に存在し，骨細管に突起を伸ばして，骨細胞同士や骨芽細胞とギャップ結合で連結している．これら，骨細胞同士または骨芽細胞との細胞間ネットワークは，骨への力学的負荷への応答に関与する．近年，骨代謝における骨細胞の重要性が注目されており，骨細胞も骨芽細胞と同様に，破骨細胞の増殖分化に必須の因子である破骨細胞分化因子 receptor activator NF-κB ligand（RANKL）を分泌することで骨リモデリングに関与することが明らかとなっている[3]．

破骨細胞は石灰化した骨組織を吸収する多核巨細胞であり，血球系の細胞から分化する．破骨細胞は骨表面に接着すると波状縁を呼ばれる微小突起を形成し，波状縁において，水素イオンに

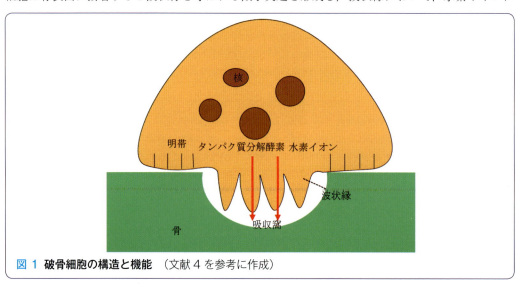

図1 破骨細胞の構造と機能 （文献4を参考に作成）

よって酸性度を上昇し，骨組織を脱灰する．さらに，カテプシンKなどのタンパク分解酵素を分泌し，基質タンパクを分解することにより骨を吸収する（図1）[4]．破骨細胞の分化に必須な因子として，マクロファージコロニー刺激因子（M-CSF）およびRANKLが同定されている[5]．

2 骨の構造

　骨は，細胞と細胞外基質からなる結合組織である．基質にはミネラルが豊富に存在しており，ミネラルの存在しない部分を類骨（Osteoid）と呼ぶ．骨は偏光顕微鏡でみると層板構造をしている層板骨と線維性骨に分けられる．層板骨は骨芽細胞が互いに接着し，コラーゲンが規則正しく並んで骨組織を形成しており，力学的負荷に応答する．一方，線維性骨は骨芽細胞が互いに接着しておらず，その周りに骨基質であるコラーゲンが順序なく配置され，力学的負荷に応答しない．線維性骨は，骨折の治癒過程や骨代謝異常時に形成され，次項で示す骨のリモデリングが正常に働けば，層板骨に置換される[6]．

　層板骨は，骨の外郭を作る緻密な皮質骨とその内部に存在する蜂巣状の海綿骨からなる．長管骨では海綿骨は主に骨端と骨幹端に存在し，骨幹部は主に皮質骨からなり骨髄腔に海綿骨は少ない．皮質骨は3層に分かれ，その中間層には同心円状に層板骨が配列した直径200〜300μmの微小骨単位であるオステオンがあり，この中心をハバース管と呼ぶ．ハバース管の中には神経および血管が通っており，その神経および血管を横方向につなぐ管をフォルクマン管と呼ぶ（図2）．オステオン（ハバース系）は，破骨細胞が破壊・吸収した場所に一致して，骨芽細胞が層板骨を形成することにより作り上げられている微小区域のことである．海綿骨は柱状構造の骨で，周囲には骨髄組織がある．柱状の部分を骨梁という．骨端の海綿骨の骨梁のほうが骨幹端のそれよりも太い．海綿骨にも皮質骨のオステオンに当たる構造があり，半円柱構造であり，パケットと呼ぶ[1]．

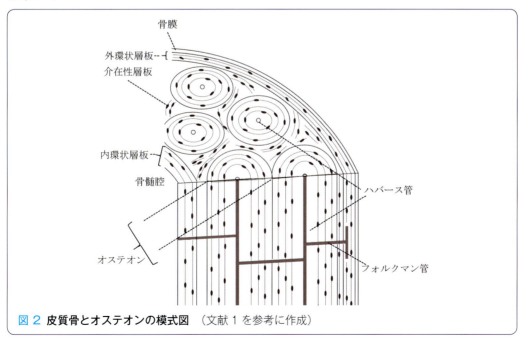

図2 皮質骨とオステオンの模式図　（文献1を参考に作成）

3 骨強度と骨の細胞外基質

骨は40%が有機成分で60%が無機成分で成り立っている．有機成分の主成分は，Ⅰ型コラーゲンであり，抗張力を得る支持性タンパク質である．残りの10%程度は，骨の粘弾性に関わるプロテオグリカンと細胞外タンパク質からなる．そのほかの細胞外タンパク質には，オステオカルシンやIGFやTGF-β，骨形成タンパク質（bone morphogenetic protein: BMP）などがある．骨の無機成分にはカルシウムやリンなどが含まれる．結晶化しているミネラルでは，カルシウムイオンの周囲にリン酸イオンと水酸基が結合し，ハイドロキシアパタイトを形成する．骨の石灰化は2段階に分けて行われ，数日から数週間で行われる類骨へのミネラル沈着である第1次石灰化とその第1次石灰化で硬組織となった骨にさらにゆっくりと進行する第2次石灰化に分けられる[7]．

骨強度は骨密度と骨質によって規定される（図3）．骨密度は骨強度の70%を説明し，残りの30%は骨質によって説明される．骨密度は単位当たりの骨量である．骨質には骨の素材として質である材質特性とその素材をもとに作り上げられた構造特性（微細構造）により規定される．骨質は，次項で詳しく説明する骨のリモデリングにおいて骨の微細構造と骨石灰化度（材質特性）が制御される．また，骨基質タンパク質の性状も材料特性としての骨質を規定する．特に，コラーゲンのその架橋構造は骨質に関係する．加齢や酸化ストレス，糖化ストレスの増大によりコラーゲン間の老化架橋の増加は骨質を低下させる[8]．

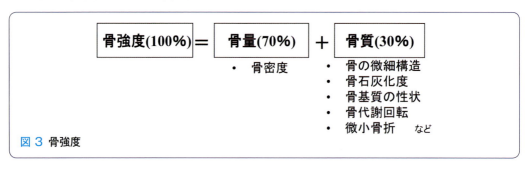

図3 骨強度

4 疲労骨折の病理

骨にある強度の力学的負荷が繰り返し加わるとマイクロクラック（骨微細損傷）が生じる（図4）[10]．このマイクロクラックは皮質骨では50〜500μmである[9-11]．マイクロクラックが生じるとその局所にて骨細胞のアポトーシスが起こり，それがトリガーとなって前破骨細胞を誘導し破骨細胞へ分化し，次項で詳しく説明する局所的リモデリング（targeted remodeling）が活性化される[12-15]．この局所的リモデリングによりマイクロクラックが修復されないと骨強度が低下し，マイクロクラックの蓄積により疲労骨折に至る．特に，300μmを超える長さのマイクロクラックは一つのオステオンによるバリアを超えるため骨微細構造の破綻，つまり疲労骨折に繋がりやすい[16]．

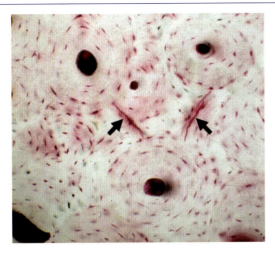

図4 マイクロクラック
65歳のドナーからの塩基性フクシン染色の皮質骨の断面の顕微鏡写真．矢印は，発生した線形のマイクロクラック．（文献10より許諾を得て転載．Reprinted by permission from Macmillan Publishers Ltd: BonekEy Reports. 2015;4:1-7, copyright 2015.）

まとめ

骨の細胞および構造，骨強度の理解は，マイクロクラックの累積にておこる疲労骨折の理解に重要である．

【文献】

1) 田中栄：骨の構造，生理，生化学／骨の発生，成長，維持．標準整形外科学，第12版，医学書院，pp8-34, 2014.
2) Harada S, et al: Control of osteoblast function and regulation of bone mass. Nature. 2003; 423 (6937): 349-355.
3) Nakashima T, et al: Evidence for osteocyte regulation of bone homeostasis through RANKL expression. Nat Med. 2011;17(10):1231-4.
4) Teitelbaum SL: Bone resorption by osteoclasts. Science 2000;289(5484):1504-1508.
5) Tanaka S, et al: Role of RANKL in physiological and pathological bone resorption and therapeutics targeting the RANKL-RANK signaling system. Immunol Rev. 2005;208:30-49.
6) Wasserstein D, et al: Pathophysiology and epidemiology of stress fracture. In: Miller TL, Kaeding CC. (Eds.), Stress Fractures in Athletes: Diagnosis and Management. pp3-11, Springer, 2015.
7) Seeman E, et al: Bone quality--the material and structural basis of bone strength and fragility. N Engl J Med. 2006;354(21):2250-2261.
8) 骨粗鬆症の予防と治療ガイドライン作成委員会編：骨粗鬆症の予防と治療ガイドライン2015年版．ライフサイエンス出版, 2015.
9) Burr DB, et al: Bone Microdamage and Skeletal Fragility in Osteoporotic and Stress Fractures. J Bone Miner Res. 1997;12(1):6-15.
10) Seref-Ferlengez Z, et al: Bone microdamage, remodeling and bone fragility: how much damage is too much damage? Bonekey Rep. 2015;4(644):1-7.
11) Zerwekh JE, et al: The effects of twelve weeks of bed rest on bone histology, biochemical markers of bone turnover, and calcium homeostasis in eleven normal subjects. J Bone Miner Res.

第 1 章　疲労骨折についての基礎知識

1998;13(10):1594-1601.
12) Burr DB. Targeted and nontargeted remodeling. Bone. 2002;30(1):2-4.
13) Cardoso L, et al: Osteocyte apoptosis controls activation of intracortical resorption in response to bone fatigue. J Bone Miner Res. 2009;24(4):597-605.
14) Martin RB: Is all cortical bone remodeling initiated by microdamage? Bone. 2002;30(1):8-13.
15) 酒井 昭典：疲労骨折発生のメカニズム．臨床スポーツ医学．2010;27(4):367-373.
16) O'Brien FJ, et al: The effect of bone microstructure on the initiation and growth of microcracks. J Ortho Res. 2005;23(2):475–480.

4　疲労骨折と骨代謝

　疲労骨折を理解するためには，骨代謝を理解する必要がある．骨において骨芽細胞による骨形成と破骨細胞による骨破壊の吸収－形成連関を，骨のリモデリングという．骨に過度な力学的負荷が繰り返し加わるとマイクロクラック（骨微細損傷）が生じる．通常はこのマイクロクラックは骨のリモデリングにて修復可能である．しかし，マイクロクラックと骨リモデリングの不均衡により，マイクロクラックが蓄積し，疲労骨折に至る．

❶　骨代謝

　骨代謝は，骨芽細胞による骨形成と破骨細胞による骨吸収の，吸収－形成連関が保つように行われている．この骨代謝により，骨はモデリング（modeling）及びリモデリング（remodeling）を行っている．骨モデリングとは，成長期の外形の拡大や成長終了後の形態の修正などの骨の造形機能の総称である．一方，骨リモデリングとは，骨組織内のオステオンやパケットなどの骨単位を破壊し再構成する代謝機能のことであり，体液中のカルシウムバランスと骨の形態維持といった骨本来の役割の維持をなす．骨リモデリングは，前破骨細胞の破骨細胞への分化，活性化，破骨細胞の骨吸収，骨芽細胞による骨形成，石灰化という過程をとる（図 1）[1]．ヒトにおいて吸収層は 2 ～ 4 週間，形成層は 4 ～ 6 ヵ月の期間を要する．入れ替わる骨単位の割合が多い状態を骨代謝が高代謝回転であるといい，少ない状態を低代謝回転という．後述するが，様々なホルモンやビタミン，酵素がこの骨代謝を調節している（図 2）．また，リモデリングの調節には局所における骨への荷重も重要である[1]．荷重の増加は骨形成を増加し，骨吸収を低下させ，骨量増加となる．リモデリングは，骨のカルシウムの貯蔵器官としての役割であるカルシウムの恒常性の維持のために行われる非局所的リモデリング（nontargeted remodeling）と骨内で負荷により発生するマイクロクラック（microdamage）を修復するために行われる局所的リモデリング（targeted remodeling）がある[2]．

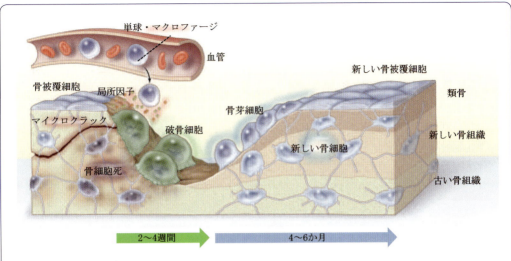

図1 骨リモデリングの過程
古い骨組織にマイクロクラックが生じることなどにより局所因子が分泌され，前破骨細胞の破骨細胞への分化，活性化，破骨細胞の骨吸収，骨芽細胞による骨形成，石灰化という過程をとる．
（文献1より許諾を得て転載．From The New England Journal of Medicine, Ego Seeman, Pierre D. Delmas, Bone Quality—The Material and Structural Basis of Bone Strength and Fragility. 354: 2250-2261. ©2006 Massachusetts Medical Society. Reprinted with permission from Massachusetts Medical Society.）

❷ 骨代謝を調節する因子（図2）

　骨代謝である骨リモデリングは，骨のカルシウム貯蔵器官としてのカルシウムの恒常性を保つように調節されている．副甲状腺ホルモンは，血清カルシウム値が低下されると反応性に分泌さ

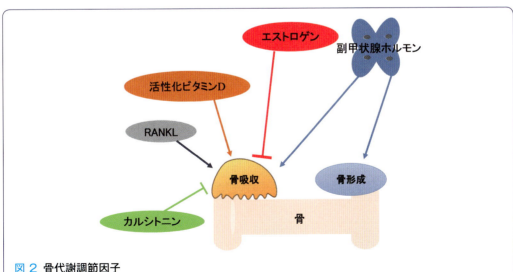

図2 骨代謝調節因子
骨代謝である骨リモデリングにかかわる調節因子．副甲状腺ホルモンは骨形成も骨吸収も促進する．活性型ビタミンDおよびRANKLは骨吸収を促進，エストロゲンとカルシトニンは骨吸収を抑制する．RANKL: NF-κB活性化受容体リガンド

れ，破骨細胞の分化の促進と骨芽細胞の機能を亢進し，骨のリモデリングを亢進させる．また，腎で活性化ビタミンDの合成を促進し，二次的に腸からのカルシウム吸収を促進する．カルシトニンは破骨細胞に作用し，骨吸収を抑制するため，血清カルシウム濃度の上昇を抑制する作用がある．活性化ビタミンDは肝臓および腎臓の活性化過程を経て作用し，腸管からのカルシウム吸収作用と骨髄での破骨細胞の形成促進により，血清カルシウム値を上げる．

エストロゲンは，破骨細胞の数と機能を抑制するため，骨吸収の低下作用がある．閉経後や無月経の状態では，エストロゲンの分泌低下により破骨細胞に対する抑制作用が低下するため骨量が低下する．

破骨細胞分化因子（NF-κB活性化受容体リガンド：RANKL）が破骨細胞の分化に必要である．RANKLは骨芽細胞系細胞で産生され，副甲状腺ホルモンや活性化ビタミンDはその発現を亢進させる．エストロゲンはRANKLの発現を抑制し，破骨細胞の分化を抑制している．

他にも多くの成長因子やホルモン，ビタミンや酵素が骨代謝に関わっている．

❸ 骨リモデリングと骨代謝マーカー

骨代謝マーカーとは，骨由来の物質で血液や尿において測定でき，骨代謝を反映し，他の臓器の影響を受けない物質のことである．これらは，骨形成マーカーと骨吸収マーカーがあり，骨代謝回転の程度を判定し，診断や治療の指標として用いられる（表1）．骨形成マーカーには，骨芽細胞から分泌されるオステオカルシンや骨型アルカリフォスファターゼやコラーゲン合成を反映するⅠ型プロコラーゲンC末端プロペプチドやⅠ型プロコラーゲンN末端プロペプチドが用いられる．骨吸収マーカーには，骨吸収時に切断されたコラーゲンの断端であるⅠ型コラーゲン架橋N末端テロペプチドやⅠ型コラーゲン架橋C末端テロペプチド，コラーゲンの分解産物である，デオキシピリジノリンやピリジノリンがある．また，破骨細胞に特異的な酸フォスファターゼ活性も骨吸収マーカーとして用いられる．これら骨代謝マーカーは，骨粗鬆症や副甲状腺機能亢進症，癌の転移等の診断時や加療時に実際に用いられている[3]．しかし，若年者の疲労骨折時の使用についてはまだ一定の見解はない[4]．

表1 骨形成マーカーと骨吸収マーカー

骨形成マーカー
血清オステオカルシン（osteocalcin）
血清骨型アルカリフォスファターゼ（BAP: bone alkaline phosphatase）
血清1型プロコラーゲンC末端プロペプチド （P1CP: C‑terminal propeptide of type 1 procollagen）
血清1型プロコラーゲンN末端プロペプチド （P1NP: N‑terminal propeptide of type 1 procollagen）
骨吸収マーカー
尿中1型コラーゲン架橋N末端テロペプチド （NTX: type 1 collagen cross‑linked N‑terminal telopeptide）
尿中1型コラーゲン架橋C末端テロペプチド （CTX: type 1 collagen cross‑linked C‑terminal telopeptide）
尿中デオキシピリジノリン（DPD: deoxypyridinoline）
血清酒石酸抵抗性酸フォスファターゼ5b分画 （TRACP‑5b: tartrate‑resistant acid phosphatase 5b）

4 骨代謝からみた疲労骨折のメカニズム

疲労骨折の病態生理学的メカニズムに関しては，いまだ不明な点も残るが下記のようなモデルが考えられている（図3）[5]．骨にある強度の力学的負荷が繰り返し加わるとマイクロクラックが生じる[6]．このマイクロクラックは皮質骨では 50〜500 μm である[6,7]．マイクロクラックが生じるとその局所にて骨細胞のアポトーシスが起こり，それがトリガーとなり前破骨細胞を誘導し破骨細胞へ分化し，局所的リモデリングが活性化される[2,8-10]．この局所的リモデリングによりマイクロクラックが修復されると疲労骨折には至らない．しかし，力学的負荷の大きさや回数に依存し，マイクロクラックの蓄積や拡大（長さ・密度・表面積）が起こり，骨強度は低下する．また，マイクロクラック部の局所的リモデリングの亢進により生じた吸収窩（リモデリングスペース）の増加によりさらに骨強度は低下する[11]．これら骨強度の低下により，最終的に疲労骨折となると考えられる[12]．

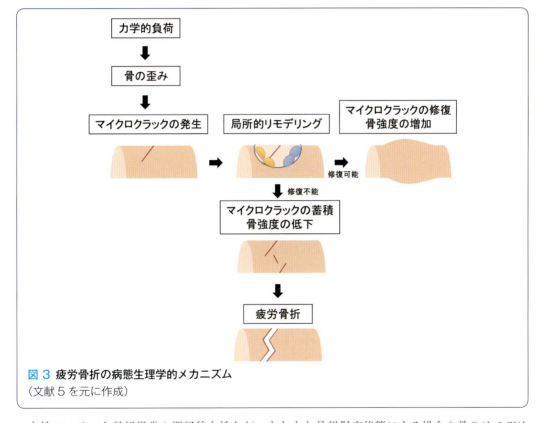

図3 疲労骨折の病態生理学的メカニズム
（文献5を元に作成）

女性アスリート月経異常や閉経後女性など，もともと骨粗鬆症状態にある場合や骨のリモデリング機能が低下している場合は，正常より骨強度の低下している状態であり，疲労骨折はより正常骨より小さな力学的負荷や回数でも起こることとなる．

第 1 章 疲労骨折についての基礎知識

まとめ

　疲労骨折は，骨にかかる力学的負荷と骨リモデリングによる修復の不均衡が原因で起こる骨折である．疲労骨折の治療に関わるとき，骨の構造や骨代謝，特に力学的負荷に対する骨修復を念頭におき，加療することが重要である．この知識は，栄養，月経異常などのホルモンの状態，トレーニング強度，アライメント，筋肉量などを含め多方面への治療介入さらには予防にもつながる．

【文献】

1) Seeman E, et al: Bone quality--the material and structural basis of bone strength and fragility. N Engl J Med. 2006;354(21):2250-2261.

2) Burr DB: Targeted and nontargeted remodeling. Bone. 2002; 30(1): 2-4.
　Pentecost RL, et al: Fatigue, Insufficiency, and Pathologic Fractures. JAMA. 187:1001-1004, 1964.

3) 骨粗鬆症の予防と治療ガイドライン作成委員会編：骨粗鬆症の予防と治療ガイドライン 2015 年版．ライフサイエンス出版, 2015.

4) 桜庭 景植：疲労骨折と骨代謝．臨床スポーツ医学．2010;27(4):375-382.

5) Warden SJ et al: Stress fractures: pathophysiology, epidemiology, and risk factors. Curr Osteoporos Rep. 2006; 4(3): 103-109.

6) Seref-Ferlengez Z, et al: Bone microdamage, remodeling and bone fragility: how much damage is too much damage? Bonekey Rep. 2015; 4(644): 1-7.

7) Zerwekh JE, et al: The effects of twelve weeks of bed rest on bone histology, biochemical markers of bone turnover, and calcium homeostasis in eleven normal subjects. J Bone Miner Res. 1998;13(10):1594-1601.

8) Cardoso L, et al: Osteocyte apoptosis controls activation of intracortical resorption in response to bone fatigue. J Bone Miner Res. 2009; 24(4): 597-605.

9) Martin RB: Is all cortical bone remodeling initiated by microdamage? Bone. 2002; 30(1): 8-13.

10) 酒井 昭典：疲労骨折発生のメカニズム．臨床スポーツ医学．2010; 27(4): 367-373.

11) Burr DB, et al: Bone microdamage and skeletal fragility in osteoporotic and stress fractures. J Bone Miner Res. 1997; 12(1): 6-15.

12) 岩本 潤, 他：疲労骨折研究の現状と進歩．臨床スポーツ医学．2010; 27(4): 357-365.

5 骨の物理特性と疲労現象

　疲労骨折を生じる骨は，物理特性とともに生物学的特性を有し，骨の疲労現象である疲労骨折は，物理特性とともに生物学的特性が関与する．本項では，骨の材料特性と疲労現象について概説する．

① 物性としての疲労現象

　材料の物理特性として，力学的応力を継続的にあるいは繰り返し受けたことで材料としての強度が低下し，劣化することを疲労現象と定義され，疲労の程度は「1 回負荷量×荷重回数」とし

て決定される．また，疲労が進行して破断に至る現象を疲労破壊といい，また繰り返し応力を受けるとき，何回負荷を繰り返しても疲労破壊に至らない限界値を，疲労限界もしくは疲労限度という．

2 骨の材料特性

骨の力学的特性としては，応力―ひずみ曲線として表され，①骨が破断するまでの負荷（荷重），②破断までの変形量，③破断までの骨に蓄えられたエネルギーの3つのパラメーターがある．弾性域での傾きを弾性率（ヤング率：$E = \sigma / \varepsilon$），降伏点（yield point）以降は非弾性域となる（図1）[1]．骨強度は圧縮（compression）には強いが，曲げ（bending）や牽引力（tension）には弱い．剪断（shear）に対しては圧縮強さの15～30％程度で，捻り（torsion）に対してはさらに弱い．

また骨強度は，骨量（骨密度）と骨質が関与する．骨質は材料特性とその素材により作られた構造特性により規定され，骨微細構造やマイクロダメージ（micro-damage），石灰化度，コラーゲン架橋などの因子があり，骨量とともに骨リモデリングにより制御されている[2]．Wolff は，『骨は力学的環境に合わせて骨形成，骨吸収を行い，その強度を維持するのに適した形と量に調整する』，との法則を提唱し，骨梁は荷重方向に応じた異方性を示す．このため，骨梁の硬さや弾性率についても，骨梁の配向と同様に荷重方向に応じた分布となる．組織学的には長軸方向に位置する層板骨と線維性骨があるが，層板骨の方が力学的負荷への耐性が高い．NIH ステートメントでは，骨強度に関与する割合は骨量が70％，骨質が30％としているが，その根拠は示されていない[3]．

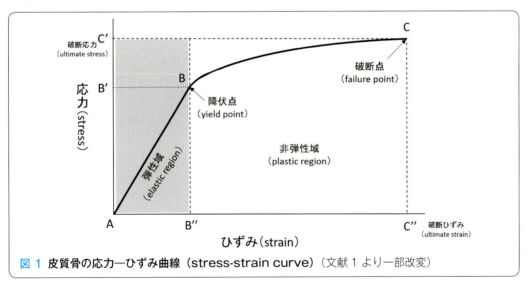

図1 皮質骨の応力―ひずみ曲線（stress-strain curve）（文献1より一部改変）

3 骨の疲労現象と力学的負荷応答，疲労骨折

骨にも他の材料と同様の物理特性である疲労現象があり，繰り返す力学的負荷により骨の疲労現象であるマイクロダメージが生じ，骨質は低下する．骨のマイクロダメージには，組織学的には，マイクロクラック（microcrack）（図2），diffuse damage，cross-hatching pattern，microfracture があり，diffuse damage は広範囲なパッチ様損傷像，cross-hatching pattern は微小骨折のネットワーク，microfracture は海綿骨の完全骨折となる（図3）[4]．

第 1 章　疲労骨折についての基礎知識

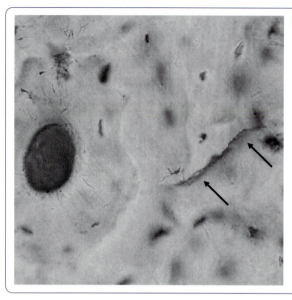

図 2　電子顕微鏡によるマイクロクラック像
（文献 4 より許諾を得て転載）

　一方，骨にはリモデリングによる自己修復能力があり，通常は骨リモデリングによる修復機転にてマイクロダメージは修復される[5]．しかしながら，繰り返し負荷によりマイクロクラックであるマイクロクラックを生じ，骨リモデリングによる修復を上回れば骨疲労は蓄積し，蓄積した骨疲労が疲労限界を越した場合 microfracture を生じ，疲労骨折に至る[6]．

　Frost らは，力学的歪みに応じた骨のモデリングとリモデリングの変化について報告し，力学的歪み（microstrain）が 50～100 以下を disuse window，50～100 以上 1000～1500 以下を adapted window，1000～1500 以上 3000 以下を mild overuse window，3000 以上を pathologic overload window とした（図 4）[7]．Adapted window では骨形成と骨吸収の均衡がとれ，pathologic overload window では骨微細損傷を生じ，リモデリングが亢進している．なお，リモデリングでは，骨細胞のアポトーシスが生じ，これがトリガーとなって前破骨細胞の誘導と破骨

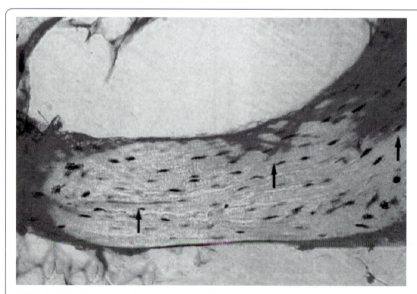

図 3　電子顕微鏡による microcrack, diffuse damage, cross-hatching pattern 像

（文献 4 より許諾を得て転載）

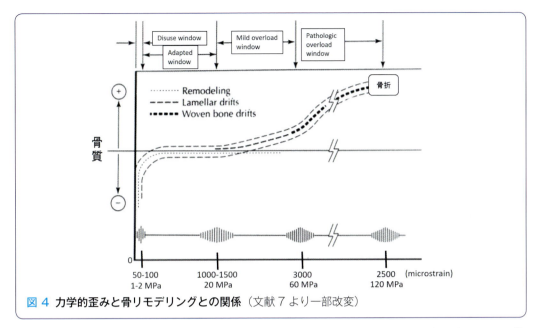

図4 力学的歪みと骨リモデリングとの関係（文献7より一部改変）

細胞への分化・活性化，破骨細胞の骨吸収，骨芽細胞による骨形成，石灰化の過程が生じている[8]．

このため疲労骨折の原因には，①マイクロダメージの増加，②骨リモデリングの低下，③骨疲労限界の低下，が考えられる．多くはスポーツ活動における繰り返しの力学的負荷の増大である①マイクロダメージの増加が主な要因だが，骨代謝障害による②骨リモデリングの低下や骨量が減少した状態では，有効荷重断面積が低下しているため③骨疲労限界の低下となり，疲労骨折の原因となる．疲労骨折（stress fracture）には，通常の正常の骨に発生する疲労骨折（fatigue fracture）と，強度が低下した骨に発生する脆弱性骨折（insufficiency fracture）の両者を含み[9]，脆弱性骨折は③を主因とした疲労骨折として考えられ，大腿骨頸部伸張型疲労骨折などが代表的な③を主因とした疲労骨折である．

❹ 骨への力学的負荷の検討：有限要素法

疲労骨折に至る骨への力学的負荷を検討するため，有限要素法（finite element method: FEM）による解析手法を用いた報告が散見される．

ランニングにおける有限要素法での脛骨応力や疲労骨折の検討でも，脛骨中央前方皮質での引っ張り応力と，後方での曲げ応力と圧縮応力の集中が示され（図5），走行速度と疲労骨折の発生の限界点の検討では，秒速3.5mでの走行は秒速4.5mと比較して疲労骨折発生率は7%減少し，秒速2.5mでは3.5mと比較して10%減少すると報告している[10]．第5中足骨近位骨幹部骨折（Jones骨折）では，船越らがスクリューによる髄内釘固定後のCT/有限要素法による解析を行い，髄内釘により外側皮質骨への引っ張り応力の減少とスクリュー外側への引っ張り応力の発生を報告し，スクリューによる再骨折予防効果に言及している[11]．

今後は，疲労骨折の予防に向けた介入効果の検討のため，有限要素法解析などにより，より客観的な効果判定などが可能となるだろう．

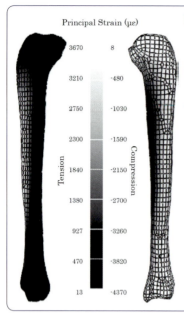

図5 有限要素法（FEM）での解析．ランニングによる脛骨への力学的負荷

脛骨中央前方皮質での引っ張り応力と，後方での曲げ応力と圧縮応力の集中が示されている．（文献10より許諾を得て転載）

【文献】

1) 内山英一：足部・足関節におけるバイオメカニクスの研究手法．Cadaverを用いたバイオメカニクスの研究手法；足部・足関節のバイオメカニクス．関節外科．2015; 34: 9-13.
2) 森諭史：骨強度における骨質の役割；骨質II．THE BONE．2010;2 4: 21-26.
3) NIH Consensus Development Panel on Osteoporosis Prevention, Diagnosis, and Therapy: Osteoporosis prevention, diagnosis, and therapy. JAMA. 2001;14; 285: 785-795.
4) Martin RB: Fatigue microdamage as an essential element of bone mechanics and biology. Clacif Tissue Int. 2003; 73:101-107.
5) 森諭史：骨関連因子，マイクロダメージ；骨質．THE BONE．2007;21:41-45.
6) 北野洋一，他：スポーツによる疲労骨折発生のメカニズム．臨床スポーツ医学．2016; 33: 322-325.
7) Frost HM: A 2003 update of bone physiology and Wolff's Law for clinicians. Angle Orthod. 2004; 74: 3-15.
8) 金子晴香，他：疲労骨折にかかわる骨構造と骨代謝；疲労骨折の病態と治療．整形・災害外科．2016; 59:1387-1394.
9) 酒井昭典，他：疲労骨折のバイオメカニクス；疲労骨折の病態と治療．整形・災害外科．2016; 59:1395-1402.
10) Edwards WB, et al: Effects of running speed on a probabilistic stress fracture model. Clin Biomech (Bristol, Avon). 2010; 25: 372-377.
11) 船越雄誠，他：第5中足骨疲労骨折に対するスクリュー髄内固定法の再骨折予防効果についての検討．―CT/有限要素法による解析―．JOSKAS．2016; 41: 1099-1103.

6 疲労骨折とバイオメカニクス

疲労骨折は，骨量と骨質で規定される骨強度の骨側の要素を基盤として，繰り返される力学的負荷が加わることで発生する．このため疲労骨折の発症要因や予防法を検討する上で，リスクファクターの検討や，特にそのバイオメカニクス因子の検討は重要である．本項では，疲労骨折のリスクファクターとともに，特に疲労骨折のリスクファクターをバイオメカニクスの側面から概説する．

1 疲労骨折のリスクファクター

疲労骨折のリスクファクターには，骨への力学的負荷に影響する因子と，骨量や骨質に影響する因子に分類される（図1）．

骨への力学的負荷に影響する因子には，バイオメカニクス因子として，アライメント，筋力・筋持久力・筋柔軟性，歩行・走行・ジャンプ着地時等における運動力学的因子，床反力の大きさ・頻度などがある．また，トレーニング量やトレーニング時間・強度などの運動負荷因子，グランドの表面の状態，トレーニング靴やインソールなどの環境因子がある．

骨量や骨質に影響する因子としては，遺伝的要因，栄養状態（食習慣，総カロリー，カルシウム，ビタミンDの摂取を含む），ホルモン状態（初潮年齢，月経状態等），身体活動歴，骨病変，糖質コルチコイドや抗痙攣薬などの骨に影響を及ぼす内服薬などがある．骨密度と血清エストラジオール値には明らかな相関があり[2]，ホルモン動態，特に若年女子におけるエストロゲン量は，骨密度の獲得に重要な影響を及ぼす．日本臨床スポーツ医学会産婦人科部会では，エストラジオー

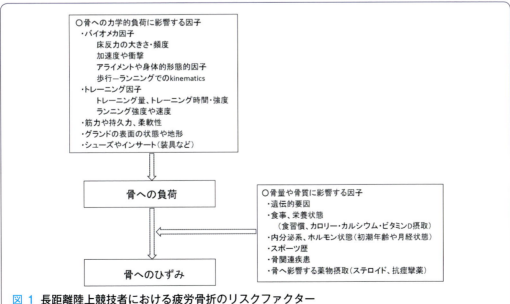

図1 長距離陸上競技者における疲労骨折のリスクファクター
骨への力学的負荷に影響する因子と，骨量や骨質に影響する因子により，骨ひずみ量の結果となる．
（文献1より作成，Copyright © Journal of Orthopaedic & Sports Physical Therapy®）

第1章　疲労骨折についての基礎知識

ル20pg/ml以下の無月経のアスリートを疲労骨折のハイリスク群としている。なお，女性アスリートの疲労骨折については，別項を参照されたい（▶3章2〜4）．

　また，武藤は疲労骨折の発症要因を，①個体の要因，②方法の要因，③環境の要因と分類し，藤巻は①骨の力学的強度，②負荷部位（応力分布），③負荷様式，④負荷量（反復回数），⑤負荷頻度（繰り返し速度）と分類している[3]．

② 疲労骨折のバイオメカニクス

　疲労骨折は，外傷性骨折と異なり，一回の外力では骨折は生じない繰り返しの負荷量が，骨の同一部位へ複数回加わることで発症する．

　骨への負荷様式には，①圧縮応力，②引っ張り応力，③曲げ応力，④剪断応力，⑤捻り応力があり，それぞれの疲労骨折で負荷様式が異なる．

　脛骨疲労骨折の中で，遠位1/3で発症することが多い疾走型は，X線上の仮骨形成の範囲，厚さは症例によりばらつきが多く，脛骨骨幹部中央で発症する跳躍型は，X線上亀裂を認め，亀裂を中心に仮骨が形成されることが多い．小林らは，ウシ脛骨皮質骨での疲労試験にて，疲労骨折のメカニズムを検討した[4]．圧縮応力では多数の亀裂を生じ，広範囲に仮骨が発生し，圧縮であるために皮質骨表面には亀裂が生じにくいなど，疾走型に近似する所見を得て，引っ張り応力では疲労亀裂は皮質骨の表層から1本発生し内層に進行しており，跳躍型に近似した．以上から，疾走型は圧縮応力に関与し，跳躍型は引っ張り応力が関与するとした．Edwardsらはランニングにおける有限要素法での脛骨応力を検討し，脛骨中央前方皮質での引っ張り応力や，後方での圧縮応力と曲げ応力の集中を示し，疲労骨折の部位と負荷様式について報告している（▶p22，図5参照）[5]．また，足関節内果疲労骨折は剪断応力にて発症し，第一肋骨疲労骨折では捻り応力と共に，筋の過緊張にて骨への引っ張り応力の増大が原因となることもある．

③ 脛骨遠位部疲労骨折（疾走型）のバイオメカニクス因子

　疲労骨折を生じる部位は多様だが，以下代表的な下肢疲労骨折である脛骨遠位部疲労骨折と第5中足骨疲労骨折について，個々のバイオメカニクス因子を概説する．いずれの下肢疲労骨折も，患部への直接的な力学的負担を生じる局所要因のみならず，股関節や体幹などの運動連鎖要因が影響することも多い．このため，疲労骨折のバイオメカニクス因子を検討する上で，全身のkinematic（運動学）因子とkinetic（運動力学的）因子が重要である．

　脛骨疲労骨折の中でも脛骨遠位部疲労骨折は疾走型ともいわれる．脛骨遠位部の疾走型疲労骨折のkinematic因子については，特に距骨下関節の背屈，外反，外転の複合運動である足部回内について，荷重位での過大となることがリスクファクターといわれている[6]．接地時の足部回内に影響する動きとしては，体幹の支持側への側方傾斜・回旋，非支持側への骨盤傾斜，大腿内転・内旋，下腿内旋などがある[7-12]．また，脚長差については患側が短い[13]，もしくは患側が長いことがリスクファクターとの報告もあり[14]，左右の脚長差が疲労骨折の一因子となりうる．また，股関節外旋，足部の高アーチ[13]がリスクファクターとの報告もある．

　Kinetic因子については，長距離ランナーの下肢疲労骨折に関する報告では，初期立脚期での高い垂直床反力負荷や，ピーク加速度などの異常負荷が報告されている[6, 15-17]．フリーモーメントとは地面反力によって生じるモーメントのことで鉛直軸周りに発生するが，長距離ランナーにおける脛骨疲労骨折群でのフリーモーメントは有意に高値と報告され，回旋方向負荷がリスク

ファクターと報告されている[18-20]. 走行時の最大股関節内転, 最大後足部回外[17, 19]もリスクファクターと報告されている. 接地時の床反力は疲労骨折の発症に関与するが, 着地前後のアライメントや初期立脚相での小さい膝屈曲角度は接地時の床反力と関連し, 着地時に膝・股関節角度が大きければ, 最大垂直床反力が減少する[7, 21]. BMI 高値は接地時の衝撃負荷を増大する傾向にある[20].

❹ 第5中足骨近位骨幹部疲労骨折（Jones 骨折）のバイオメカニクス因子

第5中足骨近位骨幹部の疲労骨折は Jones 骨折といわれ, 骨幹近位部に横走する骨折線が特徴的であり, プロサッカー選手に多く報告される難治性疲労骨折のひとつである. 第5中足骨は, 近位端の結節部は短腓骨筋の付着部であり, さらに第4中足骨と立方骨間に, 底側足根中足靱帯や底側中足間靱帯が付着し, 強固に固定されている[22]（▶ p108 図1）. 疲労骨折を生じる部位は結節部よりも遠位の近位骨幹端部であり, 近位部が強固に固定されるため同部への種々の応力が加わりやすい環境にあり, また栄養血管の流入部があるため, 血流障害を生じやすい（▶ p109 図2）. 手術による外科的治療が選択されることが多く, 再発率も高い.

第5中足骨疲労骨折のリスクファクターとしては, 若い年齢での発症が多く, 体重や BMI 高値はリスクファクターとなる[23]. 藤高らは, 身長・体重等の身体組成, アーチ高率, 足趾把持筋力, Q-angle, 下腿踵骨角（leg-heel angle）, ファンクショナルリーチテスト, 開眼片脚立位保持時間, 大腿伸展挙上検査, 足関節可動域, 全身関節弛緩性（general joint laxity test）などについて検討し, 第5中足骨疲労骨折受傷群で, 膝関節 Q-angle の低値, 足趾把持筋力の低値があると報告した[24, 25]. また, 受傷時の環境, 使用スパイク, 足関節の固定の有無, 足部スポーツ障害や足関節捻挫の既往等での検討では, 非利き脚側の受傷が多く, 足関節に弾性包帯の固定を装着していることが多かったと報告した[26].

Saita らは, プロサッカー選手の Jones 骨折を検討し, 股関節内旋角度が Jones 骨折既往群にて 25.9 ± 7.5°, 既往なし群にて 40.4 ± 11.1°と股関節内, 旋制限が有意に大きく, また多重ロジスティック回帰分析にてオッズ比 3.03 と, 股関節内旋角度制限が Jones 骨折のリスクファクターであると報告した[27]. 彼らは, 股関節内旋制限により大腿骨と膝関節の外旋が誘導され, 距骨下関節の回外傾向が増大することで足底外側での荷重が増大すると考察しており, 発症予防のための体幹, 股関節からの運動連鎖を考慮に入れたリハビリテーションの重要性を指摘している.

また, 足関節の外旋モーメントの増大は, 第5中足骨骨頭部の足底圧上昇を生じ, 疲労骨折のリスクを増大するとの報告もある[28]. 若年サッカー選手では, 第5中足骨や母趾, 後足部内側での足底圧の左右差があり, 特に非利き脚側での足底圧が高いことから, 疲労骨折との関連で記述されている[29]. 血漿中の 25-hydroxyvitamin D（25-OHD）の低値もリスクファクターとする報告もあり[30], 骨密度や骨強度に関連するリスクファクターも重要な要素である.

【文献】
1) Warden SJ, et al: Management and prevention of bone stress injuries in long-distance runners. J Orthop Sports Phys Ther. 2014;44:749-765.
2) 松田貴雄, 他：女性アスリートの疲労骨折；アスリートの疲労骨折　なぜ発生するのか. 臨床スポーツ医学. 2010;27:383-8.
3) 藤巻悦夫：疲労骨折の発生メカニズム―生体力学的検討―；シンポジウムⅤ, 運動と骨折. 体力医学. 1994; 43: 30-36.

第 1 章　疲労骨折についての基礎知識

4) 小林昌明，他：疲労試験の破壊形態からみた脛骨疲労骨折発生メカニズムの考察．日本臨床バイオメカ．1998; 19: 377-380.

5) Edwards WB, et al: Effects of running speed on a probabilistic stress fracture model. Clin Biomech (Bristol, Avon). 2010; 25: 372-377.

6) Behrens SB, et al: Stress fractures of the pelvis and legs in athletes: a review. Sports Health. 2013; 5: 165-174. doi: 10.1177/1941738112467423.

7) 相澤純也：運動連鎖からみたシンスプリントと理学療法．理学療法．2014;31:840-851.

8) Loudon JK, et al: The relationship between static posture and ACL injury in female athletes. J Orthop Sports Phys Ther. 1996; 24: 91-97.

9) Loudon JK, et al: Lower extremity kinematics in running athletes with and without a history of medial shin pain. Int J Sports Phys Ther. 2012; 7: 356-364.

10) Powers CM: The influence of abnormal hip mechanics on knee injury: A biomechanical perspective. J Orthop Sports Phys Ther. 2010; 40: 42-51.

11) Tiberio D: The effect of excessive subtalar joint pronation on patellofemoral mechanics: A theoretical model. J Orthop Sports Phys Ther. 1987; 9: 160-165.

12) Houck JR, et al: Comparison of frontal plane trunk kinematics and hip and knee moments during anticipated and unanticipated walking and side step cutting tasks. Gait Posture. 2006; 24: 314-322.

13) Korpelainen R, et al: Risk factors for recurrent stress fractures in athletes. Am J Sports Med. 2001; 29: 304-310.

14) Friberg O: Leg length asymmetry in stress fractures. A clinical and radiological study. J Sports Med Phys Fitness. 1982; 22: 485-488.

15) Zifchock RA, et al: Kinetic asymmetry in female runners with and without retrospective tibial stress fractures. J Biomech. 2006; 39: 2792-2797.

16) Milner CE, et al: Biomechanical factors associated with tibial stress fracture in female runners. Med Sci Sports Exerc. 2006; 38: 323-328.

17) Milner CE, et al: Distinct hip and rearfoot kinematics in female runners with a history of tibial stress fracture. J Orthop Sports Phys Ther. 2010; 40: 59-66.

18) Milner CE, et al: Free moment as a predictor of tibial stress fracture in distance runners. J Biomech. 2006, 39(15): 2819-2825.

19) Pohl MB, et al: Biomechanical predictors of retrospective tibial stress fractures in runners. J Biomech. 2008; 41: 1160-1165.

20) Nunns M, et al: Four biomechanical and anthropometric measures predict tibial stress fracture: a prospective study of 1065 Royal Marines. Br J Sports Med. 2016; 50: 1206-1210.

21) Yu B, et al: Lower extremity biomechanics during the landing of a stop-jump task. Clinical biomechanics (Bristol, Avon). 2006; 21: 297-305.

22) 田中寿一：サッカーでの第 5 中足骨疲労骨折；手術後の再受傷・再損傷メカニズムの解明．臨床スポーツ医学．2011;28:387-394.

23) Lee KT, et al: Factors associated with recurrent fifth metatarsal stress fracture. Foot Ankle Int. 2013; 34: 1645-1653.

24) 藤高紘平，他：大学サッカー選手の第 5 中足骨疲労骨折と身体的要因の関係．整スポ会誌．2011; 33: 37-42.

25) Fujitaka K, et al: Pathogenesis of fifth metatarsal fractures in college soccer players. Orthop J Sports Med. 2015; 18; 3: 2325967115603654.

26) 藤高紘平，他：大学サッカー選手の第 5 中足骨疲労骨折における発生因子の検討．日本臨床スポーツ医学会誌．2012, 20(3): 543-549.

27) Saita Y, et al: Range limitation in hip internal rotation and fifth metatarsal stress fractures (Jones fracture) in professional football players. Knee Surg Sports Traumatol Arthrosc. 2017 Apr 25. doi: 10.1007/s00167-017-4552-4. [Epub ahead of print]

28) 小原和宏, 他：バレーボール選手における第5中足骨疲労骨折の動作解析. 東日本整災会誌. 2010; 22: 81-84.

29) Azevedo RR, et al: Plantar pressure asymmetry and risk of stress injuries in the foot of young soccer players. Phys Ther Sport. 2017; 24: 39-43.

30) Shimasaki Y, et al: Evaluating the risk of a fifth metatarsal stress fracture by measuring the serum 25-hydroxyvitamin D levels. Foot Ankle Int. 2016; 37: 307-311.

第2章

疲労骨折の診断と治療

　疲労骨折は初期段階で診断できれば，早期に治癒させることが可能である．その診断にあたっては詳細な病歴聴取が最も重要であり，その発生原因を十分に検討すべきである．画像検査では単純X線撮影に加え，MRI，CT などの補助的検査が早期診断や経過観察に有用である．超音波は，近年整形外科の外来診療に広く普及してきており，単純X線で所見の現れない時期から仮骨形成像などの初期病変をとらえることができる．治療の原則は保存治療であり，最近では早期治癒を目指し，低出力パルス超音波（LIPUS）や体外衝撃波治療（ESWT）も試みられている．保存治療で治癒困難な high risk の疲労骨折に対しては，早期スポーツ復帰を目指した手術治療も行われる．疲労骨折治療において最も重要なことは，その再発予防であり，指導者とも協力し練習環境やトレーニング方法に十分注意を払うことが必要である．

1　疲労骨折の診断……………………30
2　疲労骨折の画像診断………33
3　疲労骨折の治療 1……………38
4　疲労骨折の治療 2……………41
5　疲労骨折のリハビリテーション‥45

第2章 疲労骨折の診断と治療

疲労骨折の診断

疲労骨折は繰り返される負荷により骨質の疲労現象をきたす一連の変化である[1]．欧米では骨折には至らない初期変化を"bone stress injury"とか"bony stress reaction"と呼ぶ場合もあるが[2]，本邦ではこれらに対応する適切な用語はない．このため骨膜反応から完全骨折にいたる全ての変化が"疲労骨折"である．

疲労骨折は，low risk群とhigh risk群に大別できる（表1）．Low risk群の疲労骨折は主に圧迫ストレスにより生じ，保存治療に良好に反応する．High risk群の疲労骨折は骨に伸張ストレスが加わる部位に生じ，治癒機転が働きにくいことから保存治療に抵抗性である．しばしば，完全骨折に至るため，手術治療が必要となる．High risk群であってもlow risk群であっても，早期に診断し適切な治療を開始することで治癒させることができる．

表1 Low risk群とHigh risk群の主な特徴

分類	Low risk群	High risk群
機序	圧迫力	伸張力
X線所見	・骨膜反応像 ・髄内仮骨像　など	・嘴状の骨改変層 ・骨折線周囲硬化像　など
予後	・良好：治癒しやすい	・不良：遷延癒合，完全骨折
治療	・安静 ・運動量・内容の変更　など	・安静（完全免荷） ・骨接合（内固定） ・骨移植　など
代表的部位	大腿骨骨幹部，腓骨，脛骨内側部，踵骨，第1-4中足骨　など	第5中足骨（Jones骨折），脛骨前方（跳躍型），足舟状骨，大腿骨頚部，膝蓋骨　など

1 病　歴

詳細な病歴聴取は，疲労骨折の診断において最も重要である（表2）．多くの症例では日常生活が障害されるほどの痛みは認めず，スポーツ活動時や直後に痛みが生じる．大会前や合宿など練習量が増加する時期，また中学・高校入学直後など練習環境や内容が変化した時期に，疲労骨折が発生しやすい．

疲労骨折は，負荷のかかりやすい脛骨や中足骨など下肢に好発するとされている．しかし，競技スポーツの興隆により，オーバーユース障害としての疲労骨折の発生部位は多様化し，増加傾向にある．競技種目やスポーツ活動動作によっても発生しやすい疲労骨折にも特徴がある（図1，2）[3,4]．

治療や予防を考える上で，症状経過だけではなく，発症前の練習時間，練習内容，グランド状態など練習環境，さらにその変化なども詳細に聴取する．また復帰に当たっては，選手だけではなく，家族や指導者ともコンタクトを取り，練習状況の把握に努めるべきである．

表2 問診・診察でチェックすべき内容

病歴	・発症時期 ・痛みの生じる時期・動作など ・発症前の運動歴 ・競技レベル，など
個体の要因	・柔軟性 ・下肢アライメント ・薬物使用歴：ステロイド，など
方法の要因	・練習方法 ・練習量・時間 ・練習量・質の変化
環境要因	・スポーツサーフェイス ・スポーツシューズ，など

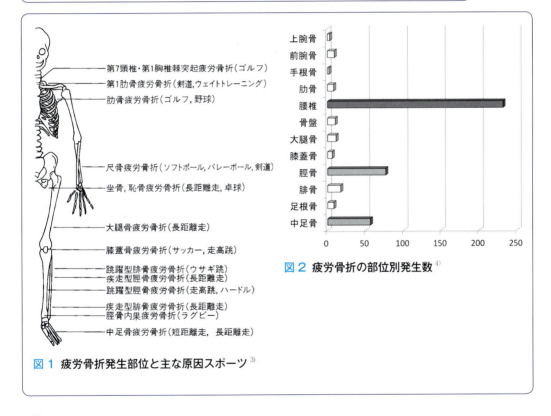

図1 疲労骨折発生部位と主な原因スポーツ[3]

図2 疲労骨折の部位別発生数[4]

2 臨床症状

　疲労骨折の主訴の多くは，スポーツ活動時や運動直後に生じる痛みである．特定の動作で特定の部位に痛みが生じる．初期はスポーツ活動に支障をきたすほどの痛みは生じないことから，しばしば放置される．病状が進行しスポーツ活動に支障をきたしてから医療機関を受診する症例がほとんどである．ときに痛みを自覚せず，完全骨折に至ってから受診する場合もある（図3）．

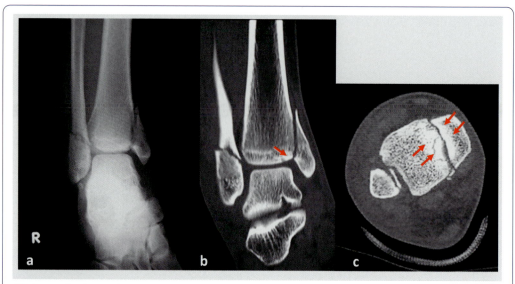

図3 15歳 男子 硬式野球部
走塁時，タッチをかわそうと急停止した際に受傷．受傷前に明らかな自覚症状は無かったが，CTで骨硬化像を認めたため（b, c 矢印），足関節内果疲労骨折と診断した．

③ 臨床所見

　骨折部に一致して圧痛を認めるが，深部の疲労骨折では圧痛が明らかでないことがある．表層に近い疲労骨折では，圧痛に加え，骨膜反応や仮骨部に一致した腫脹や膨隆，熱感を触知できる．
　下肢の疲労骨折では，片脚ジャンプをさせる hop test が疼痛誘発に有用である（図4a）．また，その他の疼痛誘発テストとして，大腿骨疲労骨折に対する fulcrum test（▶第4章2），腰椎疲労骨折に対する腰椎伸展テストなどがある（図4：b, c）．また，疲労骨折の発症には，下肢アライメントや柔軟性の欠如など個体の要因も関与するため，これらの所見も確認する（表2）．

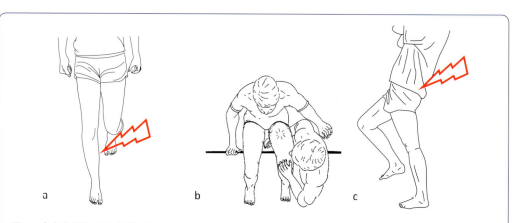

図4 疲労骨折の主な負荷テスト
a. 下肢疲労骨折に対する hop test. b. 大腿骨骨幹部骨折に対する fulcrum test. c. 腰椎疲労骨折に対する腰椎伸展テスト（one legged hyperextension test）．

【文献】
1) Mink JH, et al：Occult cartilage and bone injuries of the knee. Radiology. 1989; 170: 823-829.
2) John H：The radiological aspects of stress fractures and chronic stress injuries. Current Orthop. 2003; 17: 150-155.
3) 武藤芳照：運動器官別にみた主なスポーツ傷害．現代体育スポーツ体系．浅見俊雄，他（編），第11巻，pp98-101，講談社，1984．
4) 能見修也，他：スポーツにおける疲労骨折の実態．日本臨床スポーツ医学会誌．2011; 19: 43-49.

2 疲労骨折の画像診断

　画像診断の進歩により，従来は診断困難であった疲労骨折の初期変化もとらえることが可能となってきた．単純X線，超音波（US），MRI，CTが主な検査であるが，それぞれに特徴があるため，疲労骨折の部位や時期に応じて適宜使い分けるべきである（表1）．

表1 各種画像診断の特徴

画像検査法	利点	欠点
単純X線	・多くの施設で施行できる ・被曝量が少ない ・コストが低い	・感度が低い ・初期は陰性所見が多い
トモシンセシス	・被曝量が少ない ・微細な骨折を描出できる	・施行施設が限られる
超音波（US）	・被曝が無い ・コストが低い	・診断精度に関するデータが少ない
骨シンチグラフィー	・感度が高い ・早期診断に有効	・コストが高い ・所見が非特異的 ・放射線被曝 ・施行施設が限られる
MRI	・感度が高い ・早期診断に有効 ・特異的所見 ・鑑別診断に有用	・コストが高い ・施行施設が限られる
CT	・骨折線を詳細に描出できる ・深部骨折の診断に有効 ・鑑別診断に有用	・放射線被曝 ・初期例は感度が低い

1 単純X線

　単純X線撮影が画像診断の第一選択ではある．しかし，初期は多くの症例でX線所見を認めないことに注意しなければならない（▶第1章1，p2）．通常，症状出現後，数週してから所見が現れるため，疲労骨折を疑う場合には繰り返し撮影する必要がある．特徴的なX線所見として，骨膜反応，髄内仮骨像，皮質骨肥厚像，亀裂，骨硬化像，嘴状の骨改変層（Umbauzone）などが挙げられる（図1）．骨改変層は脛骨跳躍型疲労骨折の特徴的所見であるが，非定型大腿

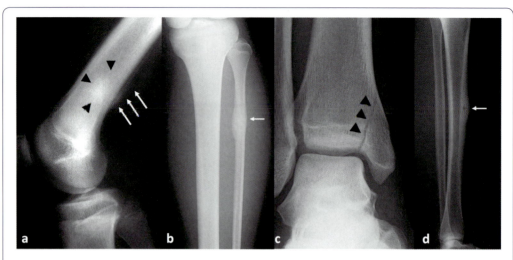

図1 疲労骨折の特徴的所見
a: 大腿骨骨幹部疲労骨折（15歳男子）: 骨膜反応（矢印），髄内仮骨像（矢頭）を認める．b: 脛骨疲労骨折（16歳男子）: 近位1/3に皮質骨肥厚像（矢印）を認める．c: 脛骨内果疲労骨折（18歳女子）: 内果に縦走する亀裂（矢印）と周囲の骨硬化像を認める．d: 脛骨跳躍型疲労骨折（17歳女子）: 典型的な嘴状の骨改変層（矢印）を認める．

骨骨折にも認められる（▶第9章3）．このように，疲労骨折では通常の骨折治癒過程とは異なる多彩な像を呈するため，診断に当たっては注意が必要である[1]．

❷ トモシンセシス

1回の撮影で連続断層画像が得られる画像技術で，微細な骨梁や骨折線などを明瞭に描出できる．このため疲労骨折の早期診断に有用である（図2b）．また，CTに比較し放射線被曝量が少ないことから，疲労骨折の癒合過程の観察にも有用である．

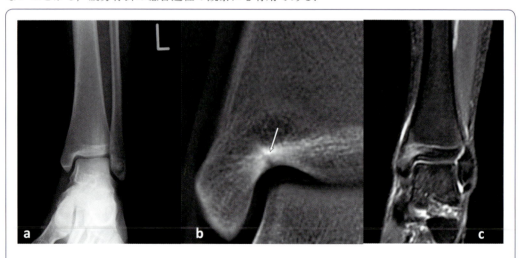

図2 脛骨内果疲労骨折の早期像．17歳女子，バレーボール部．
a: 単純X線で明らかな所見無く，シンスプリントと診断された．b: トモシンセシスで骨折線が確認された（矢印）．c: MRI（STIR像）で内果部に高信号の骨髄浮腫像を認めた．

3 超音波（ultrasound, US）

　超音波検査（US）は，近年整形外科の外来診療に普及してきており，疲労骨折の初期診断に有用である．X線上の骨膜反応は石灰化を示しているが，早期では確認できないことが多い．USでは，この早期の時期でも骨膜肥厚像（後光サイン）や仮骨形成（螺髪サイン）を軟部組織の腫脹として描出できる[2]（図3a, c）．さらに，ドップラー画像を行うことで，同部に一致して旺盛な血流増加も観察可能である（図3b）．

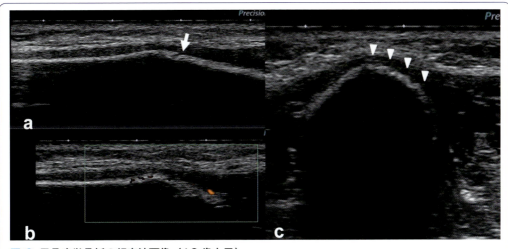

図3 尺骨疲労骨折の超音波画像（16歳女子）
a: 長軸像で皮質骨の途絶（骨折線）（矢印）と，b: ドップラー像で骨膜の血流増加が観察できる．
c: 短軸像では仮骨形成（螺髪サイン）を認める（矢頭）．

4 骨シンチグラフィー

　骨シンチグラフィーは（図4），早期から局所の集積像を示すことから疲労骨折の診断に不可欠な検査であった[3]．しかし，その所見は非特異的であること，放射性物質の静注を要する侵襲的な検査であること，コストの問題，本邦ではMRIが広く普及していることなどから，疲労骨折の診断に用いられることは少なくなってきた．

5 MRI

　MRIは疲労骨折の早期から陽性所見を示し，さらに特異的な画像所見を示すことから，病態把握や治療方針決定に有用である[4, 5]（図5）．MRIにおける疲労骨折の初期像は，STIR（short TI inversion recovery）などの脂肪抑制画像で高信号に描出される境界不明瞭な高信号領域で，これは髄内浮腫像（bone marrow edema）を示している（図2c, 5a）．また周囲軟部組織の腫脹や骨膜反応に応じて，骨周囲も高信号となり骨膜浮腫像（periosteal edema）を示す．さらに進行すると骨折線を示す低信号のliner patternを呈するが，これは単純X線より早期から明瞭

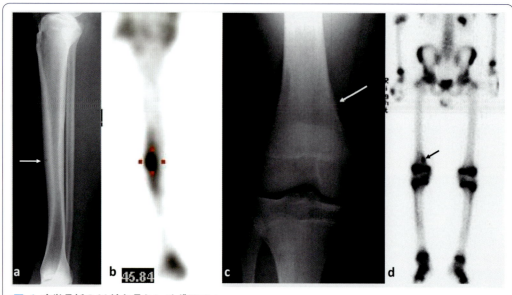

図4 疲労骨折のX線と骨シンチグラフィー
a, b: 脛骨跳躍型疲労骨折（26歳男性、サッカー選手）. 骨折線（矢印）に一致して明瞭な集積像を認める.
c, d: 大腿骨顆上部疲労骨折（16歳男子、野球部）. 骨膜反応部に一致して集積を認める（矢印）.

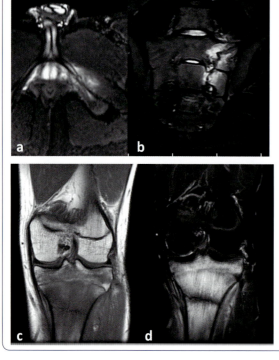

図5 疲労骨折のMRI所見
a: 恥骨疲労骨折（14歳男子）: 髄内浮腫像と骨膜浮腫像を認める. b: 仙骨疲労骨折（12歳女子）: 縦走する骨折線と周囲の髄内浮腫像を認める. c, d: 脛骨近位疲労骨折（16歳男子）: 低輝度の骨折線と周囲にT1強調像で低信号、STIRで高信号の髄内浮腫像を認める. STIRでは骨膜浮腫像も明瞭である.

となる. 骨折線の周囲には、T1強調像で低信号、STIR像で低信号の髄内浮腫像を認める.

MRIにおける髄内浮腫像の範囲は骨シンチグラフィーの集積像と一致しており、疲労骨折の臨床経過ともよく相関する[4]. また、腰椎疲労骨折における椎弓根の高信号（髄内浮腫像）は、比較的新しい骨折を意味し、保存治療選択の根拠となる[5]（▶第6章1）.

6 CT

　CTは，単純X線では描出困難な骨病変をとらえることができ，またMRIに比較し骨の微細な描出に優れている（図6）．足舟状骨疲労骨折や腰椎疲労骨折など骨内の骨折形態も詳細に検討することができる．CTは撮像時間が短く安易に選択される傾向にあるが，放射線被爆量は軽視できない．疲労骨折の多くが成長期スポーツ選手に生じることを考慮すると，過剰なCT撮影は差し控えるべきである．

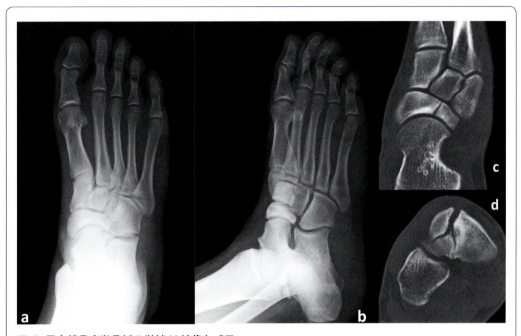

図6 足舟状骨疲労骨折の単純X線像とCT
単純X線像では舟状骨の硬化像を認めるだけであるが（a, b），CTでは骨折線と周囲の硬化像が明瞭に描出されている（c, d）．

まとめ

　疲労骨折の早期診断はMRI，CT，超音波といった画像診断が普及した現在，比較的容易となった．しかし，先にも述べたように，病歴の詳細な聴取と臨床所見が最も重要である．画像診断は疲労骨折の部位や時期に応じて適宜使い分けるべきである．

【文献】

1) 太田美穂，他：疲労骨折―スポーツに伴う疲労骨折の原因・診断・治療・予防．武藤芳照（編），文江堂，pp19-58, 1998.
2) 皆川洋至：疲労骨折の診断．整災外．2016; 59: 1403-1410.
3) Geslien GE, et al：Early detection of stress fractures using 99mTc-Polyphosphate. Radiology. 1976; 121: 683-687.
4) Ishibashi Y, et al: Comparison of scintigraphy and magnetic resonace imaging for stress injuries of bone. Clin J Sports Med. 2002; 12: 79-84.

第 2 章　疲労骨折の診断と治療

5) Sairyo K, et al: MRI signal changes of the pedicle as an indicator for early diagnosis of spondylolysis in children and adolescents : a clinical and biomechanical study. Spine. 2006; 31: 206-211.

3　疲労骨折の治療 1

　疲労骨折の多くは保存的治療により対応可能である．しかしながら一部に難治性の疲労骨折があり，慎重な保存的治療もしくは早期からの手術的治療が選択される．スポーツドクターとしては，いたずらに治療期間の延長や遷延化治癒を避けるためにも，難治性疲労骨折を知ることは重要である．また，保存的治療では，活動度や運動量，負荷量の制限が最も重要であり，その他装具療法等も補助的に使用され治癒に寄与する．そして疲労骨折のリスクファクターとなる全身的疾患の治療や，疲労骨折部へ負荷量を減じる動作指導やアライメント調整，歩行・走行チェックなどのバイオメカニクス的アプローチは，再受傷予防目的としてのアスレティックリハビリテーションとしても重要である．
　本項では，難治性疲労骨折とその治療，基本的な保存的治療および典型的な手術的治療について概説し，アスレティックリハビリテーションについても言及する．

1　難治性疲労骨折

　保存的治療により良好に反応する疲労骨折が多い中，疲労骨折が進行し，遷延性治癒，偽関節となりやすい難治性疲労骨折（high-risk stress fracture: HRSF）がある[1-3]．
　代表的な難治性疲労骨折には，大腿骨頸部，膝蓋骨，脛骨中央前方皮質，足関節内果，距骨，足舟状骨，第 5 中足骨基部（Jones 骨折），母趾種子骨などの疲労骨折がある．いずれの骨折部位も強い伸張力が加わりやすく，血流に乏しいという特徴を有する．
　難治性疲労骨折を疑う場合は，遷延治癒や偽関節を避けるためにも慎重な診察や頻回な画像検査を要し，早期診断により早期からの戦略的な治療計画が必要である．
　以下，代表的な難治性疲労骨折を提示する．

脛骨中央前方皮質骨折（▶第 4 章 4，第 8 章 6）
　マラソン等の長距離選手で発症しやすい脛骨近位 1/3 もしくは脛骨遠位 1/3 の疲労骨折は「疾走型」といわれ，2 〜 3 ヵ月のスポーツ競技からの離脱や運動制限の保存的治療に比較的良好に反応する．しかしながら，バレーボールやバスケットボールなどの繰り返しのジャンプ動作が原因と考えられる「跳躍型」疲労骨折は，脛骨骨幹部中央の前方皮質に好発し，牽引力が原因と考えられ難治性である（図 1）[4, 5]．保存的治療として，4 〜 8 ヵ月程度のスポーツ競技からの離脱や厳格な運動制限が行われるが，再発率は高い．遷延治癒時や再発予防目的のため，早期から髄内釘の外科的治療が選択される

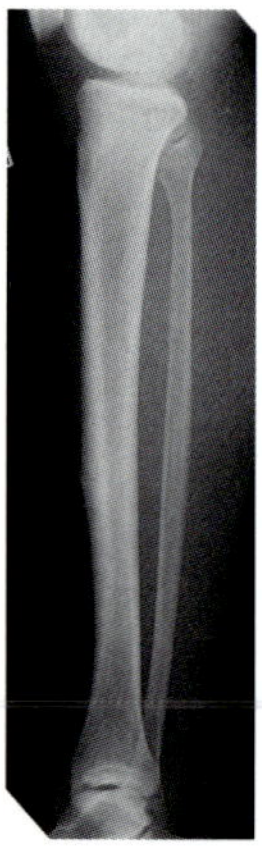

図 1　脛骨中央前方皮質骨折

こともある.

足関節内果疲労骨折（▶第5章1, 第8章7）

　サッカー, バスケットボール, 体操などの高い運動量を要求される競技で多発する. 走行時の足関節, 脛骨内果への垂直方向の剪断力が加わり生じる[5,6]. 脛骨前方の骨棘などの足関節前方インピンジメント, 足部回外, 脛骨内反, 広い距骨頚部などがリスクファクターとなる. 保存的治療で治癒することも多いが, 遷延治癒もしくは偽関節の場合は, 手術的治療が選択される[7].

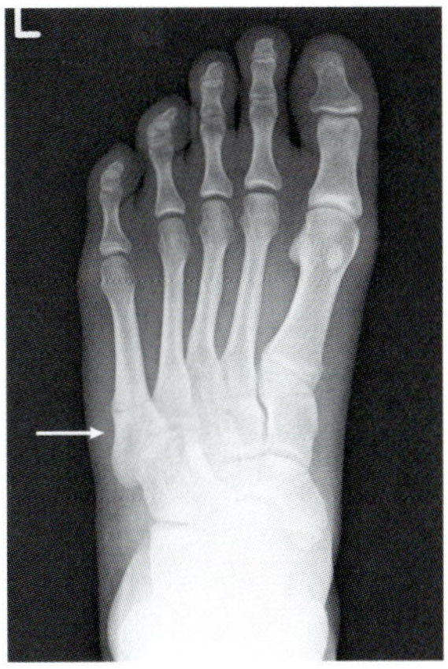

足舟状骨疲労骨折（▶第5章3, 第8章9）

　バスケットボール, 陸上競技, サッカー, ラグビーなどで発症し, 発症初期は単純X線像では骨折が判明しないことも多く, 診断にはMRIが有用である. 保存的治療により改善することも多いが, 骨折部に骨硬化像が生じると難治性となりうる[2].

第5中足骨疲労骨折：Jones骨折（▶第5章6, 第8章8）

　サッカーなどのステップターン・カット・ジャンプが多い競技に多発する第5中足骨骨幹近位部の疲労骨折で, 近位から約1.5cmでの横走する骨折線を特徴とする[8]. 前足部の内転, 後足部の内反, 凹足などが危険因子として指摘されており, サッカーではスパイク・シューズや人工芝等地面など環境要因との関連性も指摘されている（図2）. 難治性の骨折であり, 手術的治療が選択されることが多い[9]. 昨今検診により早期発見の可能性が示唆され, 運動量の制限等の保存療法を早期から行うことで, 手術を回避できる例も散見されている.

図2 第5中足骨疲労骨折

2　疲労骨折の手術的治療

　難治性疲労骨折では, 手術的治療が選択されることがある. 個々の難治性疲労骨折によって, 術式や手術的治療の選択基準が異なるが, 難治性となりうることを念頭に入れて, 治療方針を決定する.

　代表的な手術的治療としては, 脛骨中央前方皮質骨折では髄内釘（図3）, 第5中足骨疲労骨折（Jones骨折）ではスクリューによる髄内釘（図4）, 足関節内果疲労骨折ではスクリュー固定などで固定されることが多い（各論参照）. 選手の目指す競技復帰時期によって抜釘の要否や日程を考慮し, 抜釘を避ける場合は, 金属の内固定材の先端が骨皮質外に突出して疼痛の原因とならないよう, 金属先端を骨髄内に埋没させることも多い.

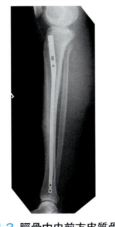

図3 脛骨中央前方皮質骨折に対する髄内針固定

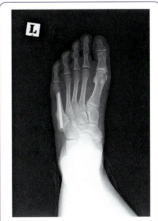

図4 第5中足骨疲労骨折に対する髄内針固定

第２章　疲労骨折の診断と治療

❸ 疲労骨折の保存的治療

疲労骨折の治療は保存的，手術的治療のいずれでも，運動負荷量の制限が基本であり，骨癒合が完成するまで注意深い経過観察が必要である．骨癒合の判定には，画像所見のほか，叩打痛が重要な所見となる．

脛骨の疾走型疲労骨折のリスクファクターの一つである足部回内を認める場合は，インソールやアーチサポートなどの装具を用いて，患部への負荷を減じる．装具については，疲労骨折に対する積極的な治療法との位置付けよりも，下記のアスレティックリハビリテーションなどの運動療法との組み合わせで再受傷の予防を目指す．

また，早期復帰のための安全かつ集学的な治療が望まれる中，低出力パルス超音波（low-intensity pulsed ultrasound: LIPUS），体外衝撃波治療（extracorporeal shock wave therapy: ESWT），高気圧酸素治療（hyperbaric oxygen therapy: HBO）の補助療法が併用されることもある．

❹ 疲労骨折のリスクファクターとなる全身的疾患への対応

疲労骨折では，繰り返しの力学的負荷の蓄積により発症するが，時に骨質，骨量の異常が基盤となることがあり，その場合には栄養状態や全身的基礎疾患へのアプローチを要する．

アメリカスポーツ医学会（American College of Sports Medicine: ACSM）は，2007年に女性アスリートの三主徴について，「骨粗鬆症」「摂食障害によらない low energy availability」「無月経」と定義した．女性アスリートの疲労骨折の場合は，特に基盤となる骨粗鬆症の有無は重要であり，他の二主徴に関連する病態や骨粗鬆症に影響のある基礎疾患についての注意を要する．例えば，食習慣の問題，多量なカフェインやアルコール摂取や喫煙習慣，カルシウムやビタミンDの摂取状況，BMI，月経異常，女性ホルモン異常などのチェックを要する．詳細は「女性アスリートと疲労骨折」の項に譲る（▶第３章❸）．さらに，性別を問わず骨粗鬆症や骨代謝に影響を及ぼす全身的疾患についても危険因子として留意すべきであり，例えばビタミンD作用不足，副甲状腺機能亢進症，尿中カルシウム排泄亢進，甲状腺機能不全，男性性腺機能低下症，吸収不良症候群などについても，注意を要する[1]．

❺ 疲労骨折のアスレティックリハビリテーション

アスレティックリハビリテーションとして，各々の疲労骨折におけるリスクファクターを念頭に入れながら，関節可動域獲得や柔軟性の獲得，各部位の筋力強化や神経筋機能の調整，インソールなどのアライメント調整を行う．その後ジャンプ，ランニングなどの動きの中で，フォームなどを調整・指導することで，疲労骨折部位への力学的負荷を低減させる．

例えば疾走型といわれる陸上長距離で多発する脛骨遠位1/3での疲労骨折では，kinematicな危険因子として足部回内，足アーチ高などがあり，kineticな危険因子としては，垂直反力負荷・回旋方向負荷の増大などがある．足部回内によって足部周囲の関節可動域制限や拘縮があれば，可動域や柔軟性を獲得する介入を行い，後脛骨筋の機能不全があれば，神経筋機能の教育により後脛骨筋の筋活動を誘導し，バランスを重視した協調運動訓練を行う．さらにアーチサポート，インソールにより足部回内を調整することも選択肢となり，必ずランニングでのチェックを行う．

負荷量の増大に伴い，またスピードを上げてランニングフォームに崩れがないかのチェックを行い，必要時には補正を加え，疲労骨折の治療および再発予防を行う．

> **まとめ**
>
> 　難治性疲労骨折を知ることと，早期発見が重要である．病態の進行を最小限にすることによって手術を回避することが可能な症例もある．また手術適応となる難治性疲労骨折では，いたずらに治療期間を長期化することは避けなければならない．また，疲労骨折の治療では，アスレティックリハビリテーションも含めた患部への負荷調整を行い，再発予防へ直結する介入が重要である．

【参考文献】

1) McInnis KC, et al: High-Risk Stress Fractures: Diagnosis and Management. PM R. 2016; 8(3 Suppl): S113-S124.
2) 杉本和也, 他：足部の難治性疲労骨折に対する手術治療；疲労骨折の病態と治療. 整形・災害外科. 2016;59:1477-1482.
3) 亀山泰：成長期にみられる難治性疲労骨折の診断と治療. 日本臨床スポーツ会誌. 2014;22:217-220.
4) 荻内隆司：スポーツによる下肢疲労骨折；疲労骨折の病態と治療. 整形・災害外科. 2016; 59:1461-1467.
5) 大西純二：脛骨疲労骨折の診断と治療；下腿の諸問題. 関節外科. 2011; 30: 95-102.
6) 富原朋弘, 他：脛骨内果疲労骨折における術後骨癒合の検討. JOSKAS. 2014;39: 488-489.
7) 亀岡尊史, 他：高校生アスリートにおける足関節内果疲労骨折の3例. 日足外会誌. 2015; 36: 317-320.
8) 田中寿一：骨の overuse 障害，Jones 骨折；足部・足関節のスポーツ障害—overuse 障害の克服—. 臨床スポーツ医学. 2014; 31: 644-652.
9) 小久保哲郎, 他：第5中足骨近位部骨折（Jones 骨折，近位骨幹端骨折）の治療. 整スポ会誌. 2015;35:3-10.

4　疲労骨折の治療 2

　アスリートは，重要な大会までのスケジュールや限定された参加機会などから，早期治癒や早期復帰が必要であり，安全かつ集学的な治療が求められる．このため，早期治癒を目指した各種治療法が実施され，報告されている．

　本項では，疲労骨折に対する特殊治療法として昨今注目されている，低出力パルス超音波（low-intensity pulsed ultrasound: LIPUS），体外衝撃波治療（extracorporeal shock wave therapy: ESWT），高気圧酸素治療（hyperbaric oxygen therapy: HBO）について概説する．

第 2 章　疲労骨折の診断と治療

① 低出力パルス超音波（low-intensity pulsed ultrasound: LIPUS）

　低出力パルス超音波（LIPUS）は，断続的なパルス状の超音波による治療法である．複数の機器があり，強度・周波数・パルス幅・繰り返し周期・トランスデューサーに違いがある．LIPUSは骨折治癒促進に対して使用され多数の基礎的臨床的報告があり，疲労骨折に対しても 1998 年以来の報告がみられる．

　LIPUS により，一酸化窒素（NO）産生が促進し，骨芽細胞が活性化する．血管内皮細胞増殖因子（vascular endothelial growth factor: VEGF）の発現が促進し血管新生が刺激され骨誘導を促進し，特に内軟骨骨化が促進する．また骨芽細胞や骨膜細胞での VEGF，線維芽細胞増殖因子（fibroblast growth factor: FGF），インターロイキン -8（interleukin-8: IL-8）などの各種サイトカインの産生が増加し，軟骨細胞の分化が促進するとしている[1, 2]．このため，LIPUS の新鮮骨折への有効性については一定のコンセンサスが得られており，同様のメカニズムにて疲労骨折への有効性が期待され，臨床報告が散見されている．

　二重盲検でのランダム化比較試験では，Rue らは海軍士官候補生の脛骨疲労骨折 26 例にて，治療期間や職務復帰までの期間に有意差なし[3]，Gan らはスポーツ選手での脛骨，腓骨，中足骨疲労骨折 23 例でも有意差なしとしている[4]．しかしながら，LIPUS の有効性については複数報告され，Jones 骨折では 40% の治癒促進が観察されている[5-8]．内山は，疲労骨折分類で骨形成型，骨硬化型での LIPUS の有効性はなく，脛骨中央部（跳躍型），膝蓋骨，第 5 中足骨（Jones 骨折），足舟状骨，足関節内果，肘頭疲労骨折などの骨吸収型疲労骨折で LIPUS の有効性があるとしている[9]．一方で，骨端線への照射については禁忌であり，十分な注意を払う必要がある．

② 体外衝撃波治療（extracorporeal shock wave therapy: ESWT）

　体外衝撃波治療（ESWT）とは，音速よりも高速の衝撃波により機械的刺激を加える装置であり，整形外科領域では骨折遷延治癒や無腐性骨壊死に対しての有効性が報告され，臨床的にも頻用されている．成長因子や NO，活性酸素の産生が増加することで，間葉系幹細胞から骨芽細胞への分化の促進，骨膜への刺激による骨膜細胞遊走の促進，化骨形成の促進など骨誘導の促進を認め，血管新生を促進する作用がある．

　疲労骨折に対する ESWT の有効性については現時点で盲検ランダム化比較試験の報告はないものの，高い安全性と骨折遷延治癒などに有効であることから骨折治癒促進への期待が高く，疲労骨折への適応とその報告が散見されている[10]．

　疲労骨折に対する ESWT については Hotzinger が初めて報告し[11]，Abello らは，オリンピック選手における足舟状骨疲労骨折に対する ESWT の良好な有効性を報告した[12]．また，Taki らは，アスリートの疲労骨折 5 例について報告し，$0.29 \sim 0.40 \, mJ/mm^2$，$2,000 \sim 4,000$ 回を 1 セットの ESWT にて回復期間の短縮を得たと報告している[13]．Moretti らは，ハイレベルのサッカー選手における第 5 中足骨および脛骨疲労骨折に対する ESWT の有効性を，10 名にて報告し，$0.09 \sim 0.17 \, mJ/mm^2$，$4,000$ 回を $3 \sim 4$ セットの ESWT にて，治療 8 週後に全例骨癒合を得て競技復帰したと報告している[14]．

　ESWT の治療回数については，骨折遷延治癒では $0.2 \, mJ/mm^2$ にて最低 2,000 回を $1 \sim 2$ セットが一般的であり，疲労骨折も同様のプロトコールが選択されることが多い．

　本邦の ESWT の診療報酬点数上の適応疾患は足底腱膜炎のみであり，今後の積極的な適応に

向けてさらなるエビデンスを要する．

３ 高気圧酸素治療（hyperbaric oxygen therapy: HBO）

　高気圧酸素治療（HBO）とは，一人用もしくは複数同時収容可能な特殊治療装置（図1, 2）を用いて，2～3気圧に加圧し最大圧力にて純酸素を60～90分吸入する治療法であり，溶解型酸素量を増大することで薬理効果を期待する治療法である．

　昨今，スポーツ外傷に対するHBOの有効性やメカニズムについて基礎的臨床的報告がされているが，骨折治癒促進，骨形成促進への効果についても散見されている．

　HadiらはHBOの骨形成，骨吸収へ与える効果，骨代謝への影響について，in vitroとin vivoにて複数の報告をした[15-17]．単球/マクロファージ系細胞から破骨細胞に分化する系を用いたin vitroの報告では，HBOではNF-κB活性化受容体（receptor activator of NF-κB: RANK），細胞質性・カルシニューリン依存性T細胞活性化各因子1（nuclear factor of activated T cell c1: NFATc1），破骨細胞の融合にかかわる因子であるdendritic cell-specific transmembrane protein（Dc-STAMP）の発現抑制，低酸素誘導因子1α（hypoxia inducible factor-1α: HIF-1α）mRNAとタンパク発現の抑制により，破骨細胞形成と骨吸収を抑制するとし，骨芽細胞のin vitroでの検討では，HBOにてアルカリフォスファターゼ活性の上昇，1型コラーゲンと骨芽細胞の分化に必須な転写因子であるRunt-related transcription factor-2（Runx-2）のmRNAの発現上昇を認めるなど，骨芽細胞の分化促進を報告した．またヒト末梢血から単離した単球を培養し，破骨細胞様細胞に分化誘導した試験にて，HBO前とHBO10日目，25日目でのRANK，NFATc1，Dc-STAMPによる破骨細胞形成と骨吸収能を検討し，破骨細胞形成と骨吸収の抑制を報告した．

　Kawadaらは，マウス骨折モデルにて，HBO群では腰椎と大腿骨の骨石灰化と骨形成を促進し，1型コラーゲンとアルカリフォスファターゼmRNA発現を促進すること，2週での仮骨形成が促進すること，4週と6週でのX線評価での骨折治癒促進を認めること，6週での破断強度などが対照群と比較して高いことなどを報告した[18]．

　Hayashiらは，ラット頭蓋骨欠損モデルでの膜性骨化について検討し，新生骨組織面積比などの検討から，HBOは膜性骨化様式に促進的作用を及ぼすことを示した[19]．
以上のように，HBOによる骨形成促進，骨吸収抑制についての報告があり，基礎研究からもHBOによる骨折治癒促進の可能性が示されている．

　一方，骨折に対するHBOの有効性に関する臨床的報告は限定的であり，また，疲労骨折に対

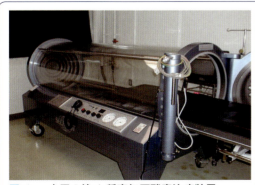

図1　一人用の第1種高気圧酸素治療装置

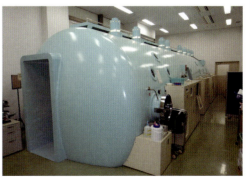

図2　多人数用の第2種高気圧酸素治療装置

第2章　疲労骨折の診断と治療

するHBOの有効性に関する報告はない．上述の通りHBOの骨折治癒促進効果については期待されるところであり，HBOは合併症，副作用が極めて少ないことから，実際の臨床での使用と有効性が期待される．疲労骨折治癒に対するHBO回数については，単回ではなく複数回，恐らく10回もしくはそれ以上の治療回数を要する可能性が考えられる．しかしながら，治療プロトコールやその効果については，今後の良質な検討と報告を待つところである．

まとめ

　疲労骨折からの早期復帰を目指すスポーツ選手，アスリートにとって，安全かつ集学的治療が求められる．選手や現場のニーズからも，LIPUS，ESWT，HBOやそれ以外の治療法や，複数治療法による相乗効果など，さらなる検討とエビデンスの蓄積が求められる．また，多くのアスリートが治療機会を得るための治療施設の増加や治療システムの強化など，今後疲労骨折に対する集学的治療戦略のイノベーションが期待される．

【文献】

1) Martinez de Albornoz P, et al: The evidence of low-intensity pulsed ultrasound for in vitro, animal and human fracture healing. Br Med Bull. 2011;100: 39-57.

2) Azuma Y, et al: Low-intensity pulsed ultrasound accelerates rat femoral fracture healing by acting on the various cellular reactions in the fracture callus. J Bone Miner Res. 2001;16(4): 671-680.

3) Rue JP, et al: The effect of pulsed ultrasound in the treatment of tibial stress fractures. Orthopedics. 2004; 27(11):1192-1195.

4) Gan TY, et al: Low-Intensity Pulsed Ultrasound in Lower Limb Bone Stress Injuries: A Randomized Controlled Trial. Clin J Sport Med. 2014;24(6):457-460.

5) Uchiyama Y, et al: Effect of low-intensity pulsed ultrasound treatment for delayed and non-union stress fractures of the anterior mid-tibia in five athletes. Tokai J Exp Clin Med. 2007; 20; 32:121-125.

6) 立石智彦，他：膝蓋骨疲労骨折に対する低出力超音波パルス（LIPUS）治療．整形外科．2012; 63: 54-57.

7) Strauss E, et al: Treatment of Jones' fractures of the foot with adjunctive use of low-pulsed ultrasound stimulation. J Orthop Trauma. 1999;13: 310.

8) Brand JC Jr, et al: Does pulsed low intensity ultrasound allow early return to normal activities when treating stress fractures? A review of one tarsal navicular and eight tibial stress fractures. Iowa Orthop J. 1999;19: 26-30.

9) 内山善康：スポーツによる疲労骨折の治療―低出力超音波パルス療法(LIPUS)―．臨床スポーツ医学．2016; 33: 332-336.

10) Leal C: Current concepts of shockwave therapy in stress fracture. Int J Surg. 2015; 24(Pt B): 195-200.

11) Hotzinger A, et al: MRI guided SWT of multiple stress fractures of the tibia. In: Transactions of the ISMST 2nd International ISMST Congress, London, 1999.

12) Abello S, et al: ESWT in foot navicular stress fracture of a high performance athlete. In: Transactions of the ISMST 14th International ISMST Congress Kiel, 2011.

13) Taki M, et al: Extracorporeal shock wave therapy for resistant stress fractures in athletes. Am J Sports Med. 2007; 35(7):1188-1192.

14) Moretti B, et al: Shock waves in the treatment of stress fractures. Ultrasound Med Biol. 2009; 35:1042-1049.

15) Hadi HA, et al: Hyperbaric oxygen therapy suppresses osteoclast formation and bone resorption. J Orthop Res. 2013;31:1839-1844.

16) Hadi HA, et al: Hyperbaric oxygen therapy accelerates osteoblast differentiation and promotes bone formation. J Dent. 2015; 43: 382-388.

17) Hadi HA, et al: Osteoclastic resorptive capacity is suppressed in patients receiving hyperbaric oxygen therapy. Acta Orthop. 2015; 86: 264-269.
18) Kawada S, et al: Hyperbaric hyperoxia accelerates fracture healing in mice. PLoS One. 2013;14; 8:e72603.
19) Hayashi K, et al: The facilitatory effects of hyperbaric oxygen treatment on membrane bone wound healing in a rat calvarial defect model. Undersea Hyperb Med. 2016; 43:135-142.

5 疲労骨折のリハビリテーション

疲労骨折は，骨組織に局所的な力学的ストレスが頻回に加わることで発生する．スポーツ活動による発生頻度が高いことから，スポーツによる発症例を取り上げ，リハビリテーションの内容について解説したい．

スポーツ活動による疲労骨折の発生には，スポーツ動作の特徴が大きく影響する．疲労骨折のリハビリテーションでは，動作観察・分析により動作の特徴を捉え，その特徴と関係する要因からの発生メカニズムの考察に基づいて，リハビリテーションプログラムを立案，実践することが重要になる．

本項では，疲労骨折が多く発生する陸上競技・長距離を例にして，走動作に着目し，その円滑な遂行を目指したリハビリテーションについて解説する．

1 疲労骨折の発生メカニズム

1. 陸上競技・長距離における疲労骨折の発生状況

スポーツ医・科学研究所における陸上競技・長距離選手の疲労骨折の内訳を表1に示す．脛骨（32.2%）がもっとも多く，次いで中足骨（19.1%），足舟状骨（12.6%），大腿骨（12.0%）が多かった．

2. 発生要因

ランニング障害の発生要因（表2）は，内的要因と外的要因に大別される[1]．これらが複合して身体局所（骨組織）に力学的ストレス[2]が頻回に加わって疲労骨折の発生に至る．長距離走は走動作の繰り返しであるため，ランニングによる疲労骨折の発生には走動作の特徴が大きく影響する．

表1 陸上競技・長距離選手の疲労骨折の内訳［総数：183例］

脛骨 59 例（32.2%）	仙骨 11 例（ 6.0%）
中足骨 35 例（19.1%）	恥骨 9 例（ 4.9%）
足舟状骨 23 例（12.6%）	踵骨 6 例（ 3.3%）
大腿骨 22 例（12.0%）	肋骨 4 例（ 2.2%）
腓骨 13 例（ 7.1%）	距骨 1 例（ 0.5%）

※ 1988年6月から2016年5月までの28年間のスポーツ医・科学研究所受診記録より作成

表2 ランニング障害の発生に関係する要因

1. 内的要因：対象者の身体構造・機能などに関するもの

1) アライメントの問題
　静的アライメント，動的アライメント
2) 筋萎縮，筋収縮，筋タイトネスの問題
　下肢の各筋，腹筋群
　複数の筋の協調した収縮ほか
3) 関節可動域制限
　股関節，膝関節：伸展，屈曲ほか
　足関節：背屈，底屈（距骨下関節の可動性）
4) 筋力，筋持久力の低下
　体幹，股関節，膝関節，足関節，足指
5) 足部機能の低下
　トラスの働き，ウィンドラス機構
6) 関節動揺性・不安定性
　膝関節，足関節，足部
7) 運動協調性の低下
　股関節・膝関節・足関節の協調性
8) その他
　全身持久力ほか

2. 外的要因：内的要因以外のもの（練習の内容や環境などに関するもの）

1) 練習内容
　ペース走，インターバル走，距離走ほか
　走速度，シーズンによる練習内容の違いほか
2) 走方向
　トラックでの練習（時計回り，反時計回り）
3) 走行距離
　合宿などでの走行距離の増加ほか
4) 練習場所（走路）
　陸上競技トラック（オールウェザー，土），
　道路（舗装路），芝生，上り坂，下り坂ほか
5) シューズ
　ミッドソールの厚み（緩衝性），アウトソールの摩耗程度
　その他：安定性，屈曲性，通気性，グリップ性ほか
6) 季節，天候
7) その他

（文献1より引用改変）

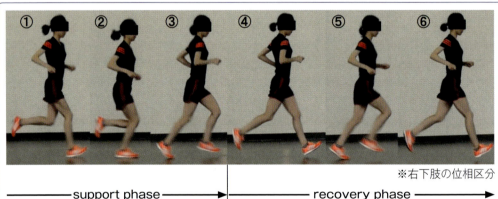

図1 走動作の位相と各位相における問題点

① 足部接地位置：体幹に対して過度な前方での接地
　接地様式：ブレーキング接地，「はさみ様」接地
② 動的アライメント：knee-in&toe-out・knee-out&toe-in
　骨盤の前・後傾運動
③ 股・膝関節伸展と足関節底屈運動の協調性不十分
　足部離地位置：体幹に対して過度な後方での離地
④ 後方への蹴り出し方向：内側，外側
　足部位置：いわゆる「脚が流れた」状態
⑤ 股・膝関節屈曲と足関節背屈運動の協調性不十分
　骨盤の前・後傾および挙上運動
⑥ 股関節・膝関節・足関節運動の協調性不十分

動作観察が可能になれば，まずは症状が発生した走動作の位相[3]に限局して観察する．その位相でみられる動的アライメントを捉え，発生メカニズムを考察する．各位相におけるチェックポイント（図1）を理解しておくと，注視すべきポイントが絞りやすくなる[1]．また，前の位相の特徴も影響するため確認しておく．なお，痛みを回避した走動作が習慣化していることもあるため，発症後の走動作の変化も確認しておく．

機能評価として，各種検査・測定・テストを実施する．機能低下が確認された場合，それが発生要因にもなっているのか，それとも二次的な機能低下なのかを考察しておくことも重要となる．機能的な特徴として，扁平足で足部の動揺性が大きい場合，support phase での足部アーチの著明な降下につながりやすく，特に中足部への力学的ストレスを増強させ，中足骨疲労骨折や足舟状骨疲労骨折などの発生に関係しやすい．

走動作の特徴は，機能的要因（内的要因）の問題のみならず，ランニング練習の内容，走方向や走路，シューズなど（外的要因）にも影響される[1]．リハビリテーションを指導する上で，走方向や走路などによる走動作（動的アライメント）の変化についても理解しておく必要がある．

3. 動作からみた疲労骨折の発生メカニズム

長距離選手の疲労骨折（表1）で最も多かった脛骨の疲労骨折を例に，疲労骨折の発生に関係する代表的な走動作の特徴とその発生メカニズムについて述べる．

① mid-support で足部外転，距骨下関節回内，下腿内旋（足部に対して），膝外反，股関節内転・内旋の各運動が増大しているランニングフォーム（図2a）では，脛骨に対する捻れと伸張の複合したストレスが増強する．動的アライメントの変化には，「近位への波及タイプ」と「遠位への波及タイプ」がみられ[4]，同様の動的アライメントを呈していても，波及様式によって対応策は異なる[5]．

②いわゆる「はさみ様」に接地するランニングフォーム（図2b）では，foot-strike において，荷重が小指側に偏ることにより脛骨に対する曲げストレスが増強する．mid-support では，接地後に急激に足部回内運動が生じ，脛骨に対する捻れと伸張の複合したストレスが増強する．

③ foot-strike ～ mid-support で股関節屈曲・膝関節屈曲・足関節背屈がうまく連動していない

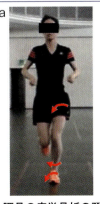 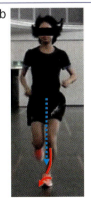 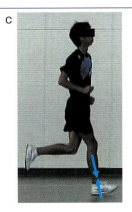

図2 脛骨の疲労骨折の発生に関係しやすい走動作
a～cのような原因により脛骨への力学的ストレスが増強され，疲労骨折の発生に至る
a: 足部外転，距骨下関節回内，下腿内旋（足部に対して），膝外反，股関節内転・内旋の各運動が増大しているもの
b: いわゆる「はさみ様」に接地しているもの
c: 股関節屈曲・膝関節屈曲・足関節背屈運動の協調性に問題があるもの

ランニングフォーム（図2c）では，接地時の衝撃の緩衝が不十分となり，脛骨への圧縮ストレスが増強する．

2 疲労骨折に対するリハビリテーション

　動作観察・分析と機能評価から導いた考察に基づき，動作の問題と関係する機能的な問題の改善を図るリハビリテーションプログラムを立案する．

　一例として，図2aのようなランニングフォームを呈した対象者の運動器の要因は，股関節外転・外旋筋力や足内がえし筋力の低下，足関節背屈可動域制限，足部動揺性，扁平足などが挙げられる．股関節外転・外旋筋力の低下は，股関節内転・内旋運動の増大につながり，足内がえし筋力の低下や足関節背屈可動域制限は，足部外転運動や足部回内の増大，足部内側縦アーチの降下につながる．

　股関節外転・外旋筋力や足内がえし筋力の低下など，筋力・筋機能の低下に対しては，各種エクササイズを実施する．患部の状態により，運動範囲，抵抗強度，運動速度を設定する．

　足関節背屈可動域制限など，関節可動域制限に対しては，筋の短縮による場合はストレッチングが有効であり，自動運動と併用することで効果が高まる（図3）．チューブエクササイズは，関節運動の円滑化を図る目的でも用いる．

　関節動揺性・不安定性の問題や足部機能の低下，扁平足に対しては，テーピングや足底挿板など，補装具の使用が有効である（図4）．

　走動作の問題に対しては，動作エクササイズにより，動作を行うイメージの修正や，改善した筋力や関節可動域などを動作において機能するようにさせる．

　ランニング練習の中止や制限による全身持久力の低下や，体脂肪量の増加を防止する目的で，上肢エルゴメーターや下肢エルゴメーターなどを用いたり，水泳による有酸素運動を実施する．

　ランニングの再開時には，走行時間・距離，練習場所，ランニング速度，ランニングフォーム

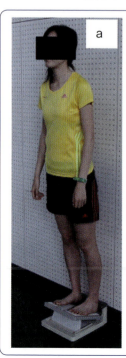
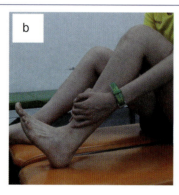
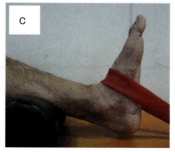

図3 足関節背屈可動域制限に対するエクササイズ
a: 傾斜板を使用し，持続的に軟部組織を伸張する．
b: 自動運動による足関節背屈運動を学習させる．aとの併用により，効果は高まる．
c: チューブエクササイズは，筋力増強を図る目的のみならず，関節運動の円滑化を図る目的でも実施する．

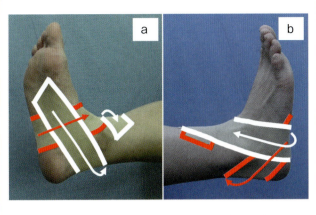
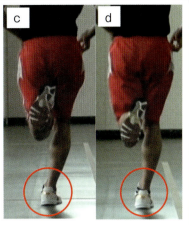

図4 足部アーチの降下防止を目的とした補装具の使用
a: 内側縦アーチの降下防止のテーピング
b: 外側縦アーチの降下防止のテーピング
c: 足底挿板非装着時には,ランニングの mid-support で足部回内が強まり,足部内側縦アーチが降下している.
d: 足底挿板装着時には,足部回内・外転が減少し,足部内側縦アーチが保持されている.

などを考慮して指導することが重要となる(表3).走動作(動的アライメント)は,走路や走方向にも影響を受ける.上り坂では平地に比べて足部外転角度と膝関節外反角度が増大する.道路(舗装路)では,排水のために左右方向に路面が傾斜しており,道路の左側をランニングした場合には,平坦な路面に比べ,右足部は回内が増大し,左足部は回外が増大する[6](図5a).カーブ走では,足部内側縦アーチは,陸上競技トラックの走方向に関係なく,コーナーの外側に位置する下肢に比べて,内側に位置する下肢の方が低下しやすい.また,反時計回りのカーブ走ではコーナーの内側に位置する左下肢では,股関節内転角度の増大[7]や,後足部回内角度が増大[8]し,knee-in の動的アライメントを呈しやすくなる(図5b).したがって,リハビリテーションにおけるランニングの再開時には,平地での直線から開始し,順次走路条件を増していく.

表3 ランニング練習再開時の注意事項

- ●練習内容
    - ・走行時間・距離 → 5分程度から開始(具体的な指示)
    - ・ランニング速度 → 遅くすることで上下動増大に注意
- ●練習場所(走路)
    - ・平地から開始
    - ※芝生でのランニング → 関節動揺性・不安定性に注意
- ●走方向
    - ・トラックでの練習 → 反時計回り,時計回りの考慮
- ●走り方
    - ・接地部位
        - 前足部接地 → 踵接地のランニングから開始
    - ・ピッチとストライド
        - ピッチを増やし,ストライドを小さくしたランニングから開始
- ●シューズ
    - ・緩衝性,安定性,屈曲性などの考慮

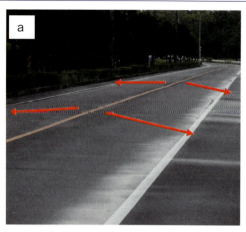 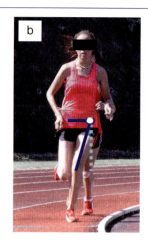

図5 走路による走動作への影響
a: 排水のため，中央を頂点として路肩方向へ傾斜しているため，道路の左側をランニングした場合には，右足部の回内が増大する．
b: コーナーの内側に位置する左下肢では，股関節内転角度が増大する．

　ランニング時の地面反力（垂直分力）は，ランニング速度が影響することが報告されており[9]，Cavanaghら[10]は 4.5m/秒でのランニング時の垂直分力は体重の 2.7~2.8 倍であったと報告している．ランニング練習の中止により体重が増加している対象者でも地面反力が増大することが考えられる．ランニング再開時には走行時間・距離やランニング速度の考慮，緩衝性が高いシューズの使用などの配慮が必要となる．

まとめ

　再発予防のためには，スポーツ動作の特徴と関係する要因からの発生メカニズムの考察に基づいて，リハビリテーションプログラムを立案，実践することが重要となる．
　対象者には，問題となる動作の特徴と疲労骨折の発生との関係を理解してもらい，スポーツを再開した後も問題となる動作を呈さないために，継続すべきエクササイズ，テーピングや足底挿板の使用などを指導しておく．

【文献】
1) 岡戸敦男, 小林寛和：陸上競技：走動作を中心に−スポーツ競技種目特性に基づいた理学療法 2. 理学療法. 2017;34(2):179-188.
2) Frankel VH, Nordin M：Biomechanics of bone. In：Nordin M, et al (eds.)：Basic biomechanics of the musculoskeletal system. 3rd ed. pp26-58, Lippincott Williams & Wilkins, 2001.
3) Slocum DB, James SL: Biomechanics of running. J Am Med Assoc. 1968; 205(11): 721-728.
4) 小林寛和, 岡戸敦男：運動連鎖の視点による足底挿板の活用．理学療法．2011; 28(3): 428-436.
5) 岡戸敦男：ランニング動作と関節運動連鎖．増田雄一（編）：ランニング障害のリハビリテーションとリコンディショニング．pp37-43．文光堂，2012.
6) Clancy WG, Editor C: Runner's injury, Part 1. Am J Sports Med. 1980; 8:137-144.
7) 岡戸敦男：陸上競技②長距離・マラソン．山本利春（編）：競技種目特性からみたリハビリテーションとリコンディショニング．pp217-225．文光堂，2014.
8) Hamill J, et al: The effects of track turns on lower extremity function. Int J Sport Biomech. 1987; 3: 276-286.

9) Keller TS, et al: Relationship between vertical ground reaction force and speed during walking, slow jogging, and running. Clin Biomech. 1996;11:253-259.

10) Cavanagh PR, Lafortune MA：Ground reaction forces in distance running. J Biomech. 1980;13: 397-406.

第3章

スポーツと疲労骨折

　歴史的には当初，兵士に好発する疾患として報告された疲労骨折も，スポーツの普及により現在ではスポーツ損傷の一つとして報告されることが多い．全スポーツ損傷に対して疲労骨折が占める割合は 4.4%[1]，8.5%[2] と報告されており，今やスポーツ外来などでは高頻度に遭遇する疾患である．スポーツによる疲労骨折は，繰り返される動作により酷使される部位に生じるため，競技特性と疲労骨折の関連を理解することは，予防対策や復帰に向けた治療戦略を立てるうえで極めて重要である．また同一種目であっても，個々の選手の競技レベルや置かれた状況によって治療における優先事項も異なるため，治療法の決定においては幅広い選択肢を検討したうえで柔軟に対応することが求められる．近年では低年齢層への競技スポーツの拡大に伴い，疲労骨折患者の年齢分布にも変化が生じ成長期年代が占める割合が増加している[3]．さらに女子競技選手では，「女性アスリートの三主徴」である利用可能エネルギー不足，視床下部性無月経，骨粗鬆症を基盤とした疲労骨折が問題視され，単なる骨折治療に留まることなく多面的なアプローチによるトータルケアの必要性が叫ばれている[4]．本章では，これら諸問題への対策について最新の知見も踏まえ解説する．

【文献】
1) 杉浦保夫 : 整形外科 1979; 30: 675-682.
2) 能見修也 , 他 : 日本臨床スポーツ医学会誌 2011; 19(1): 43-49.
3) 津田英一 , 他 : 臨床スポーツ医学 2015; 32: 404-411.
4) 能瀬さやか , 他 : 日本臨床スポーツ医学会誌 2014;22: 67-74.

1　競技種目特性と疲労骨折⋯54
2　成長期の疲労骨折⋯⋯⋯⋯⋯61
3　女性アスリートと疲労骨折⋯64
4　疲労骨折と栄養⋯⋯⋯⋯⋯⋯72

第3章　スポーツと疲労骨折

競技種目特性と疲労骨折

疲労骨折の発生には，スポーツ動作の特徴が大きく影響する．動作の特徴は，多くの要因により構築され，その要因を考える上で競技種目特性（主要なプレイ，プレイに要する動作，外傷・障害発生のリスク要因，使用する用具，ルールなど）の知識は不可欠である．したがって，競技種目特性の理解は，疲労骨折の発生メカニズムの考察から予防策やリハビリテーションプログラムを立案，実践するために重要となる．
競技種目特性をふまえた疲労骨折の発生について，足部疲労骨折を例にして解説する．

1 競技種目別の発生件数

疲労骨折の発生にはランニング動作やジャンプ動作が関係[1-3]し，それらの動作を多用する競技種目に発生が多い．当所の25年間325例の検討（図1）では，バスケットボールが最多で77例（23.7％），次いで陸上競技［中・長距離］が71例（21.8％），ハンドボールが42例（12.9％），サッカーが32例（9.8％）であった．

2 競技種目特性をふまえた疲労骨折の発生メカニズム

足部疲労骨折の競技種目別発生件数で上位であったバスケットボール，陸上競技［中・長距離］，ハンドボール，サッカーにおける発生部位の特徴から，競技種目特性をふまえた発生メカニズムについて説明する．

1. バスケットボール

バスケットボールでは，足舟状骨（25例，32.5％）がもっとも多く発生しており，次いで第2中足骨（15例，19.5％），第5中足骨（14例，18.2％）の順であった（図2）．
バスケットボールでは，ランニング動作に加えて，ジャンプ，ストップ，ステップ，ターンなどの動作を用いる．これらの動作を組み合わせることでディフェンスやオフェンスでのフェイント，シュートなどのプレイを遂行する．バスケットボールでは，競技ルールで相手へのコンタクトが許されていないため，フェイントやディフェンスでは相手との距離を保ちながら，相手の動きに応じて素早く側方かつ前方や後方などにステップして対応しなければならない．そのため，足部回内を強めて蹴り出してしまう選手では，足部内側に位置する骨への捻れと伸張の複合したストレスが増強することが推測される（図3a）．扁平足で足部動揺性が大きい足部では，足部の剛性が不十分となり，ジャンプの踏み切りや着地時に足部アーチの降下につながりやすい（図4）．これにより，特に中足部への圧縮や曲げなどの力学的ストレスが増強することが推測され，足舟状骨や第2中足骨での発生が多くなりやすいことが考えられる．また，凹足や足関節背屈可動域制限なども足舟状骨疲労骨折の危険因子と報告されている[4,5]．
足関節内反不安定性や第5中足骨-立方骨間の不安定性を有している選手では，ストップや切り返し動作などで足部外側への荷重が増加しやすく，第5中足骨への捻れと伸張の複合したストレスが増強しやすい（図3b）．

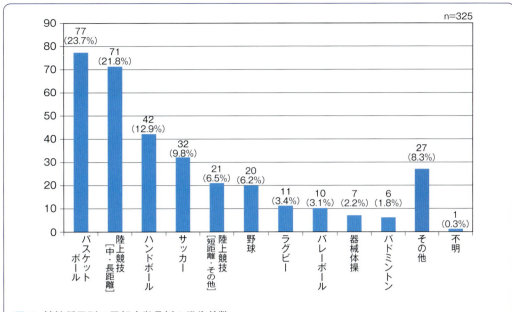

図 1 競技種目別の足部疲労骨折の発生件数
1992年4月～2015年3月までの25年間にスポーツ医・科学研究所を受診し，足部の疲労骨折と診断された選手の競技種目別の発生件数．

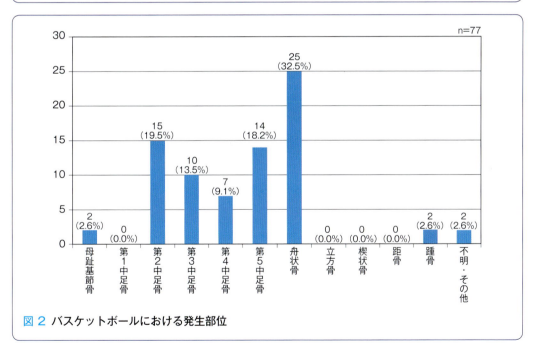

図 2 バスケットボールにおける発生部位

2. 陸上競技［中・長距離］

　陸上競技中・長距離では，足舟状骨（30例，42.3％）がもっとも多く発生しており，次いで第3中足骨（14例，19.7％），第2中足骨（8例，11.3％）の順であった（図5）．Mathesonらの報告[6]でも長距離選手の疲労骨折の半数以上が中足骨と足根骨（特に舟状骨）に発生しており，第2，第3中足骨に好発している．

　陸上競技中・長距離は，ランニング動作の繰り返しである．ランニング動作において，足部は

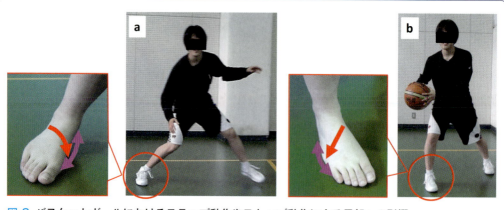

図3 バスケットボールにおけるステップ動作やストップ動作による足部への影響
a: ステップ動作で足部回内を強めて蹴り出してしまう選手では，足部内側に位置する骨への力学的ストレスの増強が推測される．
b: ストップや切り返し動作などでは，足部外側に荷重しやすく，第5中足骨への力学的ストレスの増強が推測される．

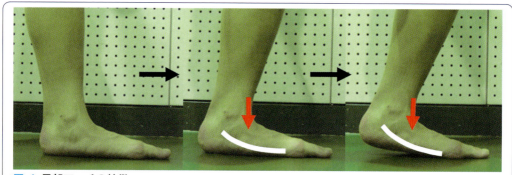

図4 足部アーチの特徴
扁平足で足部動揺性が大きい場合には，足部の剛性が不十分となり，足部アーチが降下しやすく，足部（特に中足部）への力学的ストレスが増強することが考えられる[10]．

衝撃吸収と推進力の役割を担っている．衝撃吸収において，舟状骨は足部内側縦アーチの頂点であり，距舟関節を介して大きな荷重負荷を受ける[7]．このような構造上の特徴から，陸上競技では舟状骨の疲労骨折が多いことが報告されており[8-10]，距舟関節における舟状骨関節窩に加わる圧縮と剪断ストレスが疲労骨折の発生につながるとされている[9,10]．

さらに，図4で示した扁平足で足部動揺性が大きい足部では，support phaseでの足部アーチの著明な降下につながりやすく，特に中足部への力学的ストレスが増強され，足舟状骨や中足骨の疲労骨折の発生に関係しやすいと考えられる[11]．

陸上競技トラックでの練習では，足部内側縦アーチはコーナーの外側に位置する下肢に比べて，内側に位置する下肢の方が低下しやすい[12]ため，内側に位置する下肢では足部の回内および外転による力学的ストレスの増強が推測される（図6）．

また，女性ランナーに疲労骨折の発生が多いとの報告もされており，骨密度との関連も示唆されている[13,14]．

1 競技種目特性と疲労骨折

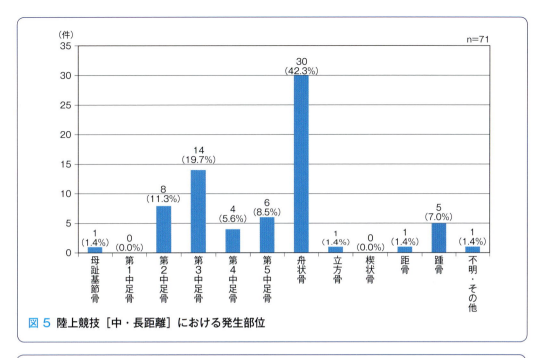

図5 陸上競技［中・長距離］における発生部位

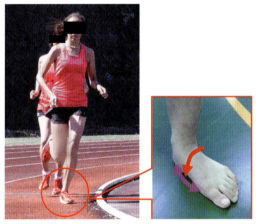

図6 陸上競技［中・長距離］におけるカーブ走による足部への影響
コーナーの内側に位置する左下肢では，足部内側縦アーチは降下しやすい．これにより，足部への力学的ストレスの増強が推測される．

3. ハンドボール

ハンドボールでは，第3中足骨（15例，35.7%）がもっとも多く発生しており，次いで第4中足骨（7例，16.7%），第2中足骨（6例，14.3%）の順であった（図7）．

ハンドボールは，バスケットボールと同様に，ストップやステップ動作を用いて，フェイントを多用する競技である．バスケットボールとは異なり，コンタクトが許されており，相手に止められないように素早く両脚ストップから側方へステップすることが多い．その際に，ストップ動作での外側荷重から側方へステップするため，母趾球（内側部）よりも外側部へ荷重が残ったまま蹴り出しやすく，第3中足骨や第4中足骨などへの捻れと伸張の複合したストレスが増強することが推測される（図8）．

ハンドボールでは頻回な攻守の切り替えにより，縦40mのコートを何度も往復する．そのため，

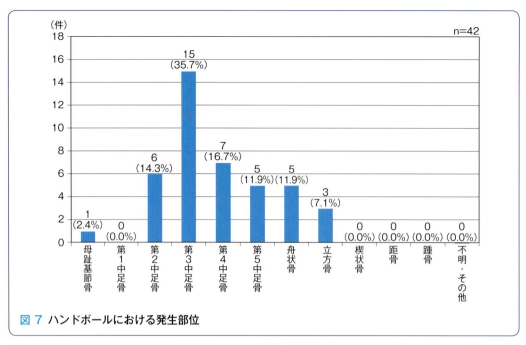

図7 ハンドボールにおける発生部位

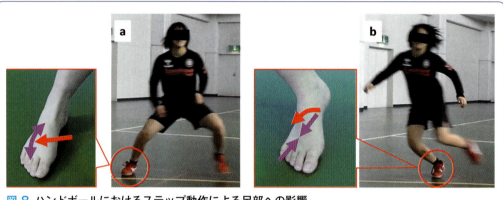

図8 ハンドボールにおけるステップ動作による足部への影響
a: 両脚ストップから側方へステップした際に，外側荷重から側方へステップするため，外側部に荷重が残ったまま蹴り出しやすく，第3～5中足骨への力学的ストレスの増強が推測される．
b: クロスステップした際に，軸足の足部外側に荷重しやすく，第3～5中足骨への力学的ストレスの増強が推測される．

走行距離は長くなり，陸上競技のようにランニングによる足部への負荷が増大し，第2，第3中足骨の疲労骨折の発生も高くなることが考えられる．

4. サッカー

サッカーでは，第5中足骨（14例，43.8％）がもっとも多く発生しており，次いで第4中足骨（5例，15.6％），第3中足骨（4例，12.5％）の順であった（図9）．サッカーにおける第5中足骨疲労骨折では，近位骨幹部に横走する骨折線を特徴とする「Jones骨折」が多いことが報告されている[15]．

サッカーもバスケットボールやハンドボールと同様にストップやターンなどを多用する競技であるが，ストップ動作時にはサーフェイスとスパイクとの関係から，バスケットボールやハンド

1 競技種目特性と疲労骨折

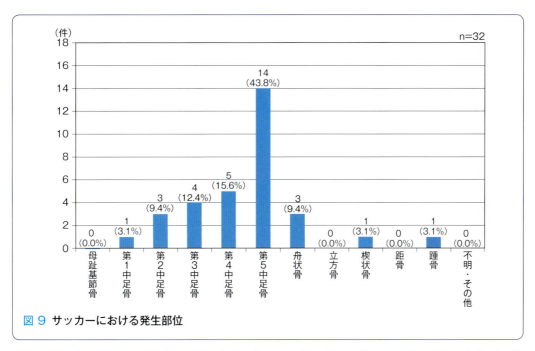

図9 サッカーにおける発生部位

ボールよりも急激なストップとなりやすく，第5中足骨や第3，第4中足骨への捻れと伸張の複合したストレスが増強することが推測される（図10）．また，スパイクのアウトソールの形状の特徴（図11）により，中足部がいわゆる「たわむ」状態にもなりやすく，中足骨などへの力学的ストレスはより増強することが考えられる．

サッカー選手の走行距離は，1試合で約10〜13kmといわれており，地面から受ける剪断や捻りのストレスが第5中足骨近位骨幹部に集中して，疲労骨折の発生に至ることも考えられる[16,17]．

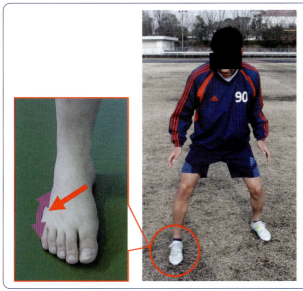

図10 サッカーにおけるストップ動作による足部への影響

芝生とスパイクとの関係から，ストップや切り返し動作時に急激なストップとなりやすく，第5中足骨などへの力学的ストレスが増強することが推測される．

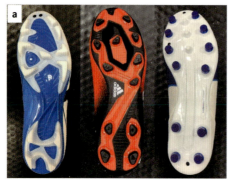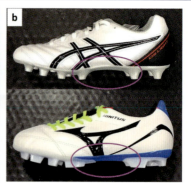

図11 サッカースパイクのアウトソール
a: アウトソールの形状はさまざまである．
b: 中足部の支持性は弱く，中足部がいわゆる「たわむ」状態になりやすい．

まとめ

足部の疲労骨折は足舟状骨と中足骨に多く，競技種目により発生部位の特徴が異なる．同じ動作であっても，競技種目により動作目的が異なるため，足部へ加わる力学的ストレスの種類や増強する部位も異なることが考えられる．したがって，疲労骨折を予防するためには，競技種目ごとの特性をふまえた対応策が必要となる．

【文献】

1) 太田美穂，他：スポーツに伴う疲労骨折の実態と発生要因．日本臨床スポーツ医学会誌．1999; 7: 26-31.
2) 左海伸夫：競技スポーツ選手の疲労骨折の診断と治療．日本臨床スポーツ医学会誌．1999; 7: 32-36.
3) 亀山　泰：疲労骨折．MB Orthop. 2009; 22:145-153.
4) Coris EE, et al: Tarsal navicular stress fractures. Am Fam Physician. 2003; 67: 85-90.
5) Oddy MJ, et al: Stress fractures of navicular. Oper Tech Sports Med. 2009;17:115-118.
6) Matheson GO, et al: Stress fractures in athletes:a study of 320 cases. Am J Sports Med. 1987;15: 46-58.
7) 城所靖郎：疲労骨折．黒澤尚，他（編）：スポーツ外傷学 IV，下肢．pp358-369．医歯薬出版，2008.
8) 横江清司，他：足部の疲労骨折のスポーツ復帰．日本臨床スポーツ医学会誌．2004;12(3):401-405.
9) Fitch K, et al: Operation for non-union of stress fracture of the tarsal navicular. J Bone Joint Surg. 1989; 71(B):105-110.
10) 安達耕一，他：足舟状骨疲労骨折の2例．整形外科と災害外科．1998; 47(1): 209-213.
11) 岡戸敦男：足のランニング障害へのリハビリテーションとリコンディショニング．増田雄一（編）：ランニング障害のリハビリテーションとリコンディショニング．pp180-188．文光堂，2012
12) 岡戸敦男，他：ランニングの負荷による足部アーチの形状変化について．スポーツ医・科学．2009; 21: 7-12.
13) Brukner PD, et al: Stress fracture:their causes and principles of treatment. Porter DA, et al (eds.): Baxter's the Foot and Ankle in Sport. pp45-72, Mosby, 2008.
14) Javed A, et al: Female athlete triad and its components:toward improved screening and management. Mayo Clin Proc. 2013;88:996-1009.
15) 田中寿一：サッカー選手の疲労骨折．臨床スポーツ医学．2016; 33(4): 372-377.
16) Gu YD, et al: Computer simulation of stress distribution in the metatarsal at different inversion landing angles using the finite element method. Int Orthop. 2010; 34: 669-676.
17) Zadpoor AA, et al: The relationship between lower-extremity stress fractures and the ground reaction force: A systematic review. Clin Biomech. 2011; 26: 23-28.

2 成長期の疲労骨折

1 頻度

　疲労骨折の頻度について，海外の報告では男性1～3％，女性10～12％と女性アスリートに多くみられることが報告されている[1]．日本のアスリートにおいて半谷らが国立スポーツ科学センターでトップ選手を対象に行った調査では，男性2.5％，女性3.6％だった[2]．また，筆者が同センターで女性アスリート683名，47種目を対象に行った調査では，疲労骨折の頻度は11.7％だった[3]．

　競技レベル別に疲労骨折の頻度を調査した報告は少ないが，国立スポーツ科学センターと日本産科婦人科学会は，大学生の女性アスリートを対象に競技レベル別に疲労骨折の頻度について調査を実施した．この調査結果に，筆者が独自に実施したトップ選手のデータを加え，女性アスリート2,321名，コントロール（非運動女性）515名の計2,836名を対象に解析を行った．この結果，疲労骨折の頻度は，日本代表レベル14.8％（144名／976名），全国大会レベル23.0％（80名／348名），地方大会レベル20.7％（73名／353名），その他のレベル17.5％（113名／644名）であり，日本代表レベルと全国大会レベルでは疲労骨折の頻度に有意差がみられた（図1）[4]．

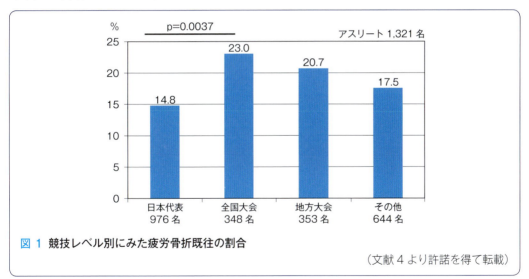

図1　競技レベル別にみた疲労骨折既往の割合

（文献4より許諾を得て転載）

2 好発年齢

　深井らは，疲労骨折と診断された2,886名を対象に疲労骨折の年齢別発生分布についての調査を行い，10代で疲労骨折が多く，中でも最も疲労骨折が多い年齢は16歳であることを報告している（図2）[5]．また，内山らも疲労骨折845症例を対象に発症年齢について調査を行い，疲労骨折は男女ともに16歳にピークがあることを報告している[6]．国立スポーツ科学センターと日本産科婦人科学会で実施した女性アスリートを対象に行った調査においても，疲労骨折延べ421件の発症時の年齢は，どの競技レベルにおいても16～17歳だった（図3）[4]．このように，日本のアスリートでは，16歳つまり高校1年生時に疲労骨折が最も多く起きているという報告が

第3章 スポーツと疲労骨折

多い．また，疲労骨折の頻度が高い腰椎，中足骨，脛骨，腓骨，足舟状骨における年齢別調査においても16歳が最多であることが報告されている[5]．

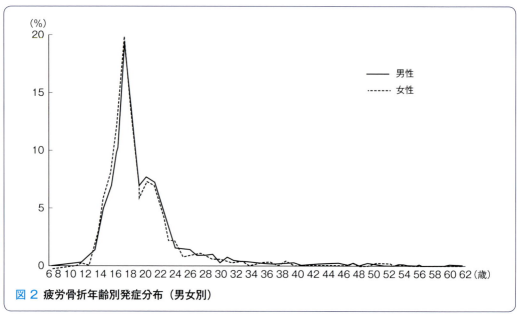

図2 疲労骨折年齢別発症分布（男女別）

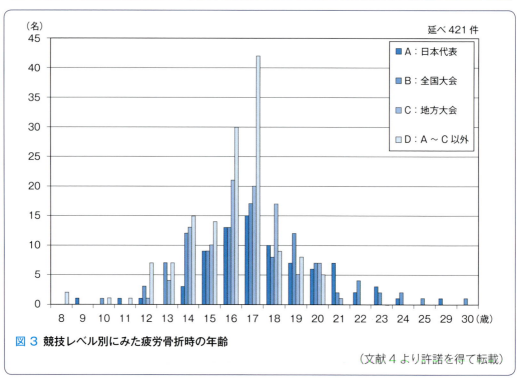

図3 競技レベル別にみた疲労骨折時の年齢

（文献4より許諾を得て転載）

3 発症部位

深井らは，年齢別に疲労骨折の部位について調査を実施した．この結果，11歳から20歳のアスリート2,271名における発症部位は，腰椎50.2%，中足骨18.8%，脛骨14.5%，腓骨4.3%，足舟状骨2.8%と，腰椎が半数以上を占めていた（図4）．

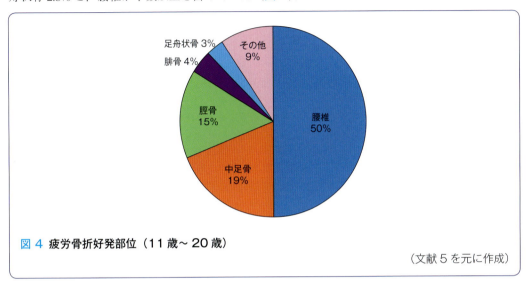

図4 疲労骨折好発部位（11歳～20歳）

（文献5を元に作成）

4 骨代謝マーカー

骨代謝マーカーが，疲労骨折の予測因子として有用であるかについては明らかになっていない．Ruoholaらは，骨吸収マーカーであるtartrate-resistant acid phosphatase-5b（TRACP-5b）が，疲労骨折の予測に有効である可能性について報告している[7]．筆者らは，TRACP-5bと疲労骨折の関連について210名のアスリートを対象に10代と20代に分け前方視的に調査を実施した．初回受診から3ヵ月以内に新規疲労骨折を起こしたアスリートは39名（18.6%）で，10代20名，20代16名だった．骨吸収および骨形成マーカーは10代で高値を示し，年齢が進むにつれ減少し20歳頃から安定する．このため，年齢別に検討する必要があり，非疲労骨折群の値をもとにZ-scoreを算出し解析を行った．この結果，10代の新規疲労骨折群では，非疲労骨折群と比較し有意にTRACP-5bのZ-scoreが高値を示したが，20代では有意差はみられなかった（未発表データ）．また，疲労骨折のリスク因子についてTRACP-5bを含む様々な因子を検討した結果，10代でのみTRACP-5b高値が疲労骨折のリスクを高める因子となった（未発表データ）．トレーニングによる骨への力学的負荷により骨代謝は影響を受けるが，10代では骨リモデリングが盛んな時期でありその影響は大きいと考えられる．成長期のアスリートでは，TRACP-5bの測定が，今後疲労骨折の予防として有効な可能性もあり，引き続き検討が必要である．

5 予防

疲労骨折の発症には，筋力や身体の柔軟性，骨格のアライメント，骨量，内分泌等の内的因子やトレーニング量や強度，技術面等の外的因子が影響する．これらの因子のうち，16歳頃に疲

第3章　スポーツと疲労骨折

労骨折が好発する原因として，中学から高校へ進学しトレーニング量が急激に増えることが大きく影響していると考えられる．また，最大骨量獲得時期は20歳頃であり10代は骨リモデリングが盛んな時期であることから，骨の脆弱性が基盤としてあり，この状態にトレーニングによる力学的負荷が加わることがリスクを高めていることが推測される．疲労骨折の予防には，競技レベルを問わず10代からの取り組みが必要であり，中学，高校生を指導する指導者への教育も必要不可欠である．ジュニア期の記録を求めるあまり，短命で終わる選手を育てることのないよう，成長期から長期的な視点での指導が必要である．

【文献】

1) Cline AD, et al: Stress fractures in female army recruits: implications of bone density, calcium intake, and exercise. J Am Coll Nutr. 1998; 17(2):128-135.

2) 半谷美夏：スポーツ外傷・障害予防の再診情報，臨床スポーツ医学．2015; 6(32)：560-565.

3) 能瀬さやか，他：女性トップアスリートにおける無月経と疲労骨折の検討．日本臨床スポーツ医学会誌．2014; 22: 67-74.

4) 大須賀穣，能瀬さやか：アスリートの月経周期異常の現状と無月経に影響を与える因子の検討．平成27年度日本医療研究開発機構　女性の健康の包括的支援実用化研究事業；若年女性のスポーツ障害の解析とその予防と治療．pp4-15, 2016.

5) 深井厚，岩噌弘志：疲労骨折の疫学．整形・災害外科．2016;59(119), 1381-1386.

6) 内山英司：疲労骨折の疫学；疲労骨折の診断と治療．臨床スポーツ医学．2003; 20（臨時増刊）：92-98.

7) Ruohola JP, et al: Can elevated serum TRACP-5b levels predict stress fractures? A cohort study. Scand J Surg. 2009; 98: 239-243.

3 女性アスリートと疲労骨折

　近年，女性アスリートの活躍や女性競技・種目の拡大により女性アスリートの健康問題について取り上げられる機会が多くなっている．女性アスリートに多い健康問題として，アメリカスポーツ医学会（American College of Sports Medicine：ACSM）では，low energy availability（利用可能エネルギー不足，以下エネルギー不足），視床下部性無月経，骨粗鬆症を「女性アスリートの三主徴」と定義し，この三主徴を有する女性アスリートでは疲労骨折のリスクが高まることが報告されている[1]．疲労骨折のリスクファクターは多岐にわたるが，女性アスリートにおける三主徴のスクリーニングは疲労骨折予防の点で重要となる．

① 女性アスリートの三主徴

　1997年にACSMでは，「無月経」，「摂食障害」，「骨粗鬆症」を女性アスリートの三主徴と定義し，2007年には「摂食障害」を「摂食障害の有無によらないlow energy availability」と定義を変更した（図1）[1]．また，近年国際オリンピック委員会では，Relative Energy Deficiency in Sport (RED-S) の概念を提唱し，男女問わず全てのアスリートにとってスポーツにおける相対的なエネ

ルギー不足は，発育や代謝，精神面，心血管系，骨等，全身へ悪影響を与えパフォーマンス低下をもたらすとし，女性アスリートの三主徴もこのRED-Sの概念の中に位置付けている（図2）[2]．この三主徴の起点はエネルギー不足であり，エネルギーバランスと月経は関連があることから，女性アスリートでは男性アスリートと比較しエネルギー不足に気づきやすいという点で有利である．ACSMでは，〔（食事からの摂取エネルギー量）－（運動による消費エネルギー量）〕を「利用可能エネルギー」とよび，この利用可能エネルギー値が，1日除脂肪量1kgあたり30 kcal/kg/日未満を「エネルギー不足」と定義している．このエネルギー不足が長期間続くことにより，脳からの黄体化ホルモンの周期的分泌が抑制され無月経となる[1]．また，無月経に伴う低エストロゲン状態やエネルギー不足による低体重は，骨量減少や骨粗鬆症をもたらすことから，三主徴の起点であるエネルギー不足をいかに防ぐかが重要なポイントとなる．

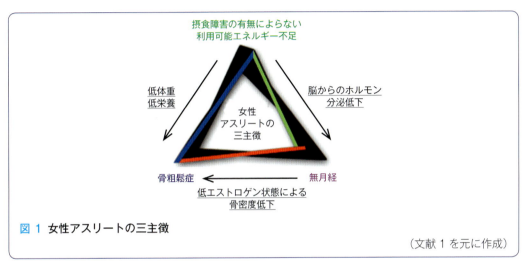

図1 女性アスリートの三主徴

（文献1を元に作成）

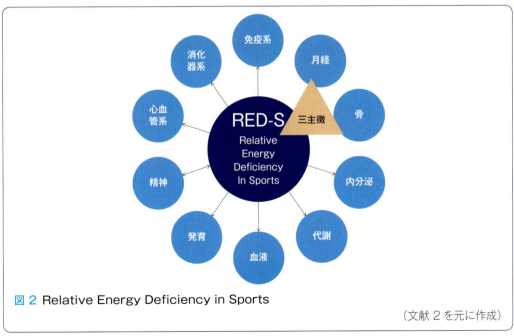

図2 Relative Energy Deficiency in Sports

（文献2を元に作成）

❷ 日本の女性アスリートにおける三主徴の頻度

1. 無月経

①競技レベル別

　国立スポーツ科学センターと日本産科婦人科学会の調査で，アスリート2,259名，コントロール（非運動女性）490名に対し，競技レベル別に無月経の頻度について調査を行った．この結果，無月経の頻度は，日本代表レベル6.6%（64名／965名），全国大会レベル6.0%（20名／334名），地方大会レベル6.1%（21名／347名），その他2.6%（16名／613名），コントロール1.8%（9名／490名）だった（図3）[3]．

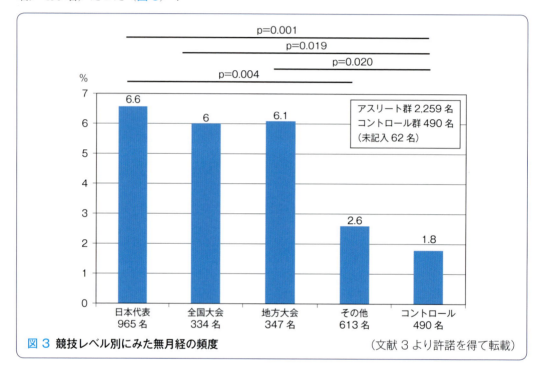

図3　競技レベル別にみた無月経の頻度　　　　　　（文献3より許諾を得て転載）

②競技特性別

　競技特性別にアスリート1,929名を対象に，無月経の頻度について調査を行った．無月経の頻度は，技術系5.2%（14名／271名），持久系11.6%（35名／301名），審美系16.7%（30名／180名），体重－階級制2.8%（3名／107名），球技系2.7%（23名／858名），瞬発系3.8%（8名／212名）だった（図4）[3]．

③BMI別

　アスリート1,264名，コントロール493名をBMI 17.5未満，17.5〜18.5，18.5〜25.0，25.0以上の4群に分け，無月経の頻度について比較を行ったところ，BMI 18.5未満のアスリートでは，BMI 18.5以上のアスリートと比較し有意に無月経の頻度が高い結果となった（図5）[3]．

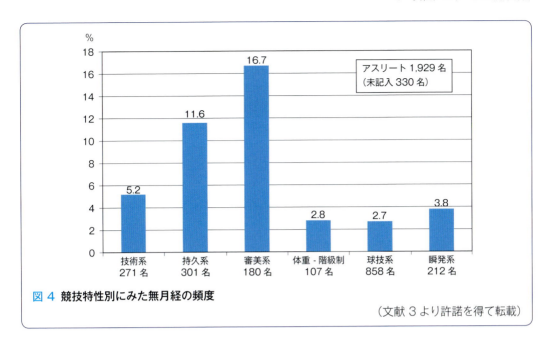

図 4 競技特性別にみた無月経の頻度

(文献 3 より許諾を得て転載)

2. 骨量減少

国立スポーツ科学センターメディカルセンターを受診したオリンピック選手，各競技団体強化指定選手及び 1 年以内に全国大会レベルの大会へ出場経験の外部協力選手のうち，婦人科を受診したアスリートを対象に腰椎の骨密度について調査を行った．210 名のアスリートのうち，ACSM が骨量減少と定義する Z-score-1 以下のアスリートは 39 名（18.6％）だった（未発表データ）．

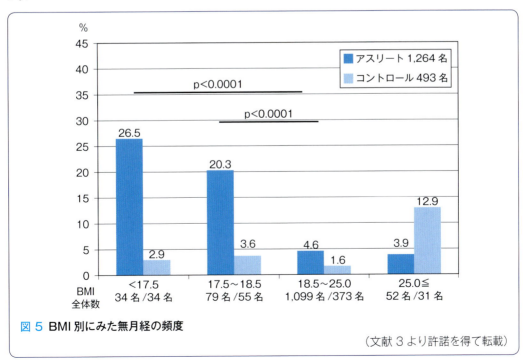

図 5 BMI 別にみた無月経の頻度

(文献 3 より許諾を得て転載)

第3章　スポーツと疲労骨折

3. エネルギー不足

　前述のように，エネルギー不足は〔（食事からの摂取エネルギー量）−（運動による消費エネルギー量）〕が，1日除脂肪量 1kg あたり 30 kcal/kg/ 日未満を定義される[1]．しかし，食事からの摂取エネルギー量や運動による消費エネルギー量を測定することは難しく，ACSM では，成人では BMI 17.5 未満，思春期では標準体重の 85% 未満であればエネルギー不足と判定し，治療目標値として成人では BMI 18.5 以上，思春期では標準体重の 90% 以上としている[1]．国立スポーツ科学センターメディカルセンターを受診した女性アスリート 210 名中，BMI 17.5 未満のアスリートは 23 名（10.9%）だった（未発表データ）．

③　女性アスリートの三主徴と疲労骨折

　女性アスリートの三主徴のうち 1 つの疾患を認める場合，疲労骨折に代表される疲労性骨障害のリスクは 2.4 〜 4.9 倍，三主徴全てがみられる場合は 6.8 倍リスクが高くなることが報告されている[4]．日本人のアスリートにおいて，女性アスリートの三主徴が疲労骨折のリスク因子になるかについて，国立スポーツ科学センター婦人科を受診した 316 名の女性アスリートを対象に前方視的に調査を実施した．初回受診時から 3 ヵ月以内に新規疲労骨折を起こしたアスリートは 39 名（12.3%）であり，10 代 20 名，20 代 19 名だった．10 代と 20 代に分け，無月経や骨量減少，低 BMI のいわゆる女性アスリートの三主徴が疲労骨折のリスク因子となるか検討したところ，10 代でのみ女性アスリートの三主徴が疲労骨折のリスクを高める結果となった（未発表データ）．疲労骨折に影響を与える因子は，トレーニング量，技術，アライメント，障害の既往，骨量，ホルモン等様々であり，予防に向けては多方面からの取り組みが必要であるが，女性アスリートでは，三主徴に対する医学的介入は障害予防の点からも重要となる．ただし，近年，女性アスリートの健康問題が注目され，無月経＝疲労骨折ととらえがちであるが，骨量が正常なアスリートや月経が規則的にきているアスリートにおいても他の因子が影響し，疲労骨折が起こることを忘れてはならない．

④　女性アスリートの三主徴のスクリーニング

　競技に参加する際，女性アスリートの三主徴についてのスクリーニングを行い，婦人科受診につなげる体制が望ましい．ACSM では競技に参加する際，表 1 を用いた三主徴のスクリーニングを推奨している[5]．各疾患のスクリーニングのポイントについて解説する．

1. 無月経

　下記の①，②に当てはまる場合は無月経の状態であり，婦人科受診の対象となる．女性アスリートに多い無月経の原因はエネルギー不足であるが，無月経の原因はエネルギー不足以外にも様々あり原因によって治療が異なるため，問診のみならず，ホルモン検査や子宮，両側付属器に対する超音波検査等が必要である．
《婦人科受診を勧めるべきアスリート》
　①3 ヵ月以上月経が停止している
　②15 歳以上で初経未発来

2. エネルギー不足

　ACSM では，1 日除脂肪量 1kg あたり〔（摂取エネルギー量）−（運動による消費エネルギー量）〕が 30 kcal 未満をエネルギー不足と定義しているが，現場でこのエネルギーを測定することは専

3 女性アスリートと疲労骨折

表1 女性アスリートの三主徴のスクリーニング

質問事項
月経は規則的にきていますか？
何歳で初経がきましたか？
直近の月経（最終月経）はいつですか？
最近12ヵ月間で何回月経が月経がありましたか？
ホルモン剤を服用していますか？（低用量ピルなど）
今，体重が気になりますか？
誰かに減量を勤められていますか？
特別な減量方法を実地していますか？もしくはいくつかの食べない食品や食品グループがありますか？
摂食障害になったことがありますか？
疲労骨折をおこしたことがありますか？
骨密度が低いといわれたことがありますか？

（文献1を元に作成）

門家でも難しく，スクリーニング項目として標準体重やBMIを使用している．現在，栄養士と連携しスクリーニング項目に向けての指針を作成中であるが，下記の場合はエネルギー不足が疑われるケースであり，食事および運動量の見直しが必要である．

《エネルギー不足が疑われるアスリート》
　①思春期では標準体重の85％以下，成人ではBMI 17.5以下
　②最近1ヵ月以内の体重減少が10％以上

3. 骨粗鬆症

下記，①，②に当てはまるアスリートでは，骨密度の測定を考慮する．骨密度の評価の際，閉経前後の女性の骨密度評価の際，YAM (Young Adult Mean) 値を用いるが，若年アスリートの場合は，同年代との比較であるZ-scoreを用いる．ACSMでは，20歳未満と20歳以上で推奨する測定部位を変えている．診断基準を表2に示す．

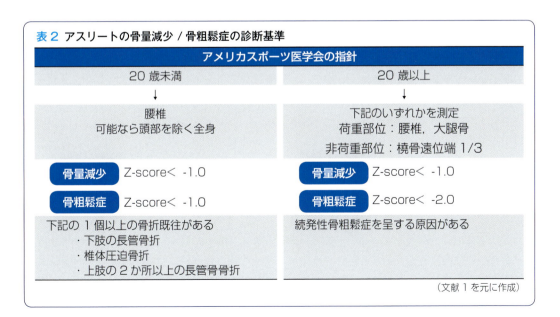

表2 アスリートの骨量減少/骨粗鬆症の診断基準

（文献1を元に作成）

第3章　スポーツと疲労骨折

《骨密度を測定すべきアスリート》
　① 1年以上低エストロゲン状態が疑われるアスリート
　　（つまり1年以上無月経のアスリート）
　② エネルギー不足のアスリート
　　（つまり思春期で標準体重の85％以下，成人ではBMI 17.5以下に当てはまるアスリート）

⑤ 女性アスリートの三主徴の治療指針

1. 非薬物療法

　女性アスリートの三主徴の治療の大原則は，食事量と運動量の見直しを行い，三主徴の起点であるエネルギー不足を改善することである．つまり，食事量を増やす，または/かつ運動量を減らすことである．ただし，摂取エネルギー量や消費エネルギー量，トレーニング量・強度の見直しを行う際は，医師のみでは難しく，施設の限界もあることから，今後，栄養士や指導者との連携が課題である．本邦では，エネルギー不足の改善の際，実際にどのような食事をどれだけ摂取するかについて具体的に数値化した指針はないが，ACSMの提言では，エネルギー不足の治療として，下記を推奨している[1]．また，国際オリンピック委員会でも，1日300〜600kcalエネルギー摂取量を増やすことを推奨している[2]．
　①最近減少した体重を回復させる
　②月経が正常に来ていた体重まで回復させる
　③BMI 18.5あるいは標準体重の90％以上にする
　④最低2000 kcal/日以上摂取する
　⑤1日200〜600kcal摂取エネルギーを追加する
　　（2000kcal以上エネルギー消費量がある場合）
　また，エネルギー不足の改善の必要性についてアスリートに説明する際最も重要なことは，国際オリンピック委員会が提唱するRED-Sの概念を理解させ，エネルギー不足は無月経や骨量減少のみならずパフォーマンス低下をもたらすため医学的介入が必要であることを，アスリートや指導者に理解させることである．

2. 薬物療法

　三主徴の治療は前述のようにエネルギー不足の改善であるが，競技特性上，極端な利用可能エネルギーの増加や体重増加が現実的に難しいケースもあり，これらのアスリートではエストロゲン製剤を用いたホルモン療法を考慮している．ホルモン療法の目的は，低エストロゲン状態による骨量低下のみならず，心血管系や免疫，精神面等，全身への悪影響回避のためである．しかし，臨床の現場で最も問題となるのが，既に骨量減少や骨粗鬆症を認めるアスリートに対し有効な治療法が少ないことであり，エストロゲン製剤を用いたホルモン療法が骨量増加に寄与するかについてはコンセンサスが得られていない[1]．海外の報告では，投与経路について，経口エストロゲン投与は，肝臓での骨芽細胞の分化に必要なIGF-1（Insulin-like growth factor 1）を抑制するが，経皮投与ではIGF-1では抑制されない，という点から経口投与は骨密度の増加や疲労骨折の減少の点では有効ではないとしている[1]．また，神経性食欲不振症の例からも経皮エストロゲン投与は，骨密度の維持に有効であるとされ，ホルモン療法を行う際は経皮投与を行い，周期的にプロゲスチン製剤の経口投与を行っている．しかし，本邦においては保険適用の問題等，まだまだ課題は多い．実際にホルモン療法を行う際の薬剤の選択であるが，更年期障害に対し使用されるエ

ストラジオール製剤を用いている．エストラジオール値を数値化できるという利点もあり，連日投与を行いながら，試合や練習日程を考慮しプロゲスチンの経口投与による周期的な消退出血を起こしている．ただし，プロゲスチン内服時にだるさを訴えるアスリートもみられるため，競技日程等を十分考慮した上での投与スケジュールが重要である．ホルモン製剤と聞くと低用量ピルと捉えられがちであるが，無月経の原因がエネルギー不足である場合，低用量ピルによるホルモン療法は推奨されていない．

今後の課題

　女性アスリートにおいてエネルギー不足，無月経，骨粗鬆症のスクリーニングを行うことは疲労骨折の予防や生涯にわたる女性の健康を守る上で重要である．特に，疲労骨折の好発年齢は 10 代であること，また筆者らの調査結果では，10 代のアスリートにおいて女性アスリートの三主徴と疲労骨折に関連がみられたことから，今後，三主徴や疲労骨折の予防に向けてジュニア期からの医学的介入が必須であると共に，アスリートや指導者，保護者等への教育・啓発も今後の課題である．

【参考文献】

1) De Souza MJ, et al: 2014 Female Athlete Triad Coalition Consensus Statement on Treatment and Return to Play of the Female Athlete Triad: 1st International Conference held in San Francisco, California, May 2012 and 2nd International Conference held in Indianapolis, Indiana, May 2013., Br J Sports Med. 2014; 48(4): 289.

2) Mountjoy M, et al: The IOC consensus statement: beyond the Female Athlete Triad-Relative Energy Deficiency in Sport (RED-S). Br J Sports Med. 2014; 48(7): 491-497.

3) 大須賀穣, 能瀬さやか：アスリートの月経周期異常の現状と無月経に影響を与える因子の検討，平成 27 年度日本医療研究開発機構　女性の健康の包括的支援実用化研究事業；若年女性のスポーツ障害の解析とその予防と治療．pp4-15, 2015.

4) Mallinson RJ, De Souza MJ: Current perspectives on the etiology and manifestation of the "silent" component of the Female Athlete Triad. Int J Womens Health. 2014; 3: 451-467.

5) Health Management for Female Athletes Ver. 2– 女性アスリートのための月経対策ハンドブック－．スポーツ庁委託事業　女性アスリートの育成・支援プロジェクト「女性アスリートの戦略的強化に向けた調査研究」, 2016.

疲労骨折と栄養

疲労骨折に影響を与える因子は，アライメント，筋力，柔軟性，トレーニング量，骨量，ホルモン等様々あるが，これらのうち骨量は栄養やホルモンとの関連が深い因子である．特に，成長期の食習慣や運動習慣は，最大骨量獲得後の骨量に大きく影響を与えるため，10代からの骨粗鬆症の予防が重要となる．本項では，疲労骨折に影響を与える因子の1つである骨粗鬆症予防のための食事を中心に解説する．

1 骨粗鬆症予防のための食事

骨は，食事から摂取したカルシウムやたんぱく質をもとに骨リモデリングが行われており，特に10代のアスリートにおける骨代謝は食事や運動による影響を受けやすい．また，女性アスリートでは，エストロゲンが骨代謝に影響を与えることから，骨量を考える際は性差を考慮することも必要である．骨粗鬆症と聞くと，主に高齢者にみられる疾患と捉えられがちであるが，日本の若年アスリートにおいても既に骨粗鬆症と診断されているアスリートは決して珍しくない．

骨粗鬆症の予防を考える際，スポーツに必要なエネルギー量を食事から確保し，適正体重を確保することが重要である．体重または筋量と骨密度は正の相関関係にあることが報告されており[1]，低体重のアスリートでは骨量減少を示すことが多い．疲労骨折と体重の関連について，国立スポーツ科学センターと日本産科婦人科学会が共同研究で約2,000名のアスリートを対象に実施した調査では，BMIが低いアスリートほど疲労骨折を経験している頻度が有意に高かった（図1）．この結果は，痩せのアスリート，つまり運動量に対し食事量が不足しているアスリートで疲労骨折のリスクが高いことを示唆している．エネルギー量の確保とともに骨の原料であるカルシウムや，カルシウムの消化吸収を調節するビタミンD，Kの摂取も重要である．日本ではアスリート

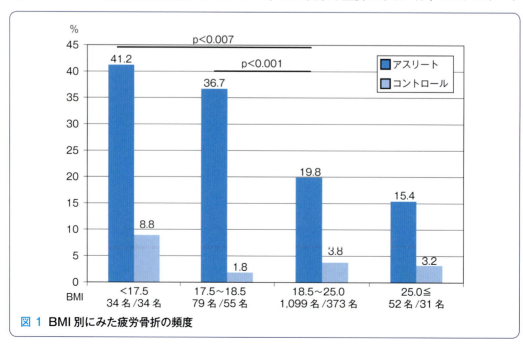

図1 BMI別にみた疲労骨折の頻度

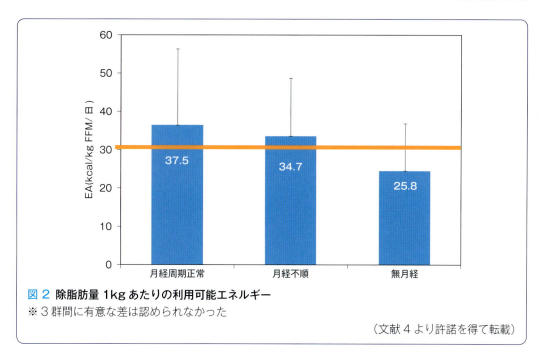

図 2 除脂肪量 1kg あたりの利用可能エネルギー
※ 3 群間に有意な差は認められなかった

(文献 4 より許諾を得て転載)

向けの骨粗鬆症予防のガイドラインはないが,「骨粗鬆症の予防と治療ガイドライン 2015 年度版」では,食事指導におけるカルシウムの推奨 1 日摂取量は,カルシウムは食品から 700 〜 800mg,ビタミン D は 600 〜 800IU,ビタミン K は 250 〜 300 μg とされている[2]. また,骨の強度を維持するコラーゲンは,たんぱく質とビタミン C から構成されており,骨の強度を保つためにもこれらの摂取も重要である. ビタミン C は野菜や果物に多く含まれているが,水溶性であることから 1 日の中でも分割して摂取することが望ましい. 海外では栄養に関するアスリート向けの指針が作成されており,今後日本においてもアスリートのデータを蓄積し指針を作成していく必要がある.

2 女性アスリートにおける食事の注意点

月経周期正常群,月経不順群,無月経群の 3 群に分け,利用可能エネルギーを調査した結果では,1 日除脂肪量 1kg あたりの利用可能エネルギーは,月経周期正常群 37.5kcal,月経不順群 34.7kcal,無月経群 25.8kcal と,無月経群で運動量に対し食事量が不足している「エネルギー不足」の状態であることが報告されている[4]. また,栄養素の中でも無月経のアスリートでは,特に糖質の摂取量が不足している報告があり,糖質を中心にエネルギー摂取量を増やすことが推奨される[4]. 海外アスリートの糖質摂取ガイドラインを図 3 に示す[5]. エネルギー不足は男性アスリートにおいても起こるため,女性アスリートでは月経周期異常を通して男性アスリートよりエネルギー不足に気づきやすい,という点で有利である. 女性アスリートでは,エネルギー不足に加え無月経に伴う低エストロゲン状態により骨量が低下するため,スポーツに必要なエネルギーバランスを確保し,三主徴に陥らないことが結果的に疲労骨折のリスクを減らすことにつながる.

第 3 章　スポーツと疲労骨折

状況		体重 1kg あたり糖質摂取目安量
日常的な回復のために：一般的な目安量であり，選手個々の 1 日のエネルギー必要量，トレーニングでのエネルギー必要量やパフォーマンスによって調整する		
軽いトレーニング	低強度もしくは技術練習	3~5g ／ kg 体重／日
中強度のトレーニング	中強度の運動プログラム	5~7g ／ kg 体重／日
高強度のトレーニング	持久性運動　例）1 日 1 ~ 3 時間の中~高強度の運動	6~10g ／ kg 体重／日
かなり高強度のトレーニング	非常に強い運動　例）1 日 4 ~ 5 時間の中~高強度の運動	8~12g ／ kg 体重／日

＊あなたに必要な 1 日の糖質摂取目安量は？

	×		=	
g/kg 体重 / 日		kg		g/ 日
体重 1kg あたりの糖質摂取目安量		体重		1 日の糖質摂取目安量

図 3　アスリート糖質摂取ガイドライン

（文献 5 より許諾を得て転載）

【文献】

1) Mallinson RJ, De Souza MJ: Current perspectives on the etiology and manifestation of the "silent" component of the Female Athlete Triad. Int J Womens Health. 2014; 451-467.

2) 骨粗鬆症の予防と治療ガイドライン作成委員会：骨粗鬆症の予防と治療ガイドライン 2015 年版，ライフサイエンス出版，2015.

3) De Souza MJ, et al: 2014 Female Athlete Triad Coalition Consensus Statement on Treatment and Return to Play of the Female Athlete Triad: 1st International Conference held in San Francisco, California, May 2012 and 2nd International Conference held in Indianapolis, Indiana, May 2013. Br J Sports Med. 2014; 48(4): 289.

4) 平成 27 年度日本医療研究開発機構：女性の健康の包括的支援実用化研究事業若年女性のスポーツ障害の解析 . pp16-24, 2015.

5) 日本スポーツ振興センター　国立スポーツ科学センター : Health Management for Female Athletes Ver. 2 －女性アスリートのための月経対策ハンドブックー , 2017.

第 **4** 章

下肢の疲労骨折

　走る・跳ぶといったスポーツの基本動作の繰り返しにより，下肢は過大な力を受ける．このため下肢は疲労骨折の好発部位であり，中でも脛骨や中足骨に頻度が高い．他の部位と同様に発生メカニズムにより，high risk と low risk の疲労骨折に分けられ，前者の代表的なものとして脛骨跳躍型疲労骨折，膝蓋骨疲労骨折，伸張型の大腿骨頚部疲労骨折があり，しばしば完全骨折に至る．特に脛骨跳躍型疲労骨折は難治性で，スポーツ選手に対しては予防的髄内釘固定の適応となることが多い．臨床的に頻度が高いシンスプリントは，過労性脛部痛あるいは脛骨過労性骨膜炎とも訳され，遠位の脛骨疾走型疲労骨折との鑑別が必要となる．疲労骨折と同様に，障害発生に関わる危険因子へのアプローチが必要となる．本章では，大腿から下腿における疲労骨折について概説する．

1. 大腿骨頚部疲労骨折·········76
2. 大腿骨骨幹部疲労骨折·······78
3. 膝蓋骨疲労骨折··················81
4. 脛骨疲労骨折······················83
5. シンスプリント··················86
6. 腓骨疲労骨折······················89

第4章　下肢の疲労骨折

1 大腿骨頸部疲労骨折

　大腿骨頸部疲労骨折は，1905年にBlecherによって初めて報告された[1]．比較的まれな疲労骨折ではあるが，兵士の訓練を原因とした多数例の報告や，高齢者や関節リウマチなど骨粗鬆症を基盤とした報告も少なくない[2]．骨折部が転移した場合には，その予後は不良であり，早期発見が重要であるが，見逃されることも少なくない[3]．

メカニズムと分類

　大腿骨頸部疲労骨折はその発生部位と病態から，大腿骨頸部内側に生じる圧迫型 compression type と，頸部外側に生じる伸張型 traction type もしくは横断型 transverse type の2つに分けられる[2,4]（図1）．圧迫型はその発生機序から予後は良好とされている（図1a, 図2: a, b, c）．一方，伸張型は骨折部に牽引力が加わるため，high risk の疲労骨折に分類される（▶第2章1）．
　Blickenstaffらは，疲労骨折の進行度により3型に分けている[5]．Type Ⅰは骨折線は認めず，骨膜反応や仮骨形成のみを認めるもの，type Ⅱは転位のない骨折で，骨折線がcalcarもしくは頸部を横断するもの，type Ⅲは完全に転位したものである．またFullertonらは上記分類を圧迫型 compression，伸張型 tension，転位型 displaced の3型に分類している（表1）．

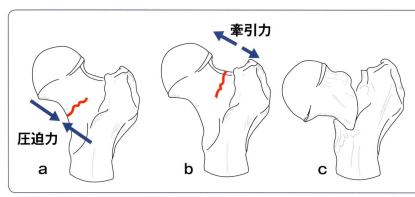

図1 大腿骨頸部疲労骨折の分類と病態
a: 圧迫型の頸部疲労骨折．b: 伸張型の頸部疲労骨折．c: 伸張型は high risk であり，しばしば完全骨折に至る．

表1 大腿骨頸部疲労骨折の分類 [文献4より]

Devas (1966, 1976)	Blickenstaff/Morris (1966)[4]	Fullerton/Snowdy (1983)[3]
圧迫型	Type Ⅰ：骨折線は無く骨膜反応や仮骨形成のみを認めるもの	圧迫型
横断型もしくは転位型	Type Ⅱ：転位のない骨折で，骨折線がcalcarもしくは頸部を横断するもの	伸張型
	Type Ⅲ：骨折部が完全に転位したもの	転位型

診断

　初期症状は比較的軽微で，主訴の多くは運動時の股関節周囲痛であり，安静時の痛みはほとんど無い．問診では，疼痛の発生時期，運動方法や運動量，またそれらの変化の有無等につき詳細

に聴取しなければならない．他覚的に可動域制限を認めることは少ないが，時に内旋制限が生じる．他の下肢疲労骨折と同様にhop testが有用である[6]．本骨折では，恥・坐骨疲労骨折，大腿骨寛骨臼インピンジメント（femoroacetabular impingement: FAI），鼠径部痛（グロインペイン）症候群など鼠径部周辺の痛みをきたす疾患との鑑別が重要である．

画像検査では単純X線撮影が第一選択であり，治療方針決定に重要である．しかし，初診時は所見を認めないことの方が多い（図2: a, d）．早期診断には骨シンチグラフィーやMRIが有効である（図2: b,c）．また両側例の報告も多いので注意深く画像所見を観察すべきである．

治療

圧迫型は保存治療が原則であり，診断確定後は3ヵ月程度の運動制限を行い[7]，臨床症状と画像所見を参考にしながら慎重にスポーツ復帰をさせる．しかし，骨折線が頚部幅の50%を越える場合には手術治療が勧められている[8]．

伸張（横断）型では完全骨折の可能性が高いことから，転位の有無にかかわらず内固定の適応であるが[2]（▶第8章4），早期に発見することができれば保存治療も可能である[9]．しかし，長期の完全免荷と安静，その後の厳重な経過観察が必要である．疲労骨折が完全骨折に至った場

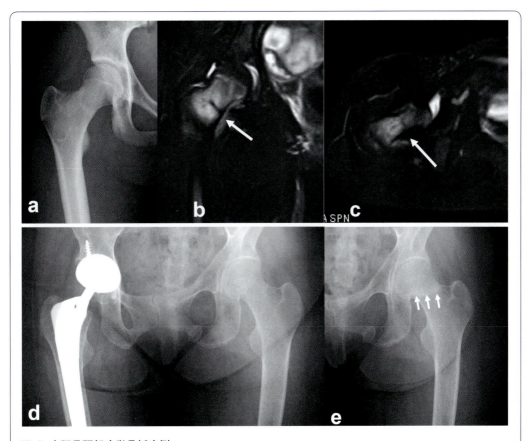

図2　大腿骨頚部疲労骨折症例
a, b, c: 15歳女子，陸上跳躍選手，股関節痛を主訴に来院．単純X線では明らかな所見を認めなかったが，MRI（STIR）で大腿骨頚部内側部に骨折線（矢印）と周囲の髄内浮腫像と骨膜反応像を認めた．保存的に加療し治癒した．d: 37歳関節リウマチ患者．右THA術後リハビリ中，左股関節痛が生じたが，単純X線上異常を認めなかった．e: 症状出現後1ヵ月で骨硬化像が生じた．

第4章　下肢の疲労骨折

合には，若年者であっても偽関節や骨頭壊死などの合併症率は高いとされている[3].

【文献】
1) Blecher A: Uber den einfluss des parademarsches auf die entstehungder fussgeschwulst. Medizinische Klinik, vol. 1, pp305–306, 1905.
2) Devas MB: Stress fractures of the femoral neck. J Bone Joint Surg Br. 1965; 47; 728-738.
3) Joshi A, et al: Femoral neck stress fractures in military personnel. JNMA J Nepal Med Assocm. 2009; 48:99-102.
4) Fullerton LR Jr, Snowdy HA: Femoral neck stress fractures. Am J Sports Med. 1988; 16:365-377.
5) Blickenstaff LD, Morris JM: Fatigue fracture of the femoral neck. J Bone Joint Surg. 1966; 48-A: 1031-1047.
6) Matheson GO, et al: Stress fractures in athletes. A study of 320 cases. Am J Sports Med. 1987; 15:46-58.
7) 丸山祐一郎, 他 : 大腿骨頚部疲労骨折；疲労骨折の診かた治しかた. MB Orthop. 2012;25:25-31.
8) Shin AY, et al: The superiority of magnetic resonance imaging in differentiating the cause of hip pain in endurance athletes. Am J Sports Med. 1996; 24:168-176.
9) Aro H, Dahlström S: Conservative management of distraction-type stress fractures of the femoral neck. J Bone Joint Surg-Br. 1986; 68: 65-67.

2 大腿骨骨幹部疲労骨折

　大腿骨骨幹部は，大腿骨頚部に比較すると比較的頻度の高い疲労骨折である[1]. 近年，報告が増えてきた非定型大腿骨骨折 atypical femoral fracture も疲労骨折の範疇に含まれるかもしれないが，これに関しては後述する（▶第9章3）.

メカニズム

　大腿骨骨幹部疲労骨折も，転子下に生じるものと，大腿骨遠位部に生じるものとに分けられる. 大腿骨転子下疲労骨折は，内側広筋起始部の牽引力，または短内転筋付着部の牽引力が，その発症の一因とも考えられている[2]（図1）. 大腿骨遠位部疲労骨折は転子下の疲労骨折より頻度が高く，大腿骨遠位 1/3 の部に生じることが多い（図2）. これはこの部の形状が前方凸となっており，解剖学的，力学的に負荷がかかりやすいことが考えられる. また顆上部には内転筋と四頭筋の一部，そして顆部には腓腹筋が付着しており，両者の筋の収縮がさらに弯曲を強めるよう作用することも要因と推察されている.

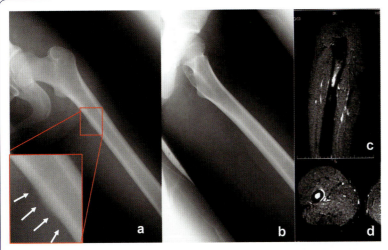

図 1 大腿骨転子下疲労骨折（17 歳女子，クロスカントリースキー選手）
a, b: 単純 X 線像で内側皮質骨部に骨膜反応像を認める（矢印），
c, d: MRI 像（STIR 像）で骨髄浮腫像と骨膜浮腫像を認める．保存治療で良好に治癒した．

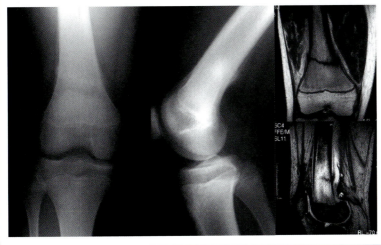

図 2 大腿骨顆上部疲労骨折（16 歳男子，野球部）
単純 X 線で髄内仮骨像と骨膜反応像を認める（a, b），MRI 像正面像（T1 強調像）と側面像（STIR）で骨折線（c）とその周囲の骨髄浮腫像が明瞭に描出されている（d）．

診断

　主訴の多くは大腿部痛であるが，必ずしも骨折部周囲の痛みを訴えるわけではなく，膝痛を主訴に受診することもある．先の項にも述べたように，疼痛の時期や運動量等について注意深く問診する．Hop test の他，他覚的には fulcrum test が陽性となる（図 3）．
　画像検査では単純 X 線撮影が第一選択であるが，他の疲労骨折と同様に，初診時には所見を認めないことも多く，疑わしい場合には時期をおいて再度撮影する必要がある．早期診断には骨シンチグラフィーや MRI が有効である．

治療

　大腿骨骨幹部骨折は予後良好であり，保存治療が原則である．診断確定後は運動制限を行い，臨床症状と画像所見を参考にしながらスポーツ復帰をさせる．まれに完全骨折にいたる場合があり，その場合は通常の大腿骨骨折治療と同様の治療を行う．

第4章　下肢の疲労骨折

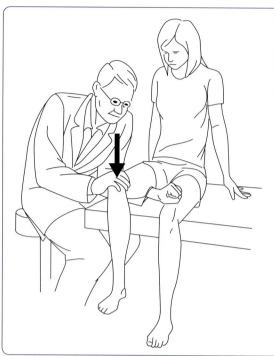

図3 大腿骨骨幹部骨折に対するfulcrum test
検者の片手を患肢大腿の下におき，反対側の手で大腿骨遠位部を下方に押しつける．痛みが生じたら陽性．

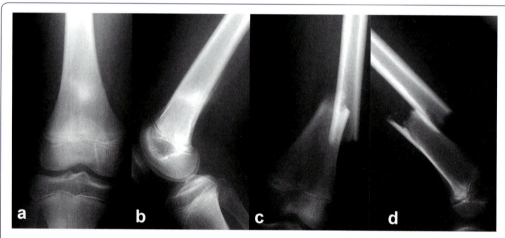

図4 大腿骨顆上部疲労骨折（12歳男子，陸上部）
a: 右膝痛を主訴に他医受診するも所見無く，2週後受診となった．単純X線で顆上部疲労骨折の診断となる．c, d: 右大腿骨疲労骨折治癒後（初診後5ヵ月），トレーニング中に左大腿骨顆上部の完全骨折をきたした．

【文献】
1) Fullerton LR Jr, Snowdy HA: Femoral neck stress fractures. Am J Sports Med. 1988; 16:365-377.
2) Butler JE, et al: Subtrochanteric stress fractures in runners. Am J Sports Med. 1982; 10:228-321.

3 膝蓋骨疲労骨折

膝蓋骨疲労骨折は 1960 年に Devas が最初に報告したとされているが[1]，それ以前の 1943 年に Müller がドイツ語圏で報告している[2]．比較的まれな疲労骨折であり，その発生頻度は疲労骨折全体の 1% 以下といわれている[3]．脳性麻痺児や人工関節置換術後に生じる膝蓋骨疲労骨折の報告も散見されている．膝蓋骨疲労骨折は膝伸展機構障害の一つであり，広義のジャンパー膝に含めるべきものもある．

メカニズムと分類

膝蓋骨疲労骨折は，骨折線の方向から横骨折型と縦骨折型に大別される．横骨折型は膝蓋骨の遠位 1/3 から中央にかけて発生することが多い（図 1）．近位部に生じる横骨折は非常に希であり，9 歳男児の症例報告があるのみである[4]．縦骨折型ではそのすべてが膝蓋骨外側に生じており（図 2），分裂膝蓋骨との鑑別が必要となる．

横骨折は，膝関節屈曲位において大腿四頭筋収縮力と膝蓋腱伸張力が膝蓋骨下極付近に強力かつ反復して作用することにより発生する（図 3a）[5]．また膝蓋骨遠位部の骨形態がその発生に関与するとの報告もある[6]．縦骨折は，外側膝蓋支帯の牽引力や，膝屈曲位における膝蓋骨外側関節面と大腿骨外顆の不適合性により膝蓋骨外側関節面がより強く圧迫力を受けることが，その発生誘因として推察されている（図 3b）[7,8]．

診断

特にランニングやジャンプを繰り返す運動を継続し，明らかな外傷なく膝前面痛が徐々に増悪

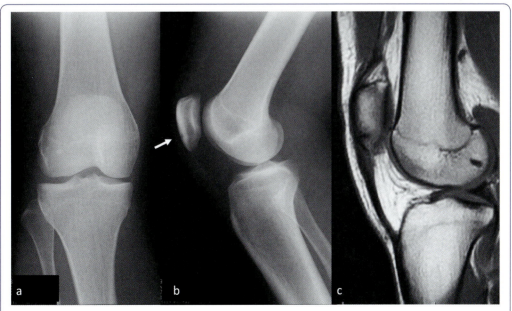

図 1　17 歳女子，右膝蓋骨疲労骨折（横骨折型）
ジャンパー膝の診断で紹介となる．単純 X 線側面像(b)で膝蓋骨遠位 1/3 に骨折線（矢印）を認める．MRI（c）では骨折線が明瞭に描出されている．

第4章　下肢の疲労骨折

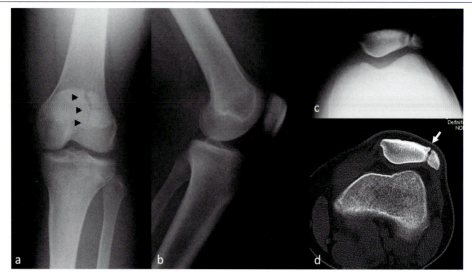

図2　15歳男子，左膝蓋骨疲労骨折（縦骨折型）
単純X線（a, b, c）で縦に走る骨折を明瞭に認める（矢頭）．また本例では横骨折も合併している．CT（d）では骨折線と周囲の硬化像を認める（矢印）．

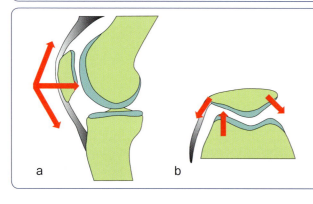

図3　膝蓋骨疲労骨折発生のメカニズム
a: 横骨折型：膝屈曲時，四頭筋腱と膝蓋腱により膝蓋骨表面には張力が，深部には接触圧が加わる．b: 縦骨折型：外側膝蓋支帯の過緊張や大腿骨外顆との不適合により膝蓋骨に曲げ応力が加わる．

する場合，本症を疑う．初期症状は比較的軽度であり，横骨折型の発症部位は膝蓋骨遠位寄りであることから，膝蓋腱炎と誤診されることもある．横骨折型では，膝蓋骨の中央から遠位に比較的限局した圧痛を，縦骨折型では膝蓋骨外側部に圧痛を認める．腫脹は通常軽度で明らかでないことが多いが，骨折部が急に転位すると，血腫により腫脹が生じる．発症時，選手は轢音を自覚することもある．

　単純X線が第一選択の画像検査であり，3方向撮影が基本である．横骨折では側面像における骨折線の存在と周囲の硬化像を，縦骨折では軸射像において外側部の骨折線と硬化像を認める（図2）．単純X線で骨折線が明らかでない場合，MRIやCTが早期診断や確定診断に有用である（図2, 4）．

治療

　膝蓋骨疲労骨折は，骨折部に伸長力が加わるhigh risk群に分類されるが（▶第2章1，表1），早期に診断できれば保存治療で治癒可能である．当該スポーツの中止に加え，ギプスや装具による外固定が行われる．完全骨折に至った症例や早期復帰を望む選手に対しては，骨接合術が行われる（▶第8章5）．

4 脛骨疲労骨折

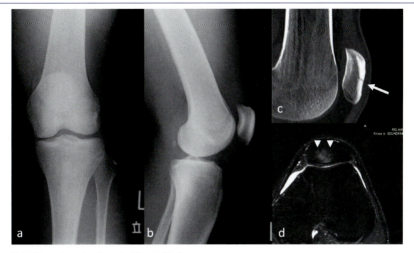

図4 31歳男性, プロバスケットボール選手
単純X線上（a, b）明らかな所見を認めなかったが，CT（c）では膝蓋骨中央前方に骨折線（矢印）を認めた．MRIのSTIR像（d）にて，同部に骨髄浮腫像（矢頭）を認めた．

【文献】
1) Devas MB: Stress fractures of the patella. J Bone Joint Surg Br. 1960; 42: 71-74.
2) Teitz CC, Harrington RM: Patellar stress fracture. Am J Sports Med. 1992; 20: 761-765.
3) Iwamoto J, Takeda T: Stress fractures in athletes: review of 196 cases. J Orthop Sci. 2003; 8: 273-278.
4) Atsumi S, et al: Transverse stress fracture of the proximal patella: a case report. Medicine (Baltimore). 2016; 95(6): e2649.
5) Sugiura Y, et al: Stress fractures of the patella in athletes. Nippon Seikeigeka Gakkai Zasshi. 1977; 51: 1421-1425.
6) 坂田浩章, 他：膝蓋骨疲労骨折の1例とその成因に関する1考察．臨床スポーツ医学．1988; 5: 1027-1030.
7) Iwaya T, Takatori Y: Lateral longitudinal stress fracture of the patella: report of three cases. J Pediatr Orthop. 1985; 5: 73-75.
8) Sillanpää PJ, et al: Displaced longitudinal stress fracture of the patella: a case report. J Bone Joint Surg Am. 2010; 92: 2344-2347.

4 脛骨疲労骨折

　脛骨疲労骨折は，下肢の中で中足骨疲労骨折と共に頻度の高い疲労骨折である[1,2]．主にランニングによって生じるとされる疾走型と，ジャンプの繰り返しによって生じるとされる跳躍型に分類できる．それ以外にも，より近位の脛骨プラトー部（内顆）や足関節内果（▶第5章1）にも発生する（図1, 2）．

　疾走型は頻度の高い疲労骨折で，脛骨近位1/3と遠位1/3に生じる（図2a）．保存治療に良く反応するが，近位部の疾走型は完全骨折にいたってから受診する場合もある．跳躍型は前者に比較すると頻度は少なく，難治性でしばしば完全骨折に至るhigh risk群の疲労骨折である．脛

第4章　下肢の疲労骨折

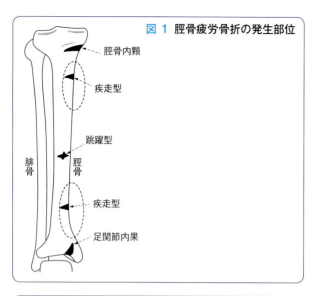

図1　脛骨疲労骨折の発生部位

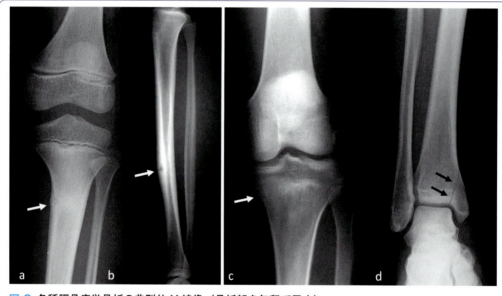

図2　各種脛骨疲労骨折の典型的X線像（骨折部を矢印で示す）
a: 疾走型疲労骨折（8歳男児）．骨折線と周囲の仮骨像を認める．b: 跳躍型疲労骨折（18歳女性）脛骨前方に嘴状の骨折線を認める．c: 脛骨顆部疲労骨折（15歳男子）内側部に骨折線と髄内仮骨像を認める．d: 足関節内果疲労骨折（16歳女子）．内果を縦走する骨折線と周囲の硬化像を認める．

骨側面像における骨幹部前方の嘴状の骨折線が典型的なX線像である（図2b）．

メカニズム

　脛骨は人体の中で2番目に長い長管骨であり、下肢荷重のほとんどを伝達している（脛骨93%、腓骨7%）[3]．疲労骨折発生においてはその骨形態が大きく関与している．脛骨は全体で見ると前方凸に弯曲しており、脛骨前面には主に引っ張り応力が、後面には圧縮曲げ応力が働いている．脛骨中1/3に生じる跳躍型疲労骨折では、ランニングやジャンプ動作により同部に伸張負荷が加わり、脛骨前方に骨吸収が生じることが発症に関与している．
　脛骨の近位部においては、脛骨内側プラトーが後方傾斜し骨幹部に対し大きく張り出している．

さらに脛骨近位後内側面は後方凹に彎曲していることから，圧縮応力が同部に集中しやすい構造になっている[4]．脛骨遠位1/3境界部は前方凸の弯曲が後方凸に変わる部位でもあり，ストレスが加わりやすい骨形態となっている[5]．また，内反膝，下腿の内反・内捻，回内足，扁平足といった下肢のマルアライメントも脛骨疲労骨折の要因ともなる[6]．

診断

主訴の多くは運動時や運動後の下腿痛であるが，膝痛を主訴に受診することもある．痛みの局在が診断に重要であり，跳躍型疲労骨折では，骨折部に一致して脛骨前方に圧痛点を認める．進行例では嘴状の骨棘に一致し骨性隆起を触れることができる．疾走型疲労骨折では脛骨近位内側後方もしくは遠位内側後方部に圧痛を認める．丹念に触診するとMRIの骨膜浮腫像や仮骨像に一致して腫脹を触れることができる．近位疾走型疲労骨折では，部位が近いことから鵞足炎との鑑別が重要であるが，疲労骨折例ではO脚傾向のことが多く，診断の一助となる．遠位疾走型疲労骨折ではシンスプリントとの鑑別が必要であるが，臨床的に区別することが困難な事も少なくない（▶第4章5）．他の下肢疲労骨折と同様にhop testが陽性となる（▶第2章1，図4）．

画像検査では単純X線が第一選択ではあるが，初診時には所見を認めないことも多い．脛骨は比較的浅い部位に位置することから，外来診療では超音波の良い適応であり，早期診断にも有用である（図3）（▶第2章2）．この他MRIも早期診断に有用である．近位疾走型疲労骨折の典型例では，低輝度の骨折線と，骨折線周囲の骨髄浮腫像や骨膜浮腫像を明瞭に認める（▶第2章2，図5）．跳躍型疲労骨折では，近位疾走型疲労骨折のMRIに比較すると明瞭な所見を認めないことが多いが[7]，発症時や病勢が強いときには骨髄浮腫像を認める．

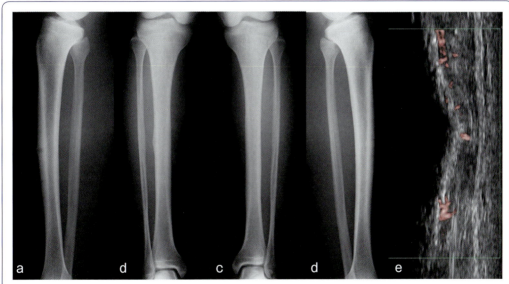

図3 両側跳躍型疲労骨折例（17歳男子バレーボール部）
単純X線（a, b, c, d）側面像で多数の骨折線を認める．エコー（e）では骨膜浮腫像と周囲の血流増加が確認できた．

治療

疾走型疲労骨折と脛骨顆部疲労骨折は予後良好であり，運動制限などの保存治療が原則である（▶第2章3）．臨床症状と画像所見を参考にしながら徐々にスポーツ復帰をさせる．跳躍型疲

第4章　下肢の疲労骨折

労骨折と内果疲労骨折も早期診断ができれば，保存的にも治癒可能である．しかし保存治療では
しばしば骨癒合が遷延し，手術的治療が必要となる（▶第8章6）．早期復帰希望例では予防的
な髄内釘固定術の適応である[8,9]．

【文献】

1) 武藤芳照：疲労骨折 – スポーツに伴う疲労骨折の原因・診断・治療・予防．文光堂，pp19-58, 1998.
2) 能見修也，他：スポーツにおける疲労骨折の実態．日臨スポーツ医会誌．2011; 19: 43-49.
3) Goh JC, et al: Biomechanical study on the load-bearing characteristics of the fibula and the effects of fibular resection. Clin Orthop Relat Res. 1992; 279: 223-228.
4) 杉浦保夫，他：光弾性実験による疾走型脛骨疲労骨折の biomechanical study．整形・災害外科．1983; 26: 1851-1855.
5) 松崎昭夫：スポーツマンの走行訓練時にみられる下腿痛特殊な型の脛骨疲労骨折と下腿筋膜起始部の過労障害について．整形・災害外科．1979; 22: 479-485.
6) Matheson GO, et al: Stress fractures in athletes. A study of 320 cases. Am J Sports Med. 1987; 15: 46-58.
7) Ishibashi Y, et al: Comparison of scintigraphy and magnetic resonace imaging for stress injuries of bone. Clin J Sports Med. 2002; 12: 79-84.
8) Barrick EF, Jackson CB: Prophylactic intramedullary fixation of the tibia for stress fracture in a professional athlete. J Orthop Trauma. 1992; 6: 241-244.
9) Chang PS, Harris RM: Intramedullary nailing for chronic tibial stress fractures. A review of five cases. Am J Sports Med. 1996; 24: 688-692.

5 シンスプリント

　シンスプリント（shin splints）は，脛骨後内側痛を主訴とした over-use 障害のうち疲労骨折や虚血性障害（コンパートメント症候群など）を除外したものに対して使用されることが多く[1]，日本語では過労性脛部痛あるいは脛骨過労性骨膜炎と訳されている．文献上は 1958 年，Devas[2] が shin soreness として報告したのが最初とされており，以降は medial tibial syndrome, tibial stress syndrome, shin splint syndrome, medial tibial stress syndrome などと称されることが多い[3]．スポーツ選手に発生する下腿痛の原因として日常診療で良く遭遇する疾患の一つであり，競技スポーツ選手における発生率は4〜19% と報告されている[4]．

メカニズムと危険因子

　発生メカニズムとして古くから提唱されているのが，下腿後面の筋による脛骨骨膜の牽引説である．疼痛部位と筋付着部の関連を見た解剖学的検討から，ヒラメ筋[5,6]，後脛骨筋[7]，長母趾屈筋[6,7]，の収縮によって脛骨骨膜に加わる牽引力が関与するとされている．これに加え生体力学研究からは，下腿後面の筋が収縮することにより脛骨に発生する曲げ応力が，シンスプリントの原因であるとする報告もある[8,9]．一方でシンスプリントの原因として，脛骨自体の生体力学特性に言及した報告もある．Franklyn ら[10] はコホート研究から，シンスプリントを発症した群では対照群に比較して脛骨皮質骨の横断面積が有意に小さいことを示し，発生要因として力学強度の関与を提唱している．さらに Magnusson ら[11] は骨密度測定を行い，シンスプリント症例では脛骨中央

部から遠位部の骨密度が対照群に比較して有意に低値であることを報告している．組織学的検討では，シンスプリント患者の下腿筋膜[5] および脛骨骨膜[12] の生検により炎症反応と血管炎の所見が観察されたとする報告があるが，相反する報告もあり一定の見解は得られていない．

　治療方法の選択や予防戦略の構築にとって，障害発生に関わる危険因子を明らかにすることは重要な意義があり，シンスプリントにおいても多くの研究が報告されている．Hamstra-Wrightら[13] による 21 論文を解析したメタアナリシスでは，BMI（大），navicular drop（大），足関節底屈可動域（大），股関節外旋可動域（大）が，また Newman ら[14] による 10 論文のメタアナリシスでは，女性，シンスプリントの既往歴，治療用インソールの使用歴，ランニング歴（短），BMI（大），navicular drop（大），股関節外旋可動域（大）が危険因子として報告されている．

診断

　シンスプリントでは下腿中央部から遠位部の後内側に出現する疼痛を主訴に受診することが多い．ランニングなどの運動開始早期に出現した疼痛は，運動継続により軽減することもあるが一般的に運動中は持続し，重症例では運動終了後も残存する．理学所見では脛骨中央部から遠位部の後内側縁に圧痛および軽度の腫脹を認める．最近の研究では，病歴と理学所見からなる診断アルゴリズムを使用することにより，高い信頼性をもって診断可能なことが示されている[15]．

　通常，X 線検査では明らかな異常所見は見られず，その診断意義は他疾患を除外する事にある[16]．シンスプリントの画像診断における骨シンチグラフィーの有用性は，Holder ら[17] によって初めて報告され，動脈相，血液プール相，遷延相の 3 相で撮影すると，遷延相でのみ脛骨後面に沿った集積象が得られる．その感度は 74 ～ 84% と比較的高いが[18,19]，同時に偽陽性率が高いことも報告されている[19]．侵襲性も考慮するとルーチンの検査として使用するには否定的な意見が多い．MRI もシンスプリントの診断に高い感度を有する画像検査であるが，特異度に関しては 33 ～ 100% と報告によって差がある[18,19]．T2 強調脂肪抑制像や STIR 像が有用であり，骨膜，骨髄，脛骨に付着する筋の高輝度変化が観察される（図 1）．Mammoto ら[20] はマイクロスコピーコイルを用いた高分解能 MRI の使用経験から，T2 強調脂肪抑制横断像における高輝度領域が疲労骨折では骨髄内全域を占めていたのに対して，シンスプリントでは全域までは広がらないことを示し，両者の早期鑑別が可能であることを報告している．

治療

　治療の原則は，疼痛の軽減，危険因子へのアプローチおよび病態の改善である[21]．鎮痛にはスポーツ活動の制限，アイシング，非ステロイド性抗炎症薬（NSAID）投与などが行われる．完全なスポーツ休止よりも，スイミングやサイクリングなどの疼痛が生じにくいクロストレーニングへの変更が推奨されている[22]．足底アーチの低下や回内足の改善には，テーピングや衝撃吸収性と内側アーチを備えたインソールの使用が有効である．理学療法では下腿後面筋のストレッチング，遠心性筋力トレーニング，足部回内外のバランスを考慮した拮抗筋のトレーニング，体幹・股関節筋のトレーニングが中心となる[23]．手術治療が適応となることはごく稀である．Yates ら[24] は 12 ヵ月の保存治療が無効であった難治例 78 例を対象として，deep posterior compartment fascia の脛骨付着部切離と脛骨後内側縁の骨膜切除を行いその臨床成績を報告している．それによると 79% が疼痛改善良好例であったが，症状発現前のスポーツレベルに復帰できたのは 41% に留まっており，その適応には慎重を要する．

第4章 下肢の疲労骨折

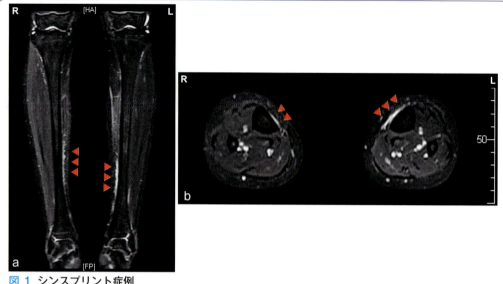

図1 シンスプリント症例
16歳（高校1年生），女子ソフトボール選手．両下腿痛を主訴に受診．初診時X線検査では異常を認めないが，MRI STIR 冠状断像（a），STIR 横断像（b）では，両側脛骨前内側の骨膜周囲に高輝度変化を認めた．内側アーチサポートによるインソール調整を行い，4週後には疼痛なく競技復帰した．

【文献】

1) Yates B, White S: The incidence and risk factors in the development of medial tibial stress syndrome among naval recruits. Am J Sports Med. 2004;32:772–780.
2) Devas MB: Stress fractures of the tibia in athletes or shin soreness. J Bone Joint Surg Br. 1958; 40-B: 227-239.
3) Reshef N, Guelich DR: Medial tibial stress syndrome. Clin Sports Med. 2012; 31: 273-290.
4) Moen MH, et al: Medial tibial stress syndrome: a critical review. Sports Med. 2009; 39: 523-546.
5) Michael RH, Holder LE: The soleus syndrome. A cause of medial tibial stress (shin splints). Am J Sports Med. 1985; 13: 87-94.
6) Beck BR, Osternig LR: Medial tibial stress syndrome. The location of muscles in the leg in relation to symptoms. J Bone Joint Surg Am. 1994; 76: 1057-1061.
7) Saxena A, et al: Anatomic dissection of the tibialis posterior muscle and its correlation to medial tibial stress syndrome. J Foot Surg. 1990; 29: 105-108.
8) Goodship AE, et al: Functional adaptation of bone to increased stress. An experimental study. J Bone Joint Surg Am. 1979; 61: 539–546.
9) Gross TS, et al: Strain gradients correlate with sites of periosteal bone formation. J Bone Miner Res. 1997; 12: 982-988.
10) Franklyn M, et al: Section modulus is the optimum geometric predictor for stress fractures and medial tibial stress syndrome in both male and female athletes. Am J Sports Med. 2008; 36: 1179–1189.
11) Magnusson HI, et al: Abnormally decreased regional bone density in athletes with medial tibial stress syndrome. Am J Sports Med. 2001; 29: 712–715.
12) Mubarak SJ, et al: The medial tibial stress syndrome. A cause of shin splints. Am J Sports Med. 1982; 10: 201-205.
13) Hamstra-Wright KL, et al: Risk factors for medial tibial stress syndrome in physically active individuals such as runners and military personnel: a systematic review and meta-analysis. Br J Sports Med. 2015; 49: 362-369.
14) Newman P: Risk factors associated with medial tibial stress syndrome in runners: a systematic review

and meta-analysis. Open Access J Sports Med. 2013; 4: 229-241.

15) Winters M, et al: Medial tibial stress syndrome can be diagnosed reliably using history and physical examination. Br J Sports Med. 2017 [Epub ahead of print].

16) Edwards PH Jr, et al: A practical approach for the differential diagnosis of chronic leg pain in the athlete. Am J Sports Med. 2005; 33: 1241-1249.

17) Holder LE, Michael RH. The specific scintigraphic pattern of "shin splints in the lower leg": concise communication. J Nucl Med. 1984; 25: 865-869.

18) Gaeta M, et al: CT and MR imaging findings in athletes with early tibial stress injuries: comparison with bone scintigraphy findings and emphasis on cortical abnormalities. Radiology. 2005; 235: 553-561.

19) Batt ME, et al: A prospective controlled study of diagnostic imaging for acute shin splints. Med Sci Sports Exerc. 1998; 30: 1564-1571.

20) Mammoto T, et al: High-resolution axial MR imaging of tibial stress injuries. Sports Med Arthrosc Rehabil Ther Technol. 2012; 4: 16.

21) Hutchinson M, et al: Leg pain. In: Brukner P, et al (eds). Clinical Sports Medicine 4th ed. pp 735-760, McGraw-Hill Education, 2012.

22) Craig DI: Current development concerning medial tibial stress syndrome. Phys Sportsmed. 2009; 37: 39-44.

23) Galbraith RM, Lavallee ME: Medial tibial stress syndrome: conservative treatment options. Curr Rev Musculoskelet Med. 2009; 2: 127-133.

24) Yates B, et al: Outcome of surgical treatment of medial tibial stress syndrome. J Bone Joint Surg Am. 2003; 85-A: 1974-1980.

6　腓骨疲労骨折

　古くから腓骨はスポーツ活動による疲労骨折の好発部位として知られ，1956 年に Devas[1] によって 49 例 50 肢に発生した腓骨疲労骨折の病歴，兆候，症状，X 線検査所見，治療が詳細に報告されている．本邦において全疲労骨折に対して腓骨疲労骨折が占める割合は，諸家により 4.6%[2]，13%[3]（ともに腰椎疲労骨折を除外した場合），3.9%[4]，5.6%[5]（ともに腰椎疲労骨折を含めた場合）と報告されている．

メカニズムと分類

　足関節中間位における腓骨の荷重分担は 6.4% と脛骨に比較して圧倒的に少ないため[6]，疲労骨折が生じるメカニズムも両者では異なるとされている．つまり腓骨では，付着する下腿後面筋の活動によって発生する負荷が，疲労骨折発生に大きな役割を果たしている．腓骨近位 1/3 には外側に長腓骨筋が，後面にはヒラメ筋が，近位から中央部の後内側には後脛骨筋が，中央 1/3 後面から遠位 1/3 内側には長母趾屈筋が，遠位 1/3 外側には短腓骨筋が付着する．さらに長趾伸筋が近位から中央部の前面に，長母趾伸筋が中央部を中心に内側面に，第 3 腓骨筋が遠位 1/3 前面に付着する（図 1）．跳躍型[7] と呼ばれる近位 1/3 の疲労骨折では，ヒラメ筋の収縮により腓骨には同部を頂点として外側にたわむ応力が生じ，これが疲労骨折発生に関与するとされている[8,9]．一方，疾走型と呼ばれる遠位 1/3 の疲労骨折では，足底筋群の収縮により腓骨には同部を頂点として内側にたわむ応力が生じるとされ，跳躍型とは異なるメカニズムが報告されている[8,10]．

第4章　下肢の疲労骨折

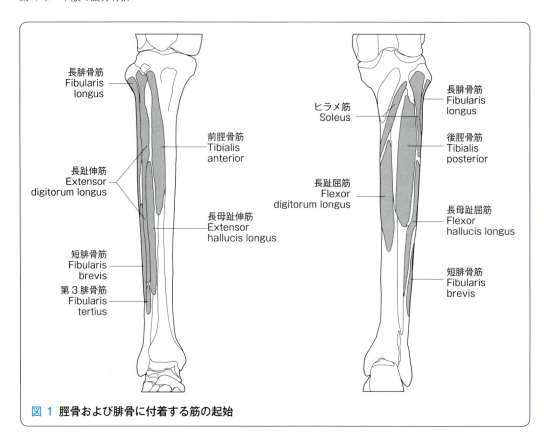

図1　脛骨および腓骨に付着する筋の起始

診断

　外傷歴なく出現した下腿外側痛を主訴とするスポーツ選手では腓骨疲労骨折を疑う必要がある．疼痛出現の契機となった運動，練習内容・環境，シューズの種類などの発生誘因は，診断確定後に治療方法を選択し再発予防を指導する際に重要となるので，詳細につき聴取が必要である．腓骨は近位から中央部までは長腓骨筋に覆われているものの，全長にわたってその局在を体表面から触診にて確認することが可能である．そのため腓骨疲労骨折の80〜94%では圧痛点が同定されるとされており[11,12]，診断上最も重要な理学所見である．

　X線検査で骨膜反応が出現するまでは症状発現から約3週間，皮質の肥厚硬化像が出現するまでは12〜16週かかるため[7]，他の疲労骨折と同様に初診時X線検査の診断的意義は低い．読影に際しては臨床経過の推移を踏まえた判断が必要であり，再検査を予定する際にはその時期を適切に決定する．早期診断に対する骨シンチグラフィーの有用性はよく知られているが，侵襲性の高さから最近ではMRIに取って代わられている．MRIでは他の長管骨同様，T2強調脂肪抑制像やSTIR像にて髄内および骨膜周囲の高輝度変化，T1強調像にて髄内輝度の低下として捉えることが可能である（図2, 3）[13]．

6 腓骨疲労骨折

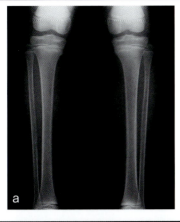
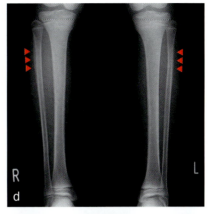
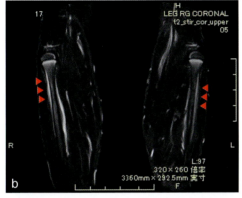
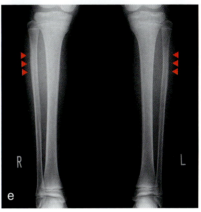
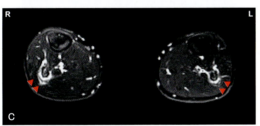

図2 近位腓骨疲労骨折症例
11歳（小学6年生），男子サッカー選手．両下腿痛を主訴に受診．初診時X線検査（a）では異常を認めないが，MRI T2*冠状断像（b），T2強調脂肪抑制横断像（c）では，両側近位腓骨の髄内および骨膜周囲の高輝度変化を認めスポーツ休止とした．3週後のX線検査（d）では同部外側に骨膜仮骨（periosteal callus）を認めた．8週後には競技復帰し，12週後のX線検査（e）では同部の皮質肥厚（cortical thickening）を認めた．

治療

　保存治療が原則であり，手術治療を要したとする報告は渉猟し得た範囲ではない．臨床症状や画像検査所見に応じて，3〜4週間のランニング，ジャンプ動作休止を指示し，ストレッチング，遠心性筋力トレーニング，体幹トレーニングを指導する．疼痛の消失が得られれば，X線検査にて疲労骨折部に生じた骨膜仮骨の硬化を確認しランニングを再開する．岩噌[12]によると，治療開始からランニング開始まで平均5.5週，完全復帰まで8.7週を要したとされ，他の下肢疲労骨折に比較して治療期間は短期である[14]．

第4章　下肢の疲労骨折

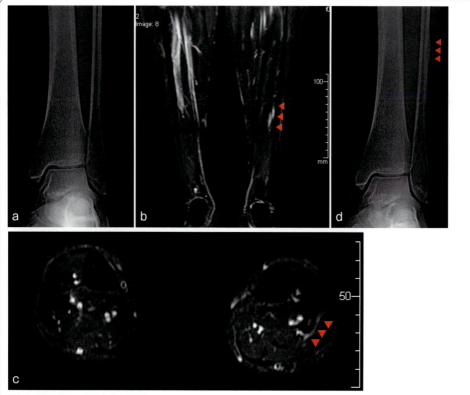

図3　遠位腓骨疲労骨折症例
16歳（高校1年生），女子陸上競技（走り高跳び）選手．左下腿痛を主訴に受診．初診時X線検査（a）では異常を認めないが，MRI STIR 冠状断像（b），STIR 横断像（c）では，遠位腓骨の髄内および骨膜周囲の高輝度変化を認めた．ランニング休止にて疼痛は消失し6週後には競技復帰した．8週後のX線検査（d）では外側骨皮質に皮質肥厚（cortical thickening）を認めた．

【文献】

1) Devas MB: Stress fractures of the fibula: a review of fifty cases in athletes. J Bone Joint Surg Br. 1956; 38: 818-8293.
2) Iwamoto J, Takeda T: Stress fractures in athletes: review of 196 cases. J Orthop Sci. 2003; 8: 273-278.
3) 内山英司：疲労骨折の疫学．臨床スポーツ医学（臨時増刊号）2003; 20: 92-98.
4) 能見修也，他：スポーツにおける疲労骨折の実態．日本臨床スポーツ医学会誌．2011; 19(1): 43-49.
5) 太田美穂，他：スポーツに伴う疲労骨折の実態．武藤芳照（編）：疲労骨折 pp19-58. 文光堂, 1998.
6) Takebe K, et al: Role of the fibula in weight-bearing. Clin Orthop Relat Res. 1984; 184: 289-292.
7) Burrows HJ: Fatigue fractures of the fibula. J Bone Joint Surg Br. 1948; 30B: 266-279.
8) 佐々田武，他：両側性疲労骨折．災害医学．1966; 9: 357-364.
9) 伊藤晴夫：腓骨疲労骨折．武藤芳照（編）：スポーツと疲労骨折．pp59-72. 南江堂, 1990.
10) 高沢晴夫：スポーツ外傷・障害の予防と治療．大畠襄（編），骨折外傷シリーズ．pp93-98, 1988.
11) Matheson GO, et al: Stress fractures in athletes: a study of 320 cases. Am J Sports Med. 1987; 15: 46-58.
12) 岩噌弘志：腓骨疲労骨折．臨床スポーツ医学（臨時増刊号）2003, 20. 150-151.
13) Woods M, et al: Magnetic resonance imaging findings in patients with fibular stress injuries. Skeletal Radiol. 2008; 37: 835-841.
14) Hulkko A, Orava S: Stress fractures in athletes. Int J Sports Med. 1987; 8: 221-226.

第5章

足関節・足部の疲労骨折

　足関節・足部は人間の基本的な動作である立つ、歩く、走る、跳ぶといった運動において、地面に対する最終作用点となる部位である。それぞれの動作においてわずか30㎝足らずの「足」に体重の何倍もの荷重が集中することはよく知られている。こういった基本動作の反復が要求されるスポーツ活動や職業環境において、足関節・足部には多くの過労性骨障害がみられる。

　特有のアーチ構造や腱の走行、複雑な足根骨の形態・アライメントにより、「足」にみられる疲労骨折は多種多様である。足関節内果、踵骨、足舟状骨、中足骨、第5中足骨、母趾種子骨、母趾基節骨など好発部位は多く、「足」は疲労骨折の宝庫といえる。それぞれの解剖学的、生体力学的背景を理解したうえで、臨床上の特徴を捉えることが的確な診断、治療を考える上での鍵となる。

　本章では足関節・足部にみられる代表的な疲労骨折について解説する。いずれもスポーツ活動との関連性が強く、選手にとってはその後のパフォーマンスに大いに影響を与える疾患である。病態をしっかりと理解し正しい治療法を提供することが要求される。

1　足関節内果疲労骨折·········· 94
2　踵骨疲労骨折······················ 96
3　舟状骨疲労骨折················· 100
4　その他の足根骨疲労骨折··· 102
5　中足骨疲労骨折················· 105
6　第5中足骨疲労骨折
　　（Jones骨折）··················· 108
7　母趾種子骨疲労骨折········ 112
8　母趾疲労骨折···················· 114

第5章　足関節・足部の疲労骨折

1　足関節内果疲労骨折

足関節内果疲労骨折は1975年にDevasによって最初に報告された[1]比較的まれな疲労骨折である．下肢疲労骨折の約2.1%と報告されている[2]．完全骨折や骨折部転位，遷延癒合になれば治療に難渋するため，早期発見・早期治療が重要である．

原因とメカニズム

原因として脛骨内反，膝靱帯損傷後，O脚などの下肢アライメント異常の存在がいわれている．メカニズムはいまだはっきりしていない．荷重時の内果先端を側方に押し上げる力，踏切時の足関節背屈運動，ランニング時の後足部回内とそれにともなう下腿内旋時に内果にかかる回旋ストレスなどが報告されている．したがって内果に対する回旋，剪断力により生じると考えられている．また，この骨折線が足関節脱臼骨折のLauge-Hansen分類のsupination-adductionタイプに類似していることから，内反ストレスが発症の一因と推察される（図1）．

近年では前内側における足関節前方インピンジメント症候群（Anterior ankle impingement syndrome: AAIS）の最終段階との報告もある[3]．足関節内果前方の骨棘と距骨頚部内側の骨棘により内果に内反と回旋ストレスが生じるとされている（図2）．

スポーツ種目はランニング系，ジャンプ系に多く，ラグビー，サッカー，陸上競技，バレーボール，バスケットボール，体操などである．

診断

初期症状は比較的軽微であり，主訴は運動時における足関節内側の疼痛と腫脹である．数週間同様の症状が継続した後，運動時に軋音とともに足関節内果に激痛を認めて来院することも多い．問診では，疼痛の発生時期，運動方法や運動量，運動場所のトレーニング面，またそれらの変化の有無などについて詳細に聴取すべきである．他覚的には足関節内果および脛骨天蓋との前方境界部における圧痛，足関節内果における腫脹の確認，足関節の背屈制限を確認する．Shelbourneら

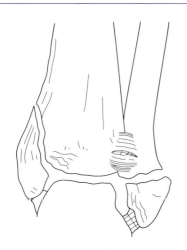

図1　Lauge-Hansen分類のsupination-adduction

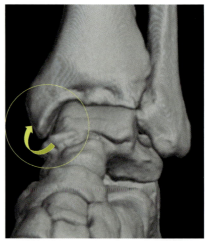

図2　足関節前方インピンジメント症候群における足関節内果前方および距骨頚部内側の骨棘

表1 Shelbourne の診断基準[4]

1. 足関節内果直上の圧痛と足関節の腫脹
2. 急性期症状出現数週間前からの運動時痛
3. 脛骨天蓋と内果の連結部から近位内側に向かう骨折線

表2 足関節内果疲労骨折の stage 分類[5]

stage	X線所見
1	骨折線が不明瞭（MRIや骨シンチでは陽性）
2	骨端線まで骨折線を認める
3	皮質骨まで骨折線を認める
4	完全骨折

は診断基準として表1を挙げている[4].

画像検査では単純X線が第一選択であるが，他の疲労骨折と同様に早期では所見を認めないことが多い．正面像で脛骨天蓋と内果関節面の境界部から垂直に内上方に向かう骨折線が特徴的である（図3）．可徳らはX線を用いて stage 分類している[5]（表2）．

早期診断には骨シンチグラフィーやMRI（図4）が有効である．CT（図5）は疲労骨折が完全骨折か，骨片が不安定かを判断するのに最も有用である．

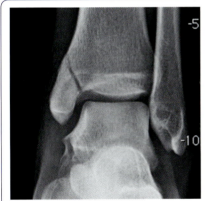

図3 単純X線像

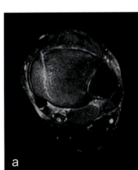
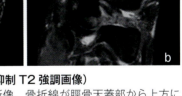

図4 MR画像（脂肪抑制T2強調画像）
a：横断像．b：冠状断像．骨折線が脛骨天蓋部から上方に向かっている．

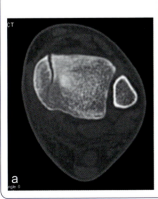
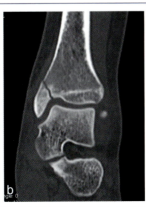

図5 CT像
a：横断像．b：冠状断像．

第 5 章　足関節・足部の疲労骨折

治療

　保存療法が基本である．6 〜 8 週間の免荷ギプス固定の後，徐々に荷重を開始する．疼痛を指標に運動量を増やし，3 〜 4 ヵ月で完全復帰を目指す．

　手術療法は骨折転位例，遷延治癒・偽関節例，保存療法不成功例が適応となる（▶第 8 章 7）．早期復帰を望むハイレベルのスポーツ選手であれば，骨癒合期間の短縮が期待できるため骨折線が明らかな症例は適応である．手術はキルシュナー鋼線を用いたドリリングの後，裸子固定を行うことが一般的である．成人例で AAIS を認める症例では裸子固定前に足関節鏡視下に骨棘切除術を行う．術後早期から可動域訓練を開始する．6 週でランニングを開始し，10 週で完全復帰を目指す[4]．

【文献】

1) Devas M: Stress fracture, Churchill Livingstone, Edinburgh, pp94-95, 1975.
2) 内山英司：疲労骨折の疫学．臨床スポーツ医学．2003; 20 臨時増刊号：92-98.
3) Jowett AJL, et al: Medial malleolus stress fracture secondary to chronic ankle impingement. Foot Ankle Int 2008; 29: 716-721.
4) Shelbourne KD, et al: Stress fractures of the medial malleolus. Am J Sports Med. 1988; 16: 60-63.
5) 可徳三博，他：足関節内果疲労骨折に対する治療経験．骨折 2012; 34: 657-660.

2 踵骨疲労骨折

　踵骨疲労骨折は，足部の中では中足骨に次いで高い発症率として報告されており[1,2,3]，代表的な踵部痛の一つとして念頭に置くべき疾患であるが，実際の臨床ではそれほど多く遭遇するわけではない．発症機序は，正常骨へ微細損傷が繰り返される狭義の疲労骨折 (fatigue fracture) と，骨粗鬆症や関節リウマチなどの基礎疾患による脆弱性骨折 (insufficiency fracture) がある[3,4]．踵骨の特徴的な形態および機能により，強い軸圧負荷がかかることが疲労骨折の発症要因の一つとして考えられ，軍隊の新兵や長距離ランナーに特に発症率が多いといわれている[5,6,7]．疲労骨折の中でも早期の単純 X 線検査では異常所見を得ることが難しい部位であるため，診断に時間を要し，他の疾患との鑑別に注意しなければならない．皮質骨に至る損傷が少なく，形態の変化が起こりにくいため，予後は良い[4,6]．的確に診断し，治療を行うことが早期復帰には重要である．

メカニズム

　最大の足部骨である踵骨は，下腿三頭筋の収縮によるアキレス腱からの強い牽引力を平衡することで円滑な歩行サイクルを獲得するレバーアームとしての機能や，足部アーチ構造を保持する機能として作用し，身体を支持している[1,3,8]．したがって，踵骨は荷重の軸圧や下腿三頭筋収縮による垂直方向と，足底腱膜や内在筋の牽引による水平方向の 2 方向に非常に強い負荷がかかっている．単純 X 線側面像で観察できる骨梁構造でも，2 方向への負荷がかかっていることは，理解でき，これが疲労骨折の発症に関係していると考えられている[3,8]（図 1）．

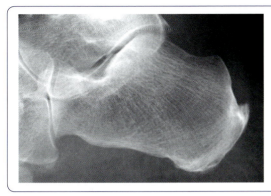

図1 踵骨の骨梁構造
荷重や，筋腱の牽引に適応した骨梁構造が形成されている．

発症機序としては，骨構造は正常であるが，行進やランニングなどの負荷によって起こる微細損傷が繰り返されるために損傷修復反応が追い付かず，構造破綻することによって発症する狭義の疲労骨折(fatigue fracture)と，骨粗鬆症や関節リウマチなどの基礎疾患やステロイドの長期使用などにより骨組織そのものが脆弱化したために軽微な負荷によって発症してしまう脆弱性骨折(insufficiency fracture)に分けることができる[3,4]．疲労骨折は，新兵が軍隊の訓練を初めて経験する際や，長距離ランナーがトレーニング内容や環境を変更し，急激に負荷を上げた際などに発症しやすい[5,6,7]．脆弱性骨折は，膝や股関節に人工関節置換術を受けたことで下肢の荷重軸が変化し，踵骨への負荷が変化したため発症することもある．

また，足部の形態異常(凹足や中足骨の短縮，左右脚長差)や，足底腱膜や下腿筋の過緊張なども踵骨にかかる負荷が高くなるため，疲労骨折の発症要因になると考えられている[1,4,7]．踵骨と他の足部骨が先天的に結合している癒合症は，生理的な距骨下関節の動きを制限するため，踵骨に大きな負荷がかかり，疲労骨折を発症するという報告がある[3]．

頻度は足部疲労骨折のうち約20%程度とする報告が多い[1,2,6]が，新兵や長距離ランナーになると30〜40%以上の高い罹患率となる[4,5]．男性より女性の罹患率の方がわずかに高いとする報告がある[1]．本疾患は両側例が多いことが特徴で，両側発症は約30〜70%と報告されている[3,6]．さらに踵骨疲労骨折は他の疲労骨折が合併している割合が最も高い(約27%)ともいわれている[1,2]．

診断

診断は問診，症状，画像検査で行うが，画像検査は異常所見が認められない場合もあるため，全てを併せて総合的に判断することが求められる．

問診は，症状発現や受傷機転，基礎疾患や服薬の有無など，できるだけ正確にとる．特にスポーツ選手には，症状が発現する前にトレーニング内容や負荷，もしくはトレーニングを行う環境(場所やシューズ)の変更があったかどうかを十分に確認する．

主な症状は，誘因なく発症する踵部痛である．疼痛は緩徐に起こることが特徴で，当初は日常生活やスポーツ活動を継続できているが，徐々に増悪していくため，重症化すると踵を接地することが困難となり，尖足(つま先立ち)歩行で来院することも少なくない[3,7]．

腫脹は軽度か，ほとんど認められないが，足関節以遠の軽度の浮腫が認められることがある[6,7]．疼痛は踵骨の後部や足底に自覚することが多く，母指と示指で踵骨の内外側を挟むと誘発される(squeeze test)[4,7] (図2)．

画像所見は，単純X線側面像にて踵骨後部に長軸および骨梁構造を直行し，縦走する骨折線および硬化像が認められる[4,6] (図3：a, b)．しかしながら，この所見は症状発現早期には認められず，少なくとも10〜14日後より出現するといわれており[3,4]，本疾患を疑う場合には，初

第5章　足関節・足部の疲労骨折

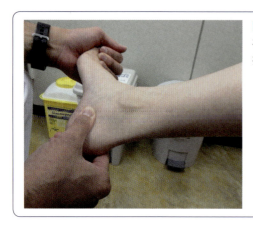

図2 Squeeze test
検者の母指と示指で踵骨の内外側を挟むと疼痛が誘発される.

診時に骨折を疑う所見が確認できなくても，再検査し，チェックする必要がある．骨折線は約56％は踵骨の後方1/3に，約79％は上方1/2に認められるという報告がある[5]（図4）．骨折線は踵骨内部の海綿骨にのみ認めるため，頻出領域の骨梁の変化を捉えるよう注意深く確認する．骨折が皮質骨へ及ぶことはないため，骨膜反応や仮骨形成は認めない[3]．骨の形態も変化しないため，一般の外傷性踵骨骨折で起こるBöhler角の減少は起こらない[3]（図3b）．

鑑別診断は，踵部痛を症状とする軟部組織の障害であるアキレス腱周囲障害，足底腱膜炎，足根洞症候群，後方インピンジメント症候群，三角骨障害や，踵骨の障害である類骨骨腫，骨髄炎，悪性腫瘍，虚血性壊死などが挙げられる[1,4]．

治療

治療はほとんどが保存的治療で軽快する[1,4]．まずは原因となる活動内容を中止もしくは軽減し，安静を図る．荷重歩行が可能であれば免荷を行う必要はない．荷重時疼痛の訴えが強く，踵部荷重が困難である場合は松葉杖を一時的に使用し，踵骨への負担を軽減する．ギプスや副子などの固定も必要ないが，固定を行ったほうが症状の軽減が見込めるのであれば考慮してもよい[1]．鎮痛剤の内服，アイシングなども必要に応じて使用する[3]．踵骨への負荷を軽減するためにheel liftなどの足底板などの装具や，使用する靴の指導は行うべきである[3]．

疼痛は発症後より約6～8週で消失するといわれている[4]．疼痛が消失すれば，トレーニング

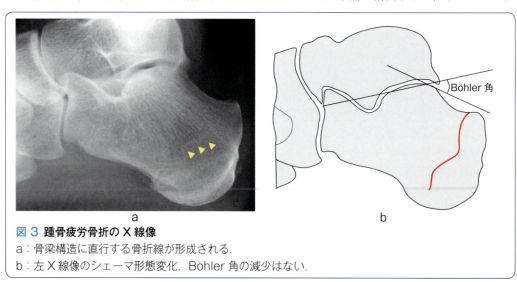

図3 踵骨疲労骨折のX線像
a：骨梁構造に直行する骨折線が形成される．
b：左X線像のシェーマ形態変化，Böhler角の減少はない．

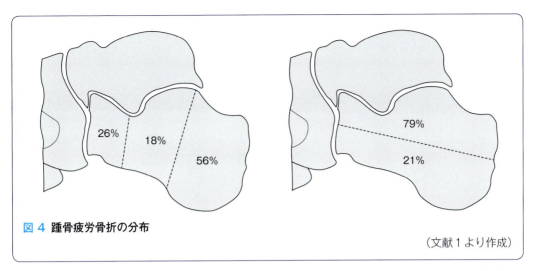

図4 踵骨疲労骨折の分布　　　　　　　　　　　　　　　　　　　　　　（文献1より作成）

再開を許可する．トレーニングは，発症後，約8～12週で元の状態に復帰することを目標とし，徐々に負荷を上げていくようにする[1,4]．症状に併せて復帰トレーニング期間は短縮してもよいが，急激に負荷を上げないようにすることが重要である．

　保存的治療にて症状の改善が認められない場合は，手術的治療を考慮する．手術はスクリューなどによる内固定を行い，術後3～4ヵ月を目標に後療法を進めていく．

復帰へのアドバイス

　本疾患は保存的治療で改善し，後遺症も認めず，疲労骨折の中では予後は良好とされている．徐々に増悪する踵部痛を認めた場合，本疾患を念頭に置き，早期に診断，治療を開始することが早期復帰につながる．しかしながら，両側発症も多いことから，発症原因を明らかにし，再発予防に努めることが重要である．

【文献】

1) Anderson RB, et al: Stress Fractures of the Foot and Ankle. In: Mann's Surgery of the Foot and Ankle, 9th Edition. (Coughlin MJ, et al., eds.), p1688-1722, Mosby, 2014.
2) Wilson ES Jr, et al: Stress fractures. An analysis of 250 consecutive cases. Radiology. 1969; 92(3): 481-486 passim.
3) Dodson NB, et al: Imaging strategies for diagnosing calcaneal and cuboid stress fractures. Clin Podiatr Med Surg. 2008; 25(2): 183-201.
4) Weber JM, et al: Calcaneal stress fractures. Clin Podiatr Med Surg. 2005; 22(1): 45-54.
5) Sormaala MJ, et al: Stress injuries of the calcaneus detected with magnetic resonance imaging in military recruits. J Bone Joint Surg Am. 2006; 88(10): 2237-2242.
6) Gehrmann RM, et al: Current concepts review: Stress fractures of the foot. Foot Ankle Int. 2006 Sep; 27(9): 750-757.
7) Leabhart JW. Stress fractures of the calcaneus. J Bone Joint Surg Am. 1959; 41-A: 1285-1290.
8) Gefen A, et al: Comparison of the trabecular architecture and the isostatic stress flow in the human calcaneus. Med Eng Phys. 2004; 26(2): 119-129.
9) Bianchi S, et al: Stress Fractures of the Calcaneus Diagnosed by Sonography: Report of 8 Cases. J Ultrasound Med. 2017; doi:10.1002/jum.14276. [Epub ahead of print]

第5章 足関節・足部の疲労骨折

3 舟状骨疲労骨折

　足舟状骨にみられる疲労骨折は，陸上トラック競技選手の中でも特に活動性の高いエリートランナーや，バスケットボール，ハンドボールなどジャンプ動作を多用する競技種目の選手に多くみられ，診断が遅れやすいことから難治性となることも少なくない．早期診断により保存療法が選択されるが，診断時期が遅れると骨癒合に時間を要し治療期間は長くなる．アスリートにとって競技生活に大きく影響を受ける疾患である．

メカニズム

　足舟状骨疲労骨折の発生は比較的まれとされていたが，CT や MRI といった画像診断技術の

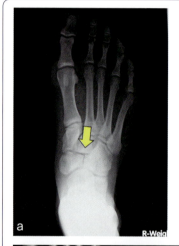
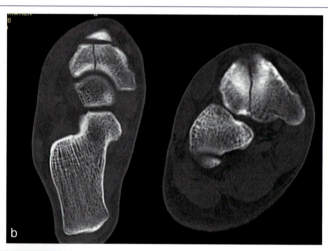
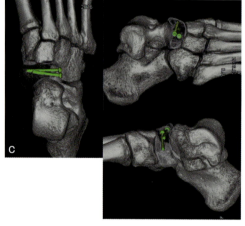
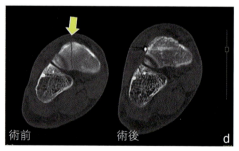

図1　16歳男性，サッカー選手，右舟状骨疲労骨折
a：単純X線足部背底像．
b：CT撮影（左：水平断，右：冠状断）．骨折線は中央1/3と外側1/3との境界部に観察され底側まで貫通している．背側でわずかに転位しているのがわかる．
c：C背外側から底内側に圧迫スクリュー2本で固定．
d：術後2.5ヵ月で骨癒合が得られている．

普及とともに報告例は増え，スポーツ選手にとっては決してまれな骨折ではないという認識に変化しつつある．足部疲労骨折の 14〜35%，ランナーの疲労骨折の 2% を占めるとされている[1-4]．

舟状骨の中央 1／3 から外側 1／3 にかけての境界部に好発し骨折線は近位背側（距舟関節面側）から生じることが多い（図 1a）．従来の研究より，舟状骨の中央 1／3 の血流が比較的乏しいことが，この部位での好発に大きく関連しているとされていたが[5]，近年の報告では，むしろスポーツ動作による生体力学的な要因が重要であると考えられるようになってきている[6,7]．足部接地や前足部での蹴りだしに際し，舟状骨の中央からやや外側寄りに距骨と楔状骨との間に圧迫力や剪断力が強くかかることが大きな要因と考えられる．

診断

疼痛部位は一定していないことも多く，症例によって足関節前面〜中足部背側にかけて限局していないのが特徴である．荷重時や運動負荷により増強するが，初期には単なる違和感のみを訴えることもあり，症状だけからの早期診断は難しい．距舟関節背側中央の圧痛点は N スポットと呼ばれており診断の一助となる．好発する競技種目を念頭において，足関節〜舟状骨にかけての限局しない前面痛を訴える選手には，本骨折を疑って画像検査を進めることが早期診断の鍵となる[6]．

単純 X 線像は足部 2 方向（背底像および斜位像）が基本となるが，異常所見を見いだせないことも多い．疼痛が限局せず足関節捻挫と類似した訴えを呈することもあるため，初診時には足関節撮影のみが行われ見逃されていることも少なくない．症状が持続する場合には，早期に MRI で診断を確定する必要がある．MRI では舟状骨内に高信号変化が認められ（図 2），治療経過の評価にも有用である．骨折線の評価や骨癒合の状況を判断するには CT の方がわかりやすい[2,6]（図 1: b-d）．

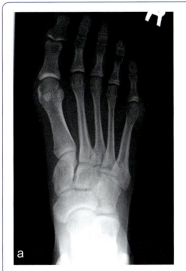
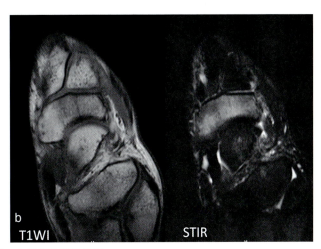

図 2 16 歳女性，バレーボール選手，右舟状骨疲労骨折
a：単純 X 線像．骨折線は不明瞭で確定診断には至らない．
b：MRI．T1WI で骨折線は明瞭に描出され，STIR では骨髄内浮腫が著明である．

第5章　足関節・足部の疲労骨折

治療

　治療の原則は6〜8週間の完全免荷による保存療法とされている[8]．単なる運動制限や部分荷重のみでの治療効果は劣っており，治療期間の遷延や偽関節となることも少なくない．トップアスリートに対する早期手術を推奨する報告もあるが[9]，メタ解析によると，完全免荷・固定による保存療法と手術療法との比較で治療成績に有意差は認められなかったとされている[8]．骨癒合後には，アーチ保持のための後脛骨筋や足部内在筋の筋力強化訓練を行い，再発予防に努める．早期に診断したのち，選手にしっかりと病態を説明したうえで，治療効果についてのエビデンスを示し保存療法を最後までやり遂げることができるかどうかが重要となる．

　転位が大きい症例や，偽関節症例に対しては手術療法を検討する必要がある．骨折線の好発部位から考えると，スクリュー固定は外側から内側に向けて刺入することが多くなる．偽関節症例では掻爬の後，骨移植を要する[10]．

【文献】

1) Towne LC, et al: Fatigue fracture of the tarsal navicular. J Bone Joint Surg Am. 1970; 52: 376-378.
2) 杉本和也，他：舟状骨疲労骨折の診断と治療．臨床整形外科．2012; 47: 729-734.
3) Bennell K, et al: The incidence and distribution of stress fractures in competitive track and field athletes. A twelve-month prospective study. Am J Sports Med. 1996; 24: 211-217.
4) Brukner P, et al: Stress fractures: a review of 180 cases. Clin J Sport Med. 1996; 6: 85-89.
5) Torg JS, et al: Stress fractures of the tarsal navicular: A retrospective review of twenty-one cases. J Bone Joint Surg Am. 1982; 64: 700-712.
6) Pedowitz DI, et al: Orthopaedic Knowledge Update: Foot and Ankle 5. Loretta B, Chou MD (Eds), pp335, American Academy of Orthopaedic Surgeons, Rosemont, 2014.
7) McKeon KE, et al: Intraosseous and extraosseous arterial anatomy of the adult navicular. Foot Ankle Int. 2012; 33: 857-861.
8) Torg JS, et al: Management of tarsal navicular stress fractures: conservative versus surgical treatment: a meta-analysis. Am J Sports Med. 2010; 38: 1048-1053.
9) Mann JA, et al: Evaluation and treatment of navicular stress fractures, including nonunions, revision surgery, and persistent pain after treatment. Foot Ankle Clin. 2009; 14: 187-204.
10) Fitch KD, et al: Operation for non-union of stress fracture of the tarsal navicular. J Bone Joint Surg Br. 1989; 71: 105-110.

4　その他の足根骨疲労骨折

　走る，跳ぶといったスポーツ動作の繰り返しにより多くのストレスを受ける足部は，疲労骨折の好発部位である．中足骨疲労骨折がその代表的なものであるが，前述の舟状骨や踵骨以外の足根骨にも疲労骨折は生じうる．頻度が少ないことや通常の単純X線で所見を認めないことから見逃される事も多い．本項では足根骨疲労骨折のなかでも稀な部位について解説する．

4 その他の足根骨疲労骨折

1 立方骨疲労骨折

　立方骨疲労骨折の本邦での報告は少ないが，海外では小児期における多数例の報告がある[1,2]．小児においては踵骨疲労骨折の次に，立方骨疲労骨折が多いともいわれている[3]．成人スポーツ選手の報告では，ランナー，バレエダンサー，体操選手などに生じている[4]．本骨折が見逃される原因として，小児の場合は病歴聴取が困難なこと，症状が足部の痛みで漠然としていること，単純X線で所見を認めにくいこと，またlow riskの疲労骨折のため（図1）自然軽快し看過されていること等が考えられる．診断は，痛みによる跛行，中足部外側の圧痛，nutcracker test[2]

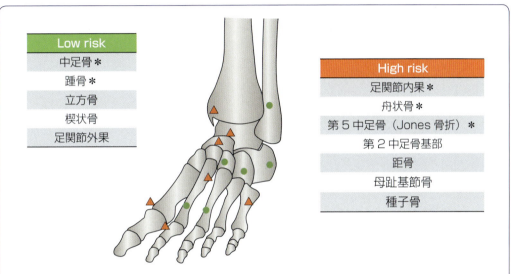

図1 足・足関節部のhigh risk・low riskの疲労骨折（文献6を改変）
High risk群の中でも，内果，舟状骨，第5中足骨は足部における三大難治性疲労骨折といわれている．Low risk群では，第2，第3中足骨と踵骨の頻度が比較的高い．＊印は比較的頻度が高い骨折．

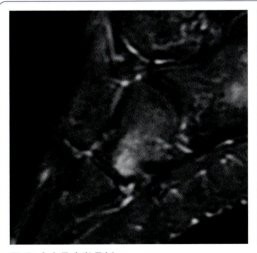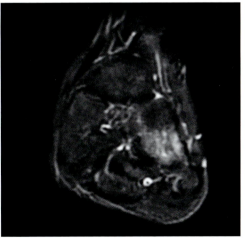

図2 立方骨疲労骨折
12歳女子，剣道選手．単純X線では所見を認めなかったが，MRI（STIR像）で立方骨の外側部を中心に骨髄浮腫像を認めた．

など疼痛誘発テストがある．確定診断には，骨シンチグラフィー[2]，超音波[5]やMRI[4]などの補助画像検査が必要である（図2）．治療は免荷や外固定といった保存治療で良好に治癒する．

2 楔状骨疲労骨折

楔状骨疲労骨折も稀な疲労骨折であり，中足部や踵部の痛みの原因となる[7]．過度なランニングや，足底腱膜炎や足底腱膜の断裂[8]がその要因として報告されている．診断にはMRIが有用で，脂肪抑制像で高信号の骨髄浮腫像を呈する（図3）．Low riskの疲労骨折であり，立方骨や踵骨疲労骨折と同様に保存的に加療する．

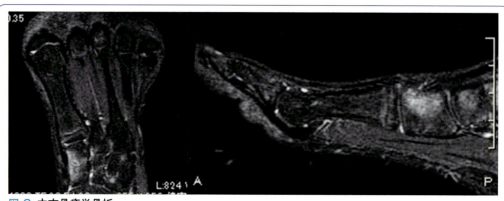

図3 立方骨疲労骨折
12歳女子，バスケットボール選手．MRI（STIR像）で第1楔状骨全体に高信号の髄内浮腫像が認められる．単純X線では所見を認めなかった．

3 距骨疲労骨折

距骨疲労骨折は，1965年にMcGloneにより初めて報告されている[9]．稀な疲労骨折であり，スポーツ選手や軍隊入隊者が過度なトレーニング活動を行う場合に発生する[10,11]．ある軍隊の調査では4.4/10,000人年の頻度で生じたと報告されており，舟状骨疲労骨折といった他部位の疲労骨折に合併することも多い[11]（図4）．X線では所見を認めないことが多く，骨シンチグラフィーやMRIが早期診断に有用で，骨髄浮腫像と時に骨折線も認める[13]．距骨の部位別では頭部に生

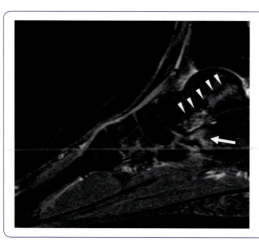

図4 距骨疲労骨折
17歳女子，バスケットボール選手．MRI（STIR像）で距骨頚部及び体部（矢頭），さらに踵骨（矢印）に骨髄浮腫像を認める．

じることが多く，その他，距骨体部，後方部分にも生じる[12]．稀な骨折であるため治療法は確立していないが high risk の疲労骨折に分類されており，免荷などの保存治療が行われる．

【文献】

1) Senaran H, et al: Cuboid fractures in preschool children. J Pediatr Orthop 2006; 26: 741–744,.
2) Joo SY, Jeong C: Stress fracture of tarsal cuboid bone in early childhood. Eur J Orthop Surg Traumatol. 2015; 25: 595-599.
3) Oestreich AE, Bhojwani N: Stress fractures of ankle and wrist in childhood: nature and frequency. Pediatr Radiol. 2010 ;40: 1387–1389.
4) Yu SM, et al: MRI of isolated cuboid stress fractures in adults. AJR Am J Roentgenol. 2013; 201: 1325-1330.
5) Simanovsky N, et al: Sonographic detection of radiographically occult fractures in pediatric ankle and wrist injuries. J Pediatr Orthop. 2009; 29: 142–145.
6) Mandell JC, et al: Stress fractures of the foot and ankle, part 2: site-specific etiology,imaging, and treatment, and differential diagnosis. Skeletal Radiol. 2017; 46: 1165–1186.
7) Welck MJ, et al: Stress fractures of the foot and ankle. Injury. 2017; 48: 1722-1726.
8) Bui-Mansfield LT, Thomas WR: Magnetic resonance imaging of stress injury of the cuneiform bones in patients with plantar fasciitis. J Comput Assist Tomogr. 2009; 33: 593–596.
9) McGlone JJ: Stress fracture of the talus. J Am Podiatr Med Assoc. 1965; 55: 814-817.
10) Rossi F, Dragoni S: Talar body fatigue stress fractures: three cases observed in elite female gymnasts. Skeletal Radiol. 2005; 34: 389-394.
11) Sormaala MJ,et al: Bone stress injuries of the talus in military recruits. Bone. 2006; 39: 199–204.
12) Mayer SW, et al: Stress fractures of the foot and ankle in athletes. Sports Health. 2014; 6: 481-491.
13) Kim YS, et al: Fatigue stress fracture of the talar body: an uncommon cause of ankle pain. J Foot Ankle Surg. 2016; 55: 1113–1116.

5 中足骨疲労骨折

> 足部の疲労骨折の中でも最も頻度が高く，特に第2，第3中足骨骨幹部に好発する．また，バレエダンサーに特徴的な疲労骨折として第2中足骨基部疲労骨折がある[1]．いずれも初期の単純X線像では正常であることが多く注意が必要である．

メカニズム

　骨幹部の疲労骨折は陸上競技やバレエなど，ランニングやジャンプの繰り返しにより発症する．着地の際の衝撃や，足底腱膜や足底筋群の牽引力による中足骨のたわみが繰り返されることによって生じるといわれている．

　基部の疲労骨折はバレエダンサーに特徴的であり，ポワントやデミポワントといった特殊な肢位（図1）で踊ることによる応力の集中が原因とされている[2]．

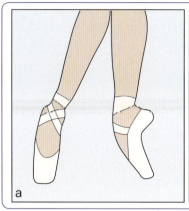
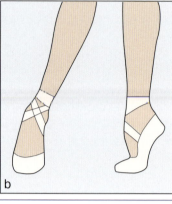

図1 ポワント及びデミポワント肢位
a: ポワント肢位.
b: デミポワント肢位.

診断

初期症状のほとんどは運動時の中足部痛や圧痛であるが,圧痛は認めないこともある.そのためそのまま競技を継続する,もしくは近医を受診しても単純X線で骨折線が認められないため放置される,などの経過をたどり症状が悪化することがしばしば認められる.特に,第2中足骨基部疲労骨折では日常生活において疼痛を認めないことも多く,診断が遅れがちになるとの報告がある[2].さらには中足楔状骨関節まで骨折線が及ぶ場合は難治性になりやすいとの報告もあることから,より早期発見が重要となってくると考えられる.

先述のように受傷直後は単純X線で同定できないことが多く,4週間後以降に再度撮影し仮骨形成が認められて確定診断に至ることもある(図2).CTでも骨折線があれば同定可能であるが,そうでない場合も多い.しかし,MRIを撮影すれば初期の骨折線のない段階からT2脂肪抑制像やSTIR像にて骨髄浮腫像が認められるため,早期の診断が可能である(図3).その他の早期発見のための有効な検査として骨シンチグラフィーが挙げられるが,特異性に乏しく骨折部の詳細な画像が得られないため近年ではMRIによる早期診断が主流になっている.基部疲労骨折では中足楔状骨関節にまで骨折線が及ぶことがあり,その際は一般的に中足骨基部底側から関節内にかけて骨折線が認められる(図4).

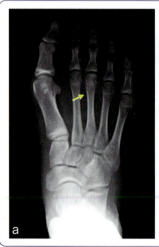
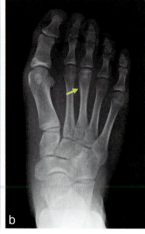

図2 初診時と3ヵ月経過してからの単純X線像
3ヵ月経過時の矢印部分に仮骨の形成を認める.
a: 初診時.
b: 3ヵ月後.

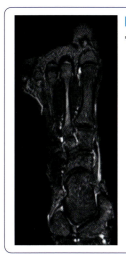

図 3 MRI, STIR 像
骨幹部に高輝度領域を認める．

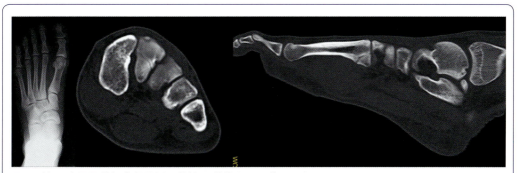

図 4 第 2 中足骨基部疲労骨折の単純 X 線像と CT 像
単純 X 線では明らかな骨折線は認められない．CT にて基部底側から関節内にかけて骨折線が認められる．

治療と復帰へのアドバイス

　中足骨疲労骨折の治療の中心は保存療法である．スポーツ復帰に向けて著者らは，定期的な単純 X 線や CT で仮骨の形成を確認しつつ，圧痛がほぼ消失したら，アーチサポートの足底挿板を着用した上でのジョギングを許可している．そこからは疼痛に応じて徐々に元の競技に復帰するように指導している．

　通常の骨幹部疲労骨折であれば 1~2 ヵ月間のスポーツ活動の中止で治癒・スポーツ復帰が可能である．多くの場合でギプス固定までは必要としない．

　一方，基部疲労骨折は骨幹部疲労骨折と違い難治性といわれており，特に骨折線が中足楔状骨関節にまで及ぶものは，治療期間が長期に及び治療成績も悪いとされている[3]．さらに，発見が遅れて治療開始が遅いほど難治性になることも知られており，そういった症例に対しては初期から超音波治療（LIPUS）などの使用も考慮すべきである．また，保存療法で骨癒合が得られない場合は手術療法を行うこともある[4]．以上から，基部疲労骨折は骨折形態や発見時期などにより，スポーツ復帰が可能となる時期に大きな差が生じると考えられる．

【文献】
1) Micheli LJ, et al: Stress fractures of the second metatarsal involving Lisfranc's joint in ballet dancers. A new overuse injury of the foot. J Bone Joint Surg. 1985; 67-A: 1372-1375.
2) Harrington T, et al: Overuse ballet injury of the base of the second metatarsal. A diagnostic problem. Am J Sports Med. 1993; 21: 591-598.
3) 竹島憲一郎, 他：バレエダンサーにおける第2中足骨基部疲労骨折の治療成績. 日足外会誌 .2015; 36: 114-118.
4) Muscolo M, et al: Stress fracture nonunion at the base of the second metatarsal in a ballet dancer. A case report. Am J Sports Med. 2004; 32: 1535-1537.

6 第5中足骨疲労骨折（Jones骨折）

　第5中足骨近位骨幹部にみられる疲労骨折は，わが国ではサッカー選手に多くみられるいわゆるJones骨折として認知されている．骨癒合が遷延し偽関節となりやすく，再発（再骨折）の頻度が高いことから，アスリートにとっては長期にわたって悩まされる疾患である．通常，早期診断とともに保存療法が選択されるが，診断時期が遅れると手術療法となる可能性が高くなる．再発を予防するためには，個々の症例の要因をしっかりと見極めたうえで治療する必要がある．

名称とメカニズム

　第5中足骨近位部骨折は，骨折線のみられる部位によって3つの名称で定義されている（図1）[1,2]．近位より「基部裂離骨折」，「Jones骨折」，「近位骨幹部骨折」と呼ばれ，本来の「Jones骨折」は1回の介達外力（足関節底屈位での前足部内転強制）で発生する新鮮骨折で偽関節になりやすい骨折として報告されている[3]．これに対し「近位骨幹部骨折」は，繰り返される運動負荷で発生しやすい疲労骨折であることが多く，同じく骨癒合が遅れやすく再発が多いという特徴がある．そのため，これまでの報告では本来の「Jones骨折」と「近位骨幹部（疲労）骨折」をまとめて"Jones骨折"としているものが多く，わが国でも同じように扱われる傾向にある．

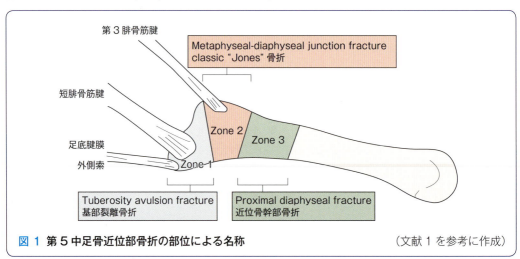

図1　第5中足骨近位部骨折の部位による名称　　　　　（文献1を参考に作成）

1. 解剖学的因子：第5中足骨基部には短腓骨筋腱，第3腓骨筋腱，足底腱膜外側索が付着しており，近位方向への緊張（牽引力）は常に強く働いている状態である．また，近位の立方骨や内側の第4中足骨との間は強靭な靱帯組織（足根中足靱帯，中足骨間靱帯）で結合されており，外側・底側骨表面の皮下軟部組織による被覆はほとんどみられない[4,5]．こういった環境下での荷重による負荷により，立方骨側からの圧迫力に加え，第5中足骨頭からの床反力が同時に近位骨幹部に集中する．この負荷は切り返し動作時の足外側荷重でいっそう強くなり疲労骨折が発生しやすくなる．また，近位骨端部の栄養血管は骨幹部内側から侵入しているため，この部位で骨折が発生すると栄養血管が損傷し骨癒合が遷延する（図2）[6]．

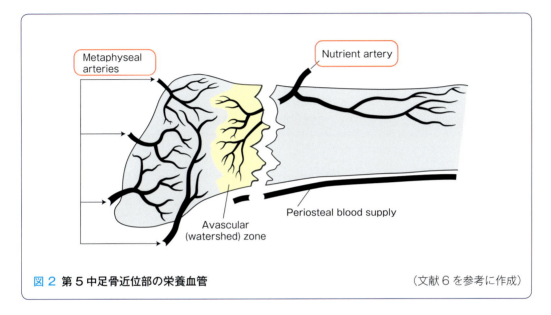

図2 第5中足骨近位部の栄養血管　　　　　　　　　　　　　　（文献6を参考に作成）

2. 内的因子：選手側の要因として，関節柔軟性の低下や後足部アライメント不良（回外）[7]，凹足（高アーチ）[8]，高BMI，足趾筋力の低下[9]などが報告されている．すべて上述した解剖学的な特徴が助長されることによる．
3. 外的因子：サイドステップ動作との関連や，スパイクシューズ，人工芝といった環境要因が報告されている[10]．

診断

足外側，特に第5中足骨基部周囲の違和感，軽度の疼痛を訴えるが，初期には症状は軽微なことも多く，スポーツ活動をそのまま継続していることが多い．サイドステップ，ランニング，ジャンプなどを多用するスポーツ種目で，運動量の増加とともに第5中足骨周囲に違和感を訴えるようになった選手には，本疾患を念頭におく必要がある．スポーツの継続とともに疼痛の増悪，緩解を繰り返し経過するが，完全骨折に至ると疼痛のため足部接地が不可能となる．

単純X線像で診断は可能であるが，患者背景や現病歴から本疾患を念頭におくことが診断には最も重要である．足部3方向（背底像，側面像および斜位像）で底外側骨皮質に亀裂像を認め（図3），周囲の骨硬化像や骨膜の肥厚を伴うことも多い．完全骨折になると骨折線はより明瞭となる．Torgらは骨折線の特徴により3型に分類しておりしばしば治療方針の選択に用いられる（表1）[11]．早期診断にはMRIが有用である[12]．

第5章　足関節・足部の疲労骨折

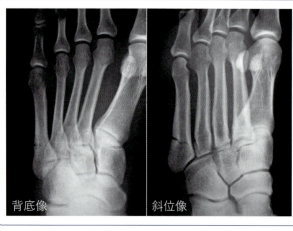

図3　16歳男性サッカー選手，単純X線像（2方向）
第5中足骨近位骨幹部の底外側に骨折線がみられ，内側骨皮質にまでほぼ貫通している．

表1　Torg分類

	病態	X線所見
Type I	Acute Injuries	Narrow fracture line w/o intra-medullary sclerosis
Type II	Delayed Union	Widened fracture inter-surface with evidence of IM sclerosis
Type III	Non-Union	Complete sclerotic obliteration of the IM canal

治療

不全骨折に対してはまず保存療法が行われる．通常，下腿ギプス固定による6～8週間の免荷歩行が望ましいとされているが[5]，スポーツ選手では競技の継続を望むケースが多く，足底挿板による足圧分散やアライメント調整とともに足趾筋力の強化や超音波治療器（LIPUS）を用いた治療を行う．骨癒合の遷延がみられる場合には，体外衝撃波治療も有効とされている[13]．

完全骨折と不全骨折であっても遷延癒合を呈する症例（Torg分類II，III型）や再骨折症例に対しては，手術療法が行われる．手術は4.5 mm径の髄内螺子固定が一般的であり（図4），

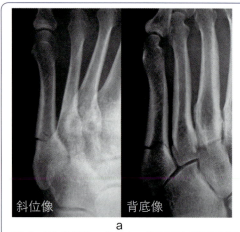
a

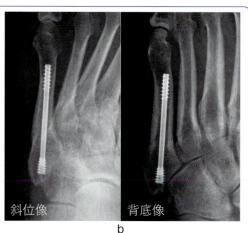
b

図4　18歳男性，サッカー選手髄内螺子固定による手術例
a：術前．b：術後．

headless タイプのものが推奨されている[14]．術後外固定は行わず，松葉杖による免荷あるいは踵荷重歩行を許可する．仮骨形成が確認されれば前・中足部への荷重を許可する．通常，全荷重歩行は術後6週間以降となる．ハイレベルのスポーツ選手に対しては，早期復帰と再発予防を目的として早い時期に手術を行うこともある[15]．また，発生要因となる足部変形や骨アライメントを同時に矯正することも検討すべきである[16]．

　本疾患は手術加療後においても再発が散見されるため，再発防止策を講じることが最重要である．

【文献】

1) Hartog BBD: Fracture of the proximal fifth metatarsal. J Am Acad Orthop Surg. 2009; 17: 458-464.

2) 足の外科学用語集 第2版．日本足の外科学会編，p45，南山堂，2002.

3) Jones R: Fracture of the base of the fifth metatarsal bone by indirect violence. Ann Surg. 1902; 35: 697-700.

4) Lawrence SJ, et al: Jones' fractures and related fractures of the proximal fifth metatarsal. Foot Ankle Int. 1993; 14: 358-365.

5) Hunt KJ: Orthopaedic Knowledge Update: Foot and Ankle 5. American Academy of Orthopaedic Surgeons, pp346-349, Rosemont, 2014.

6) Smith JW, et al: The intraosseous blood supply of the fifth metatarsal: implications for proximal fracture healing. Foot Ankle. 1992; 13: 143-152.

7) Raikin SM, et al: The association of a varus hindfoot and fracture of the fifth metatarsal metaphyseal-diaphyseal junction: the Jones fracture. Am J Sports Med. 2008; 36: 1367-1372.

8) Lee KT, et al: Radiographic evaluation of foot structure following fifth metatarsal stress fracture. Foot Ankle Int. 2011; 32: 796-801.

9) Fujitaka K, et al: Pathogenesis of fifth metatarsal fractures in college soccer players. Orthop J Sports Med. 2015; 3(9): 2325967115603654..

10) Villwock MR, et al: Football playing surface and shoe design affect rotational traction. Am J Sports Med. 2009; 37: 518-525.

11) Torg JS, et al: Fracture of the base of the fifth metatarsal distal to the tuberosity. J Bone Joint Surg Am. 1984; 66: 209-214.

12, Boden BP, et al: High-risk stress fractures: evaluation and treatment. J Am Acad Orthop Surg. 2000; 8: 344-353.

13, Alvarez RG, et al: Extracorporeal shock wave treatment of non- or delayed union of proximal metatarsal fractures. Foot Ankle Int. 2011; 32: 746-754.

14) Masashi N, et al: Headless compression screw fixation of Jones fractures. Am J Sports Med. 2012; 40: 2578-2582.

15) Roche AJ, et al: Treatment and return to sport following a Jones fractures of fifth metatarsal. Knee Surg Sports Traumatol Arthrosc. 2013; 21: 1307-1315.

16) Carreira DS, et al: Radiographic factors and effect of fifth metatarsal Jones and diaphyseal stress fractures on participation in the NFL. Foot Ankle Int. 2013; 34: 518-522.

第5章　足関節・足部の疲労骨折

7 母趾種子骨疲労骨折

母趾種子骨疲労骨折は，アスリートに多くみられ母趾側への十分な荷重が制限されるためパフォーマンスに大きく影響を与える疾患である．有痛性二分種子骨との鑑別は必ずしも容易でないが，症状に応じた治療法が選択されることで同様に扱われることも多い．保存療法が基本となるが，長期にわたる徹底した免荷は困難なことも多く，アスリートに関しては治療法の選択に難渋する．

メカニズム

母趾種子骨は母趾MTP関節底側で蹠側板の中に存在し，内・外側種子骨と第1中足骨頭底側との間には関節面が形成されている．また，内・外側種子骨間は強靭な靭帯で結合されておりその底側には長母趾屈筋腱が走行している．荷重による直接の圧迫刺激を減弱し，短母趾屈筋に対する力学的な支点となることで母趾屈曲機構の重要な機能を担っている．特に内側種子骨は中足骨頭の中心寄りに位置していることから，荷重時の衝撃は内側種子骨に強くなると考えられている[1-3]．母趾の背屈により，種子骨を含む蹠側板の緊張は強くなり，その肢位での荷重がかかることで疲労骨折が発生しやすくなる．つま先立ちでのパフォーマンスが要求される体操競技やクラシックバレエ，強い踏み蹴り動作が要求される陸上競技の選手に多く発生する．またこれらの競技では，いずれも底の薄いシューズを履く傾向にあることも要因の一つと考えられている[1]．

診断

母趾MTP関節底側痛がみられ，軽度の腫脹と関節の拘縮がみられることも多い．障害のある種子骨に圧痛が認められ，母趾背屈や抵抗下での自動底屈にて疼痛が増強する．

単純X線像の母趾MTP関節2方向（背底像および側面像）に加え，種子骨軸射像にて骨折線や転位を評価する．通常，横骨折（骨折線は冠状断）を呈することが多く母趾MTP関節2方向でも明瞭に描出されるが（図1），軸射像にてより詳細なアライメントや関節面の評価が可能となる（図2a）．病歴が長い症例やハイインパクト競技の選手では，骨片が多数に分裂している症例もみられる．また，外反母趾の評価のためには荷重時背底像が必要となる（図2b）．CT撮影による骨折線の詳細にわたる描出や骨片転位の評価も有用である（図2c）．またMRIは，MTP関節内の炎症（水腫）や種子骨壊死の有無など治療法を考える上で有用な情報を提供して

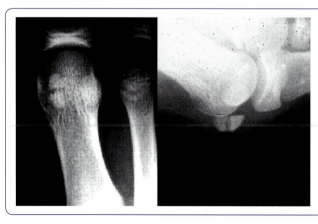

図1 母趾MTP関節撮影（背底像と側面像）
内側種子骨の横骨折が認められる．

くれる．

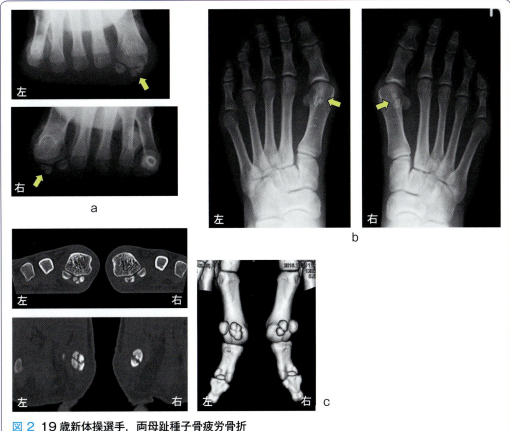

図2 19歳新体操選手，両母趾種子骨疲労骨折
a：種子骨軸射像．いずれも種子骨はやや外側に偏位しているのが分かる．左：関節面の不整を伴う粉砕した種子骨が認められる．右：二分した種子骨が認められる．
b：足部荷重時背底像．左右いずれも外反母趾変形が認められ，軸射撮影（非荷重）の図2aと比べ種子骨はより外側偏位が強くなっているのが分かる．
c：CT像．種子骨の骨折線の詳細が明瞭となる．左：骨折線が冠状断，矢状断双方に入り，4つに粉砕した種子骨が認められる．右：二分した種子骨がわずかに転位しているのが分かる．

治療

治療の原則は保存療法である[1]．通常，歩行障害をきたすような疼痛を訴える場合，3〜6週間の母趾MTP関節の背屈を制限するシーネ固定を行い，少なくとも3週間の免荷を行う．症状の軽快とともに可動域訓練を開始し，アーチサポートと母趾底側の衝撃吸収素材を加えた足底挿板を装着させ，徐々に荷重歩行を許可する．外反母趾傾向のある場合には，母趾外転筋や短母趾屈筋の筋力強化など足趾の機能訓練を行う．体操やクラシックバレエなど足底挿板を使用できない競技では，復帰に際し母趾機能をアシストするテーピングも活用する．著者らは，こういったアスリートに対しては，徹底した足趾機能訓練と体外衝撃波治療の併用により治療を行っており比較的良好な効果を得ている．

6ヵ月以上の保存療法で症状が軽快しない症例や，歩行障害が長期にわたる症例では種子骨摘出術（図3）を主とした手術療法も考慮する．アスリートに対しては可能な限り種子骨を温存するための各種保存療法または内固定術が推奨されているが，骨移植を伴う内固定術は技術的にも

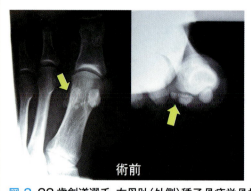
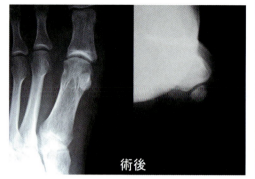

図3 22歳剣道選手，右母趾（外側）種子骨疲労骨折，摘出術症例（約1年にわたり歩行時痛が持続し，スポーツ復帰を目指して摘出術を行った）
背底像と軸射像．
術前：外側種子骨の粉砕と骨片の転位が認められる．
術後：外側種子骨は摘出されている．

いまだ発展途上であり，その報告例も限られている[1,4]．種子骨摘出術は，内側種子骨に対してはMTP関節内側アプローチを，外側種子骨に対しては第1趾間の底側アプローチが一般的である．手術に際しては，趾神経や長・短母趾屈筋腱を損傷しないよう十分に注意し，母趾外転筋や短母趾屈筋をしっかり修復することで，術後の外反母趾変形の進行を防ぐ必要がある[1-3]．

【文献】
1) Hunt KJ: Orthopaedic Knowledge Update: Foot and Ankle 5. Loretta B, Chou MD (Eds), pp351-352. American Academy of Orthopaedic Surgeons, Rosemont, 2014.
2) Coughlin M: Sesamoid Pain: Causes and surgical treatment. Instr Course Lect. 1990; 39: 23-35.
3) McBryde AJ, et al: Sesamoid foot problems in the athlete. Clin Sports Med. 1988; 7: 51-60.
4) Robertson GAJ, et al: Return to sport following stress fractures of the great toe sesamoids: a systematic review. Br med Bull. 2017; 122: 135-149.

8 母趾疲労骨折

母趾基節骨疲労骨折はきわめてまれな疲労骨折であり，Yokoeらの発表[1]を嚆矢として自験例を合わせて世界で40例に過ぎない．うち，18例は邦文であり，英文では，22例である（表1）．筆者らの教室では，過去に桜田らが4例を報告した[2]．その後，新たに4例の本症例を経験したので，その自験例8例の病態と診断，治療について過去の報告例のreviewを交えて述べる．

メカニズム

自験例を加えた過去の報告例全体では，陸上競技の短距離選手が20例と最多で，以下，その他の陸上競技5例，バスケットボール5例，サッカー3例，以下，バレーボール，トライアスロ

8 母趾疲労骨折

表1 症例一覧

英文			邦文		
著者	発表年	症例数	著者	発表年	症例数
Yokoe K	1986	3	松末	1991	1(英文と同一)
Hulkko A	1987	2	志田原	1991	1
Matsusue Y	1992	1	桜田	1994	4
Shiraishi M	1993	3	池田	1998	1
Pitsis GC	2004	2	亀山	2008	4
Yokoe K	2004	10 (3+7)	門田	2012	1
Munemoto M	2009	4	若杉	2012	1
計		22	黒屋	2014	1
			中村	2014	1
			著者ら	2017	8 (4+4)
			計		18

ン，体操，ラグビー，剣道，野球が1例ずつであった．スポーツ種目は陸上短距離走が5例で最多であった．続いて，バスケットボールが2例，バレーボールが1例であった（表1）．性別は，男子11例，女子29例と女子に多かった．年齢は，中央値が16.0歳であり，25percentileが14歳，75persentileが17歳であった．最年少は12歳で，最年長は41歳であった．

自験例では男子2例，女子6例の計8例であった．年齢は14～17，中央値14歳であった．骨折部位は，母趾基節骨近位部内側が34例，中央が1例，外側が2例であった．また，29歳のバレエダンサーに生じた母趾末節骨疲労骨折も1例報告されている[3]．自験例では，母趾基節骨近位端内側が8例であった．

外反母趾の合併が多いとの報告があるが[4,5]，外反母趾角の記載がある報告例の平均が24.3°（7～34°）であった．自験例でも，平均24.3°（18～30°）であり，外反母趾角が大きい傾向がみられた．

骨端線閉鎖の有無に関しては，14～17歳の骨端性閉鎖前後の報告例が多かった．自験例では，全例，閉鎖していた．母趾疲労骨折の発生メカニズムとして，長母趾伸筋と母趾内転筋の牽引が弦が弓をたわませる弓弦効果となって疲労骨折が生じると報告されている[5]．

診断

診断に関しては，過去の報告例では，単純X線所見での報告が多かった．しかし，通常の足部2方向（足部正面と足部回内30°斜位）撮影では，見逃す可能性が否定できない．骨折線の方向から考えると，足部正面と足部回外30°での2方向撮影が良い（図1）．また，自験例ではCTを撮影し，手術に際して非常に有用であったので，CT撮影を強く推奨する．

第 5 章　足関節・足部の疲労骨折

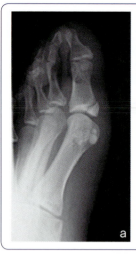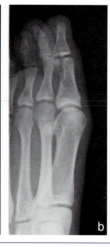

図1　14歳女子
a: 足部回外30°での斜位単純X線像．基節骨疲労骨折が明瞭に描出される．
b: 同一症例の足部2方向撮影における足部斜位（回内30°斜位撮影）．これでは，骨折線は不明瞭となる．

治療

過去40例の報告では，20例に保存的治療，20例に観血的整復固定術が行われた（▶第8章10）．

保存的治療では，4〜12週の運動禁止が11例で，5〜6週の外固定，免荷が5例であった．

観血的整復固定術はスクリュー固定が16例とほとんどであった．

自験例の8例では，5例は，保存的治療で骨癒合が得られた．うち，3例は2〜3ヵ月の運動禁止，2例はアルフェンス固定，免荷6週であった．3例では，観血的整復固定術を行った．

代表症例を示す．

17歳，女子．陸上競技の短距離選手．右母趾中足趾節間（MTP）関節部に疼痛を訴え，1週間後に受診した．単純X線正面像にて母趾基節骨内側部に骨折を認めた．外反母趾角は30°，内側の分裂種子骨が認められ，骨端線は閉鎖していた．アルフェンス固定を行い，松葉杖を使用した免荷6週とした．6週にて骨癒合が得られ，3ヵ月後にスポーツへ復帰した（図2）．

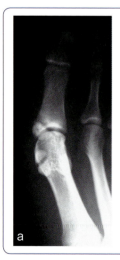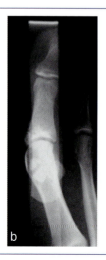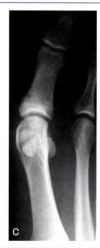

図2　17歳女子，陸上短距離選手
a: 母趾幹部の疼痛を訴え，1週後に初診．単純X線所見にて母趾基節骨疲労骨折を認めた．
b: アルフェンス固定を行った．
c: 6週後，骨癒合が得られ，3ヵ月後にスポーツに復帰した．

復帰へのアドバイス

足部正面と足部回外30°斜位での単純X線にて骨癒合が得られたら，スポーツ復帰を許可して

よい．3ヵ月程度を要することが多い．

【文献】

1) Yokoe K, Mannoji T: Stress fracture of the proximal phalanx of the great toe: a report of three cases. Am J Sports Med. 1986; 14: 240-242.

2) 桜田卓也，他：母趾基節骨疲労骨折の検討．東日本臨整会誌，1994; 6: 111-114.

3) Lo SL, et al: Stress fracture of the distal phalanx of the great toe in a professional ballet dancer a case report. Am J Sports Med. 2007; 35: 1564-1566.

4) Munuera PV et al: Bipartite hallucal sesamoid bones: relationship with hallux valgus and metatarsal index. Skeletal Radiol. 2007; 36: 1043-1050.

5) Yokoe K, Kameyama Y: Relationship between stress fractures of the proximal phalanx of the great toe and hallux valgus. Am J Sports Med. 2004; 32(4): 1032-1034.

第6章

脊椎・体幹部の疲労骨折

本章では脊椎・体幹部に生じる疲労骨折について解説する．脊椎疲労骨折といえば，腰椎分離症が代表的である．診断についてはMRIとCTの重要性とチェックポイントについて，治療に関しては各年齢別のストラテジーを記載し，実際の現場に対応できる基準を示した．最近では，スポーツ起因が多くなっていることから，予防法の確立が期待される．

体幹では肋骨疲労骨折が多くみられる．スポーツ，特にゴルフに起因することが多く，稀ではあるが，胸骨・鎖骨・肩甲骨にも生じる．スポーツドクターとしては知っておくべき病態であろう．肩甲骨では，リバース型人工肩関節置換術の術後合併症として生じており，知っておくべき知見である．

骨盤部疲労骨折には色々な病因・病態が存在し，恥骨・坐骨・仙骨に生じる疲労骨折，さらに，特殊例として，骨盤周囲の術後に生じる疲労骨折を解説した．近年の高齢社会と骨粗鬆症患者の増加により，様々な脆弱性疲労骨折が生じているが骨盤部についても同様であり，今後症例が増加する可能性がある病態である．

脊椎・体幹部の疲労骨折は，長管骨に比較して知られていないため見逃されることもある．しかしながら，いずれの部位にも生じる可能性があり，詳細な病歴に加え各種画像診断を駆使し，確定診断してほしい．最も大切なことは，脊椎・体幹部にも疲労骨折が生じうるということ，そして，その病態を理解しておくことである．

1	腰椎分離症	120
2	棘突起疲労骨折	129
3	肋骨疲労骨折	131
4	鎖骨疲労骨折	134
5	胸骨疲労骨折	137
6	肩甲骨疲労骨折	140
7	骨盤部疲労骨折	143

第6章 脊椎・体幹部の疲労骨折

1 腰椎分離症

腰椎分離症は，発育期のスポーツ選手に好発する脊椎疲労骨折である．従来は，単純X線で偽関節となった結果を診断していたため，治療は除痛処置にならざるを得なかった．しかしMRIによる早期診断が可能となったことから[1]，骨癒合を目指した治療が行えるようになり，さらに治療から予後に至るエビデンスが構築され，分離症は系統的に治療できる疾患となった．

頻度

2008年～2010年，当院でMRIを用いて前向きな疫学調査を行った．その結果驚くことに，小中学生では2週以上続く腰痛患者の実に45%が分離症であった．これまでの報告では腰痛患者のうち分離症の占める割合は3割というのが定説であったが，小中学生に限っては予想に反しさらに多い結果であった[2,3]．

臨床所見

分離症の他覚所見は，分離椎の棘突起にみられる圧痛 pin-point tenderness および伸展時痛で，いわゆる腰痛症の症状に似るため所見のみでは診断に至らない．そのため分離症では画像診断のウエイトが大きい．また初期診断におけるピットフォールとして，疲労骨折部からの出血・浮腫（図1）により下肢伸展挙上テスト（SLR test）制限がでる場合があり，椎間板ヘルニアと間違うことがある[4]．

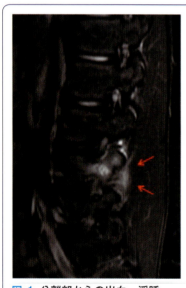
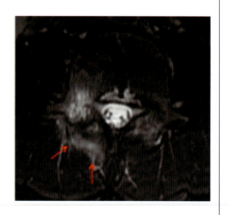

図1 分離部からの出血・浮腫

画像診断

単純X線で診断できる典型的な分離症の多くは，すでに偽関節となった終末期である．一方，

初期では淡い骨吸収像のみではっきりせず，診断には MRI・CT が欠かせない．初期に的確な診断ができると骨癒合を目標とした積極的な治療が可能となる．

1. MRI：初期診断は pedicle の輝度変化がポイント

分離症に重要な情報は，椎弓根 pedicle にある．通常スクリーニングのスライスでは椎間板周囲の評価が中心であるが，発育期で分離症が疑われる場合は，矢状断像と横断像とも pedicle を通過するスライスが必要である．pedicle が T1 強調画像で低輝度変化，T2 強調画像で高輝度変化，すなわち，pedicle に骨髄浮腫があれば初期分離症の可能性が極めて高い[1]．さらに T2 脂肪抑制画像又は STIR 画像の高輝度変化（High Signal Change: HSC）が浮腫を鋭敏に反映する（図2）．

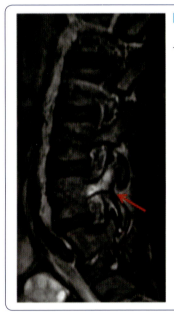

図2 高輝度変化（HSC：High Signal Change）
T2 脂肪抑制画像．

2. CT: 関節突起間部（pars interarticularis: pars）の尾側が重要

MRI で輝度変化があれば，CT 撮像へ移る．図3 に CT での病期を示したが，初期では通常の axial で診断が難しい場合もあり，可能であれば sagittal reconstruction との併用が望ましい．分離は通常 pars の腹側・尾側から発症する（図4,5）[5]．

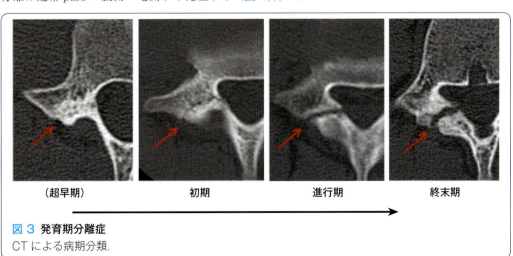

（超早期）　　初期　　進行期　　終末期

図3 発育期分離症
CT による病期分類．

第6章 脊椎・体幹部の疲労骨折

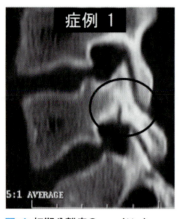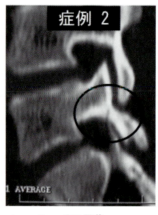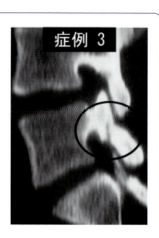

図4 初期分離症の sagittal reconstruction CT 画像
分離症は常に pars 尾側から発症する．

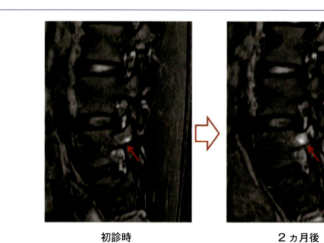

初診時　　　　　　　　　2ヵ月後

図5 初期分離症の経時的変化，MRI 画像
14歳女子．HSC は尾側から，2ヵ月後には頭側まで拡大．

治療

1. 何を優先するのか

　MRI で pedicle に HSC を認め，CT で診断がつけば，スポーツを中止し体幹装具を用いて疲労骨折である分離部の骨癒合を目指すのが原則である[1,6]．しかし活動期の学生に半年近くスポーツを中止し体幹装具の装着を継続するのは容易なことではない．治療に迷った時は，どの程度の期間スポーツ休止が可能であるかチーム事情や大会の時期により異なるため，患者個々で許容範囲の見極めが必要であり，最終的にはすべり症へ進行するか否かが判断のポイントとなる．

2. すべりの危険性とは

　成長期腰椎の骨年齢とすべり発生率を示す（図6）．椎体と椎間板の間にある二次骨化核が骨化する前を Cartilaginous stage（C stage），骨化が生じたがまだ成長軟骨が残存する Apophyseal stage（A stage），そして，この apophysis の骨化が完了し椎体と癒合し成長終了し

たEpiphyseal stage（E stage）の3期に分けられる．成長による個人差はあるものの，小学生はC stage，中学生はA stage，高校生はE stageが多い．すべり症が生じる頻度では，C stageで分離症になると約80％が5 mm以上のすべりを認めたが，A stageになるとすべり進展は10％程度にとどまり，E stageは皆無であった[7]．

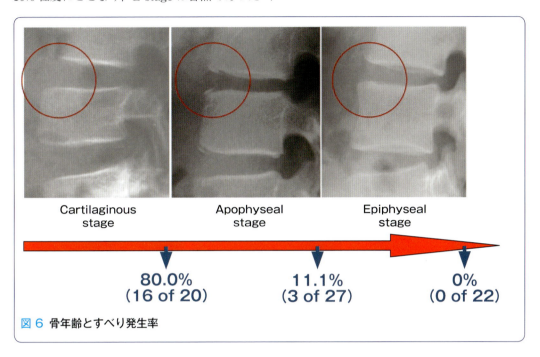

図6 骨年齢とすべり発生率

3. stage別の考え方

以上より実際の治療では，小学生・中学生・高校生に分けて治療方針をたてるとわかりやすい．

a. 小学生：ほとんどがC stageであるため，すべりの危険が高く，骨癒合を目指すことが大前提となり硬性体幹装具の適応である．またparsは小学生といえども長幹骨のように骨癒合が得られ易いわけでは無いことに注意し，本人家族へ体幹装具装着の必要性を十分に理解してもらう必要がある．さらにたとえ骨癒合が得られなくてもすべりを防ぐ意味で，硬性体幹装具の装着は意味がある（図7,8）．

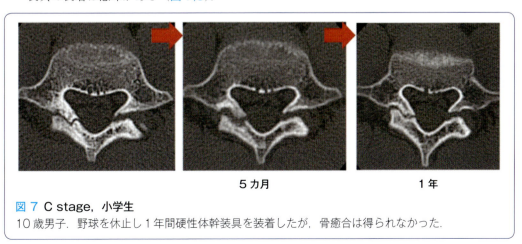

図7 C stage，小学生
10歳男子．野球を休止し1年間硬性体幹装具を装着したが，骨癒合は得られなかった．

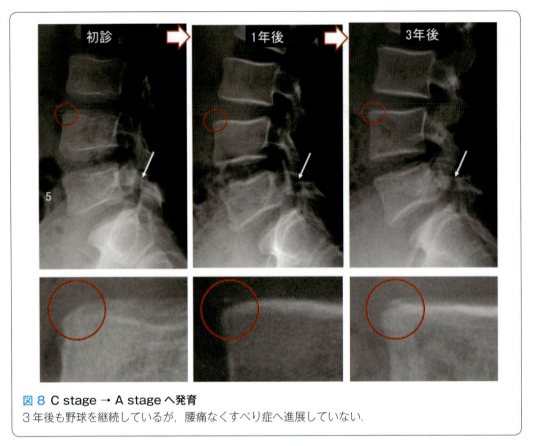

図8 C stage → A stage へ発育
3年後も野球を継続しているが，腰痛なくすべり症へ進展していない．

b. 中学生：小学生同様，早期診断が得られれば，骨癒合を目指すことが基本となる（図9）．硬性体幹装具の装着期間は，初期ならば3ヵ月，進行期ならば6ヵ月を目安とし，その間スポーツ活動は休止する．ただ中学総体を控えた3年生に，休止を続けるのは現実的に不可能な場合もある．その場合，部活動が終了しMRIでまだHSCが残っているようであれば，それから体幹装具で治療を開始するのも一つの方法である．

c. 高校生：中学生に較べて骨癒合が悪く，練習量も増えるため骨癒合を目指すのは難しい．中途半端な安静固定でいたずらに無駄な治療は控えるべきである．すべり症への進展リスクが無いため，早期復帰を選択することが多い．

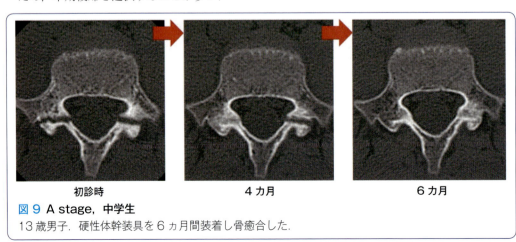

図9 A stage，中学生
13歳男子．硬性体幹装具を6ヵ月間装着し骨癒合した．

体幹装具

図10は腰椎運動中にparsへ生じた応力を有限要素解析で評価したものである．伸展と回旋運動で高い応力が生じていることがわかる[8]．また，分離になると回旋運動可動性が2倍以上になる[9]．いわゆる回旋不安定性 rotational instability が引き起こされるため骨癒合には腰椎の伸展と回旋を制御できる硬性体幹装具が至適である[10]（図11）．

一方，低信号で骨癒合が困難な場合は，いたずらに無駄な治療を続けることなく，スポーツ用のライトブレース（図12）を使用し，非ステロイド性抗炎症薬 NSAIDs を併用しながらスポーツ復帰を促す必要がある．

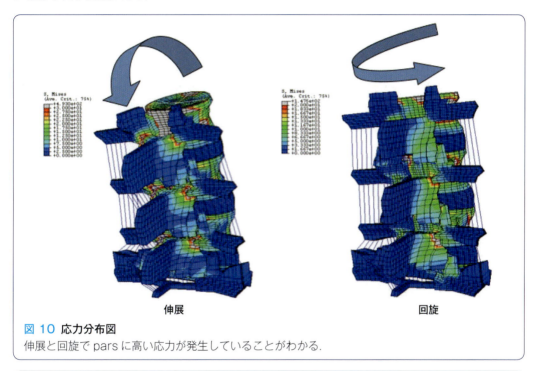

図10 応力分布図
伸展と回旋でparsに高い応力が発生していることがわかる．

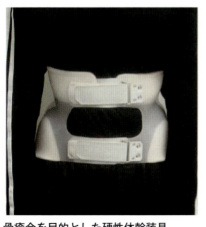
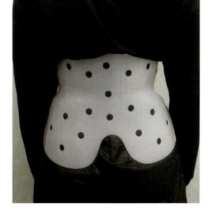

図11 骨癒合を目的とした硬性体幹装具

第6章 脊椎・体幹部の疲労骨折

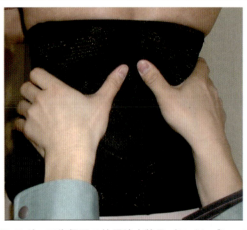
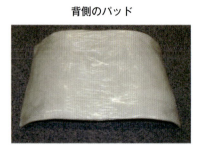

図12 スポーツ復帰用の伸展防止装具（ライトブレースRS）
背側の伸展防止パッドが入った軟性腰仙帯で，疼痛のコントロールを行う．
パッドはその場で製作ができ，個々にあわせてフィットした装着が可能

骨癒合について

1. 骨癒合率と癒合期間

図13にCTで分類された各病期別の骨癒合率と癒合にかかる平均期間を示す．初期では骨癒合率が94％で癒合期間は3ヵ月が目安であるのに対し，進行期ではMRIでHSCがあっても骨癒合率は64％に低下し，癒合期間も6ヵ月が必要であった[10]．以上の数値をもとに比較的癒合しやすい第3，第4腰椎なのか[11]，癒合しにくい第5腰椎なのか[12]．さらに片側か両側かを加味すると患者・家族に対して説得力のある説明が可能となる[13]．

2.「つくのか，つかないのか」「どの程度の期間が必要か」を予測する

MRIによるHSC陽性15例を対象とした前向き研究[14]から，治療開始3ヵ月後のHSC消失が骨癒合の目安になることが明らかとなった（図14）．さらに治療開始が遅れた場合はHSCが長く残存するため，MRIは初診診断時のみならず，予後を予測するためにも有用である．

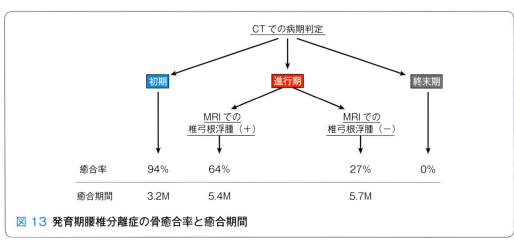

図13 発育期腰椎分離症の骨癒合率と癒合期間

1 腰椎分離症

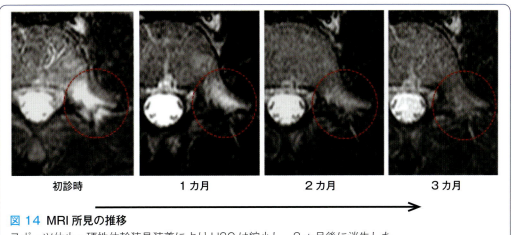

図14 MRI所見の推移
スポーツ休止・硬性体幹装具装着によりHSCは縮小し，3ヵ月後に消失した．

運動療法

　近年，酒井ら[15]は発育期腰椎分離症の再発率を検討した．コンディショニング指導を行わず復帰していた時期では約30%の高い再発がみられたが，ジャックナイフストレッチ（図15）などのストレッチ[16]を指導するようになり再発率は低下したと報告した．腰痛治療の原則として腰部のスタビリティと近隣関節のモビリティが提唱されている．発育期分離症患者の治療においても，局所の治療はもとより，腰部のスタビリティすなわちコアエクササイズに加え，近隣関節である胸郭と股関節周囲のモビリティを高める運動療法を考慮する必要がある．

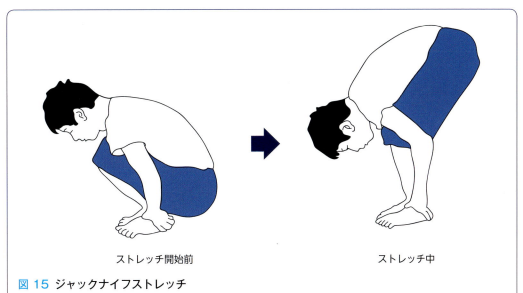

図15 ジャックナイフストレッチ
股関節を完全屈曲した状態で，大腿を胸部に密着．このポジションで膝を伸ばし，最大伸展位で静止（10秒×5セット，朝夜の2回）．腰痛を誘発せずに実施しやすい，筋生理的反射を利用した理想的なストレッチ．

第 6 章　脊椎・体幹部の疲労骨折

おわりに

　腰椎分離症の治療では，スポーツ復帰を常に念頭におく必要がある．骨癒合に固執してスポーツ復帰への配慮がおろそかになれば，本人家族はもとよりスポーツ指導者の理解は得られない．どの程度の期間スポーツ休止が可能であるかは個々で異なるため柔軟な対応が必要であるが，治療の原則を理解したうえで，最終的にはすべり症へ進行するか否かで判断すれば大筋で間違うことはない．

【文献】

1) Sairyo K, et al: MRI signal changes of the pedicle as an indicator for early diagnosis of spondylolysis in children and adolescents. A clinical and biomechanical study. Spine. 2006; 31: 206–211.

2) 酒巻忠範：学校スポーツにおける腰椎分離症の装具療法. 臨床スポーツ医学. 2013; 30: 765-771.

3) Nitta A, et al: Prevalence of Symptomatic Lumbar Spondylolysis in Pediatric Patients. Orthopedics. 2016;39:e434-437.

4) Sairyo K, et al: Causes of radiculopathy in young athletes with spondylolysis. Am J Sports Med. 2010;38(2):357-362.

5) Terai T, et al: Stress fracture as the beginning of spondylolysis occurs from the ventral aspect of pars interarticularis. A clinical and biomechanical study. J Bone Joint Surg Br. 2010;92(8):1123-1127.

6) Sairyo K, et al: Conservative treatment of lumbar spondylolysis in childhood and adolescence: the radiological signs which predict healing. J Bone Joint Surg Br. 2009;91-B:206-209.

7) Sairyo K, et al: Development of spondylolytic olisthesis in adolescents. Spine J. 2001;1:171-175.

8) Sairyo K, et al: Spondylolysis fracture angle in children and adolescents on CT indicates the facture producing force vector– A biomechanical rationale. Internet J Spine Surg. 2005;1:2.

9) Sairyo K, et al: Buck's Direct Repair of Lumbar Spondylolysis Restores Disc Stresses at the Involved and Adjacent Levels. Clin Biomech. 2006;21:1020-1026.

10) Sairyo K, et al: Conservative treatment for pediatric lumbar spondylolysis to achieve bone healing using a hard brace: what type and how long?. J Neurosurg Spine. 2012;16 (6):610- 614.

11) Goda Y, et al: Analysis of MRI signal change in the adjacent pedicle of adolescent patients with fresh lumbar spondylolysis. Eur Spine J. 2014;23:1892-1895.

12) 酒巻忠範：発育期腰椎分離症〜新鮮例に必要なストラテジーとは〜. 整スポ会誌. 2017;37:99-102.

13) 酒巻忠範, 西良浩一：腰部のスポーツ障害；公式をもちいた腰椎分離症治療のストラテジー　こどものスポーツ外来. In: 田中康仁ほか, ed., こどものスポーツ外来―親もナットク！このケア・この説明―. 全日本病院出版会, 東京：120-129, 2015.

14) Sakai T, et al: Significance of magnetic resonance imaging signal change in the pedicle in the management of pediatric lumbar spondylolysis. Spine. 2010;35:E641-E645.

15) 酒井紀典：発育期腰椎分離症の保存治療 update「骨はつくのか？つかないのか？」. MB Orthop. 2016;29(10):75-80.

16) Sato M, et al: Active stretching for lower extremity muscle tightness in pediatric patients with lumbar spondylolysis. J Med Invest. 2017;64:136-139.

2 棘突起疲労骨折

脊椎の疲労骨折と言えば，椎弓の関節突起間部に生じる分離症が最も有名である．棘突起の疲労骨折も稀ではあるが，本邦・海外ともに古くから症例報告されている．そのほとんどが，下位頸椎と上位胸椎に集中しており，第7頸椎（C7），第1胸椎（T1）に多く見られる（図1a）．

脊椎棘突起疲労骨折として，古くは19世紀後半から報告されており，その後は1936年にDebuchらの"Schipper病"[1]，また1940年にMcKellarが"clay-shoveler's fracture"[2]として報告した文献の引用が多くみられる．これらは，スコップ，ショベルを用いた土木作業に従事している人の下位頸椎や上位胸椎の棘突起に多く発生していることが特徴であった．しかし，近年の土木工事の機械化により，重労働者の疲労骨折よりも，スポーツ活動者の疲労骨折の報告が増加してきている[3,4]．最近では，このようなスポーツ活動と関連した棘突起疲労骨折も"clay-shoveler's fracture"として記載される傾向にある[4]．

病態・原因

スポーツ活動の中では，圧倒的にゴルフのスイング練習での報告が多い[3]．他には，インドアロッククライミング，野球，レスリング，バレーボール，からだを動かすタイプのコンピューターゲームによっても起こると言われている[5-9]．

棘突起疲労骨折を起こしたこれらのスポーツ活動は上位脊椎の回旋運動を要する．棘突起に付着する僧帽筋と菱形筋が収縮することで，棘突起に左右から交互に牽引力が働き，力学的ストレスが蓄積していく．この力が高い剪断力になって疲労骨折が発生する（図1b）．

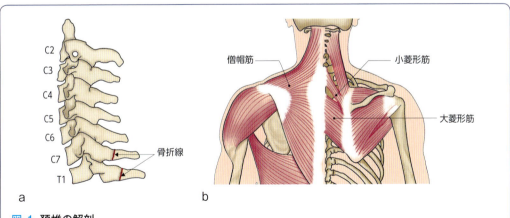

図1 頸椎の解剖
a: 棘突起疲労骨折の好発部位はC7，T1である．棘突起の特徴的な骨折線を示す．
b: 棘突起疲労骨折の発生メカニズムは，棘突起に付着する僧帽筋と菱形筋の収縮による力学的ストレスが原因と考えられている．

診断

臨床症状

特徴的な症状は，スポーツ活動中の突然の激しい項部痛，背部痛である．初期には棘突起の叩打痛や圧痛，頸部の運動制限などが見られる．

画像診断

1) 単純X線

疼痛を訴える脊椎レベルの前後像・側面像を撮影する．前後像で棘突起陰影が2個に見える"double spinous process sign"[10]，側面像で棘突起遠位骨片が後下方に転位している像が特徴的である（図2a, b）．

転位が大きければ，側面像で骨折の診断は容易であるが，好発部位である下位頸椎や上位胸椎レベルは，患者の肩や厚い軟部組織により骨折の診断が難しい症例もある．言うまでもないが，撮影時には十分に肩を下方へ引き下げることが重要である．

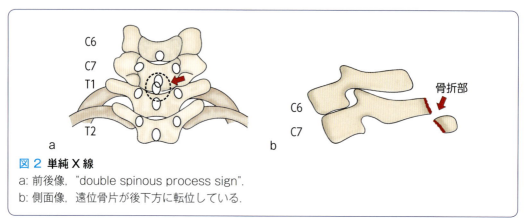

図2 単純X線
a: 前後像，"double spinous process sign"．
b: 側面像，遠位骨片が後下方に転位している．

2) CT

臨床的に本骨折を強く疑う症例で，単純X線で診断がつかない例については，詳細な骨折線の把握のためにCT検査は有用である．ただし，放射線被曝量が単純X線と比較して圧倒的に多いこと，また疲労骨折の初期像については後述するMRI検査を行わないと診断が難しい．

3) MRI

疲労骨折の初期像については，単純X線やCT検査で捉えることが困難であり，また転位のないような棘突起骨折についても，MRI検査で診断することが可能である．特に，STIR（short-tau inversion recovery）撮影が有用であり，本撮影で棘突起の高信号像や周囲の軟部組織の高信号が棘突起疲労骨折の特徴である．MRI検査は医療コストがかかる点や，全ての施設で検査が受けられるわけではないという欠点もあるが，骨髄内の浮腫像や，周囲の骨膜・筋の腫脹などの病態を把握できるという利点がある．

疲労骨折とは異なるが，"clay-shoveler's fracture"と同様の病歴でsoft-tissue avulsion（棘間靱帯の付着部損傷）のみのような症例もMRI検査で診断することが可能である[8]．

治療

治療方法としては，最近では保存療法を行なっている報告が多い[4]．McKellarの原著では骨片摘出を行っており[9]，本邦でも1967年の有沢らのように，骨折部の転位が大きい症例，症状（強

い疼痛）が持続する症例などに対して，手術療法（遠位骨片摘出）を行い良好な結果を得たという報告もある[11]．

　保存療法は，4~6週間の安静を要し，多くの報告で頚椎カラーを併用している．通常の活動レベルまで復帰するには3週間から4ヵ月と様々である．転位のある棘突起疲労骨折のほとんどの症例で，骨癒合が得られることはないが，一般的には臨床結果は良好であり，受傷前の活動レベルに復帰している[6, 12, 13]．

予防

　前述のように，ゴルフ選手に多いこと，特にアマチュアに多いとされており，彼らのスウィング練習方法が問題視されている[3, 7, 14]．アマチュア選手は，スイングの技術不足や，上肢と体幹の連動した動きができていないことが，"clay-shoveler's fracture"のハイリスクであると言われている[7, 14]．十分な準備運動，ストレッチングが重要であることは大切であり，練習量についても，個人の技量・体力を考慮する必要がある．

【文献】

1) Debuch L, et al: Die Schipperkrankheit unt irhe behandlung. Arch Orthop Unfallchir. 1936; 37: 223-231.
2) McKellar Hall RD: Clay-shoveler's fracture. J Bone Joint Surg (Am). 1940; 22: 63-75, 1940.
3) 武藤芳照：疲労骨折 – スポーツに伴う疲労骨折の原因・診断・治療・予防．文江堂，pp156-161, 1998.
4) Posthuma de Boer J, et al: The clay shoveler's fracture: A case report and review of the literature. J Emerg Med. 2016; 51: 292-297.
5) Kaloostian PE, et al: Clay-shoveler's fracture during indoor rock climbing. Orthopedics. 2013; 36: e381-e383.
6) Hetsroni I, et al: Clay shoveler's fracture in a volleyball player. Phys Sportsmed. 2005; 33: 38-42.
7) Kim SY, et al: Multiple cervical spinous process fractures in a novice golf player. J Korean Neurosurg Soc. 2012; 52: 570-573.
8) Yamaguchi KT Jr, et al: Clay-shoveler's fracture equivalent in children. Spine (Phila Pa 1976). 2012; 37: E1672-E1675.
9) Brown CN, et al: A Wii-related clay-shoveler's fracture. Scientific World Journal 2009; 9: 1190-1191.
10) Cancelmo JJ Jr: Clay shoveler's fracture. A helpful diagnostic sign. Am J Roentgenol Radium Ther Nucl Med. 1972; 115: 540-543.
11) 有沢修：ゴルフスウィングによる第7頚椎棘突起骨折の1例．整形外科と災害外科．1967;17:80-83.
12) Dellestable F, et al: Clay-shoveler's fracture. Stress fracture of the lower cervical and upper thoracic spinous processes. Rev Rhum Engl Ed. 1998; 65: 575-582.
13) Umredkar A, et al: Multiple contiguous isolated spinous process fracture (Clay-Shoveler's fracture) of the cervico-dorsal spine. Neurol India 2011; 59: 788-789.
14) 武藤芳照：ゴルフスウィングによる第7頚椎及び第1胸椎棘突起疲労骨折について．整形外科スポーツ医学会誌．1983; 2: 47-51.

3　肋骨疲労骨折

診断

　肋骨疲労骨折は，ゴルフスイングによるものが多いが[1]，ボート競技，野球，バレーボール，

テニス，柔道，剣道などでも発生する．ゴルフ関連障害に絞れば，最も頻度の高い骨折である．ゴルフ暦の浅い40歳代後半に発生することが多い．リード側（いわゆる右打ちであれば左側）に圧倒的に多く，また第4〜7肋骨の後外側の肋骨角周辺に多い．横骨折を生じることが多いが，単純X線写真で骨折線が不明瞭であることも少なくなく，初診時の単純X線写真では偽陰性率は60%という報告もある[2]．確定診断のために骨シンチやMRIなどを用いる場合もある[3]．

メカニズム

1. ゴルフスイングにおける肋骨疲労骨折の発生

リード側の発生に関しては，地面を繰り返し叩くこと，また前鋸筋の疲労によるものなどが挙げられている（図1）．後者はゴルフスイング中，リード側の前鋸筋はトレイル側と異なり，筋活動が絶えず続くという筋電図のデータに基づいている[4,5]．練習量が多くなると，前鋸筋の筋活動の低下を導き，その筋活動の低下がさらに肋骨の後外側のストレス集中を招き，疲労骨折が発生すると考えられている[6]．一方，トレイル側の発生は，ゴルフスイング中の不当な体幹回旋動作や[7]，肩甲骨の尖部が肋骨基部に繰り返し曲げ応力を与えることで発生するとされている．

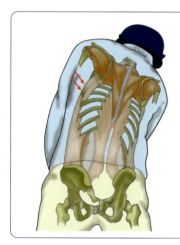

図1 ゴルフスイングにおける肋骨疲労骨折
リード側（左側）の前鋸筋の付着部である後外側で発生することが多い．

2. ボート競技（漕艇）における肋骨疲労骨折の発生

Vintherらは肋骨疲労骨折を来した競技者の筋電図を用いた検討から，外腹斜筋と僧帽筋に対して，前鋸筋が有意に高い筋活動を示す結果を示している[8]．前鋸筋は肩甲骨を安定化させ，かつ肋骨を外上方へ引き寄せる働きをする．逆に，外腹斜筋は肋骨を内下方へ引き寄せる働きをする．これらの相互作用が肋骨に歪みを生じさせることにより微小破壊（骨折）microfractureが発生し，疲労骨折が発生すると考えられる．さらに筋肉の疲労が肋骨に対するストレスを助長する．

症例提示

53歳男性．最近，ゴルフを本格的に始め，100球以上のドライバーを中心としたフルスイング中心の練習を週3回のペースで行っていた．3週間継続した頃，特に外傷歴なく徐々に左の背部痛を感じ，咳嗽時にも痛みを感じるようになり近医を受診した．単純X線写真にて，骨折は明らかでなかったため，練習を継続した．その一週間後軽微な転倒の際，強い左背部痛が出現した．翌日の単純X線写真にて，転位した肋骨骨折を認めた（図2：左7,9,10番肋骨骨折）．ゴルフスイングによる左側肋骨疲労骨折と診断し，2ヵ月間のゴルフスイングの禁止により症状軽快が得

られ，骨折の修復像も認められた．

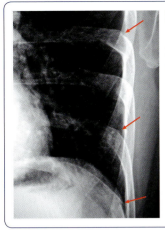

図2 ゴルフによる左肋骨骨折
第7, 9, 10肋骨骨折を認める．

第1肋骨骨折について

肋骨の中でも，太く短く幅広い形態を持つ第一肋骨と，これまで述べてきた中位から下位肋骨の疲労骨折は，肋骨自体の解剖学的形態や付着筋群の違いからも，異なるメカニズムで発生することが想像できる．

第1肋骨には頸部を起始とする筋群が付着しており，鎖骨下動脈溝を挟んで，腹側には前斜角筋が，背側には中斜角筋が付着しており（図3），肩すくめ動作や，頭頸部の回旋時にこれらの筋群が働く．また肋間には内肋間筋と前鋸筋が下位肋骨との間に存在しており（図4），これらがそれぞれ前下方と後下方に第1肋骨を引き下げるように作用する．そのため頸部を回旋しながら肩甲帯を引き付けるサッカーのヘディングのような動作が繰り返された場合，第1肋骨の解剖学的脆弱部位である鎖骨下動脈溝付近で疲労骨折を起こすと考えられる[9]．

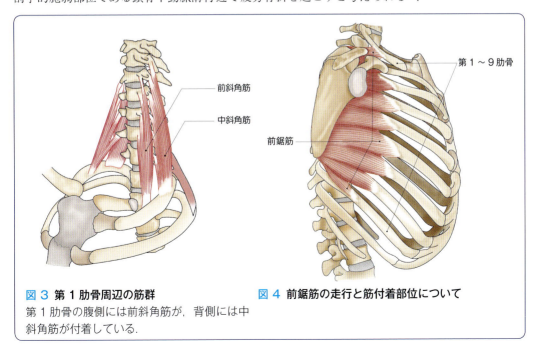

図3 第1肋骨周辺の筋群
第1肋骨の腹側には前斜角筋が，背側には中斜角筋が付着している．

図4 前鋸筋の走行と筋付着部位について

第6章　脊椎・体幹部の疲労骨折

治療

　他の疲労骨折と同様，骨折線が明らかになる前に早期診断することが重要であり，原因となる競技の中止が治療の第一選択である．荷重部位の骨折でないことから，安静のみで症状が早期に軽快し，骨癒合が得られるまで待てずに選手が自己判断で競技復帰する場合も多く，病態や治療方針について十分な説明が必要である．

まとめ

　肋骨疲労骨折の診断は，スポーツ競技内容を含めた病歴の詳細な聴取が最も重要である．治療成功のカギは，その病態・治療方針について十分説明することである．

【文献】

1) Lee AD, et al: Golf-related stress fractures: a structured review of the literature. J Can Chiropr Assoc. 2009;53:290-299.

2) Connolly LP, et al: Rib stress fractures. Clin Nucl Med. 2004;29:614-616.

3) Heincelman C, et al: Stress injury of the rib in a swimmer. Skeletal Radiol. 2014;43:1297-1299.

4) Kao JT, et al: Electromyographic analysis of the scapular muscles during a golf swing. Am J Sports Med. 1995; 23: 19-23.

5) McHardy A, et al: Muscle activity during the golf swing. Br J Sports Med. 2005;39:799-804.

6) Satou S, et al: The mechanism of fatigue fracture of the ribs. J Jpn Orthop Assoc. 1991;65:708-719.

7) Read MTF: Case report-stress fracture of the ribs in a golfer. Br J Sports Med. 1994;28:206-207.

8) Vinther A, et al: Exercise-induced rib stress fractures: potential risk factors related to thoracic muscle co-contraction and movement pattern. Scand J Med Sci Sports. 2006;16:188-196.

9) O'neal M, et al: First rib stress fracture and pseudoarthrosis in the adolescent athlete: the role of costosternal anatomy. Clin J Sport Med. 200919:65-67.

4 鎖骨疲労骨折

　鎖骨疲労骨折は稀な骨折であり，報告例も非常に少ない．スポーツに関連した鎖骨疲労骨折は，本邦では1985年に甲斐ら[1]が9歳男子の剣道による症例を報告している．その他1987年に市原ら[2]が14歳男子の卓球，1992年には伊達ら[3]が26歳男性の初心者ゴルファーに生じた症例を報告している．外国の文献では，やり投げ[4]，飛び込み[5]，プロ野球[6]，体操[7, 8]，ボート[9]，重量挙げ[10]，クリケット[11]選手における症例報告があった．骨折部位は多くが鎖骨近位端[6-9, 11]で生じていたが，中央部[4, 5]や遠位端[10]での報告もみられた．

　スポーツ以外に関連する報告として，本邦の報告では，1985年に小島ら[12]が掌蹠膿疱症性骨関節症に伴う症例を報告した．また1992年に河野ら[13]が頚部の根治的郭清術後に疲労骨折をきたした症例を，2004年には大熊ら[14]が胸肋鎖骨肥厚症に生じた症例を報告した．外国の文献では，Devas[15]による炭鉱夫の症例，Jeremy[16]による12歳男子の重い本を持ち歩いたことにより発症した症例が報告されている．またAnakwenzeら[17]はリバース型人工肩関節置換術後に疲労骨折をきたした症例について報告しているが，なかには発症機転が明らかでない症例[18, 19]も報告されている．

4 鎖骨疲労骨折

メカニズム

　一般に鎖骨骨折は骨折の好発部位のひとつであり，その受傷機序に関しては直達外力，介達外力いずれも多いことが知られている．しかし，疲労骨折は稀で報告も少なく，特にスポーツによる鎖骨疲労骨折のメカニズムについて考えるには，鎖骨の形態をはじめ，その解剖および機能について知る必要がある．

　鎖骨はS状の形態を有し，近位で胸骨，第1肋骨と胸鎖関節および肋鎖関節を形成し，遠位で肩峰と肩鎖関節を成している（図1）．各関節は胸鎖靱帯，肋鎖靱帯および肩鎖靱帯で強固な連結を作っている．また鎖骨と肩甲骨は，肩峰との間に関節を形成するだけでなく，烏口突起とも烏口鎖骨靱帯とで連絡している．このような強固な連結により，鎖骨は肩甲上腕関節を，体幹に対して一定の位置に保持することが可能であり，それによって上肢の安定性を確保するという重要な機能を果たしている．

　また別の機能として下垂位につり下がった上肢を，必要に応じて動かすための機能の一部を担っていることがあげられる．鎖骨には，上方では内側に胸鎖乳突筋，外側に僧帽筋，下方では外側に三角筋，中央に鎖骨下筋，中央から内側にかけて大胸筋が付着し，それぞれが上肢を動かす際，鎖骨に作用している（図2）．実際に上肢運動が行われる際，鎖骨は胸鎖関節を支点として前方，上方へそれぞれ10cm，後方，下方へそれぞれ3cm，さらに鎖骨長軸に対し30°の回旋

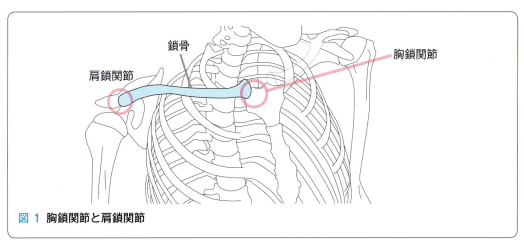

図1 胸鎖関節と肩鎖関節

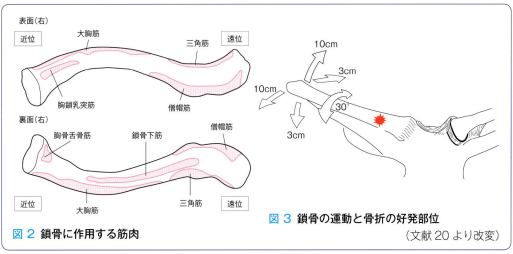

図2 鎖骨に作用する筋肉

図3 鎖骨の運動と骨折の好発部位

（文献20より改変）

運動を担う[20]（図3）．鎖骨の形態がS状に弯曲していることは，強固な連結であるがゆえ可動性が少ない胸鎖関節，肩鎖関節の動きを補い，肩の運動効率をよくするために適しているといわれている[21]．しかしながら胸鎖関節，肋鎖関節や肩鎖関節の許容範囲を超えた比較的大きな外力が加わった場合，鎖骨の靭帯付着部にストレスがかかるようになる（図3）．このように鎖骨の靭帯付着部に屈曲や回旋のストレスが繰り返し加えられた結果，この部に疲労骨折が生じると市原らは述べている[2]．

またスポーツ選手以外の報告では，掌蹠膿疱症による胸肋鎖骨肥厚症を呈する症例の場合，胸鎖関節の強直を伴うことで，肩運動によるストレスが鎖骨中央部に集中し骨折をきたしやすいと述べられている[12]．

診断

本骨折をふくめ，疲労骨折の診断に詳細な病歴聴取は重要である．競技種目や疼痛動作，さらには症状経過，練習量や内容，練習環境の変化などについて詳しく聴取する．また栄養状態や睡眠時間を含めたコンディショニングについても聴取しておく．本骨折では，ほとんどの症例でスポーツ活動時，鎖骨や肩関節に痛みが出現している．臨床所見では骨折部に一致した圧痛を認める．

基本的な画像検査は単純X線で行うが，初期のX線像では全く異常所見がないことが多い．単純X線で不明瞭な場合は，CTやMRIを使用して診断のみならず治癒の判定にも役立てる．MRIは骨髄内の微細な骨折線や髄内の出血・浮腫などの情報が得られるため，早期診断や病態把握に有用である．

治療

本骨折に対しては，運動休止や運動量の制限を中心とした保存療法で良好な成績が得られている．疼痛が消失すれば，再発を予防すべく，体幹のアライメントや肩甲胸郭機能，腱板をふくめた上肢の筋力や柔軟性の改善を目的に理学療法を行う．

過去の報告例では単純X線上，1〜3週後に仮骨形成を認めており，およそ1年ほどかけてリモデリングが完成する．競技復帰に関しては上肢に荷重がかからない種目であれば約2〜3ヵ月，体操のような荷重を要する競技であれば，約6ヵ月を要している[8]．

手術加療の報告は稀であるが，Shellhaasら[10]は，39歳女性の重量挙げ選手に生じた鎖骨遠位端での疲労骨折に対して，保存治療を行ったが骨癒合に至らず，いったん競技に復帰したものの，疼痛が再燃したため，鎖骨遠位端切除術を行ったと報告している．

【文献】

1) 甲斐之尋，他：興味ある疲労骨折の2例．整形外科と災害外科．1985;33:712-715.
2) 市原義郎，他：右鎖骨疲労骨折の1例．西日本スポーツ医会誌．1987;1:12-13.
3) 伊達伸也，他：初心者ゴルファーに生じた鎖骨疲労骨折の1例．日本整形外科スポーツ医会誌．1992;11:499-502.
4) Adolfsson L, Lysholm J: Case report: clavicular stress fracture in g javelin thrower. Clin Sports Med. 1990;2:41-45.
5) Waninger KN: Stress fracture of the clavicle in a collegiate diver. Clin J Sport Med. 1997;7:66-68.
6) Wu CD, Chen YC: Stress fracture of the clavicle in a professional baseball player. J Shoulder Elbow Surg. 1998;7:164-167.

7) Fallon KE, Fricker PA: Stress fracture of the clavicle in a young female gymnast. Br J Sports Med. 2001;35:448-489.

8) Fujioka H, et al: Stress fractures of bilateral clavicles in an adolescent gymnast. J Shoulder Elbow Surg. 2014;23:88-90.

9) Abbot AE, Hannafin JA: Stress fracture of the clavicle in a female lightweight rower. A case report and review of the literature. Am J Sports Med. 2001;29:370-372.

10) Shellhaas JS, et al: Distal clavicular stress fracture in a female weight lifter. A case report. Am J Sports Med. 2004;32:1755-1778.

11) Read JA, Bell P: Clavicular stress fracture in a cricket fast bowler: A case report. J Med Case Reports. 2008;2:306. doi: 10.1186/1752-1947-2-306.

12) 小島達自, 他：掌蹠膿疱症性骨関節症に伴う鎖骨疲労骨折の 1 症例. 臨床整形外科. 1985;20:93-7

13) 河野仁, 他：根治的頚部廓清術後に発生した鎖骨疲労骨折の 2 例. 臨床整形外科. 1992;27:1399-402

14) 大熊千晶, 他：胸肋鎖骨肥厚症により生じた鎖骨骨折の 2 例. 関東整形災害外科. 2004;35:7-11.

15) Devas M: Stress Fracture of the Clavicle, Stress Fractures, pp178-183. Churchill Livingstone, Edinburgh, 1975.

16) Jeremy EK, et al: Fatigue fracture of the medial aspect of the clavicle. Am J Sports Med.1982;144:89-90.

17) Anakwenze OA, et al: Clavicle stress fracture after reverse shoulder arthroplasty. J Shoulder Elbow Surg. 2014;23:170-172.

18) Birks M, et al: Stress fracture of the clavicle in a patient with no obvious risk factors. Ann R Coll Surg Engl. 2005;87:5-8.

19) Seyahi A, et al: An unusual cause of shoulder pain: stress fracture of the clavicle. Acta Orthop Traumatol Turc. 2009;43:264-266.

20) Kapandji IA: The Physiology of the Joints Vol 1. 2nd ed. p51,Churchill Livingstone, Edinburgh, 1970.

21) 渡會公治. 鎖骨周囲の痛み. 臨床スポーツ医学. 1988;5:366-367.

5 胸骨疲労骨折

胸骨骨折は，外傷性を含めて全骨折の 0.2% を占めるといわれ，成人，特に５０歳以上に多いと報告されている [1]. 前胸部への巨大な衝撃，自動車のハンドルでの打撲などによる直達外力で起こることが多い. 胸骨疲労骨折は極めてまれでありその発生頻度は胸骨骨折の 0.5% と報告されている [2]. 特に活動性の高いアスリートにおける報告は少なく，レスリング [3]，ゴルフ [4] などの症例報告が散見されるのみである.

発生要因

胸骨は最上部から胸骨柄，胸骨体部，剣状突起の３つの部分からなり，胸鎖乳突筋，大胸筋，腹直筋などが付着する. Hill らはスポーツ活動における体幹の過度の伸展屈曲動作，特に triceps dips と呼ばれる上腕三頭筋エクササイズで体幹を上下させる運動の繰り返しで，疲労骨折が発生すると報告している（図 1）[5]. その要因として Park らは体幹上部に対する負荷は胸郭の主要構造である胸骨に伝達されるためであると報告している [6]. 一方 Gregory らは胸骨柄，および胸骨体部の前方に付着する胸鎖乳突筋，大胸筋，後方に付着する胸骨舌骨筋及び胸骨甲状筋，剣状突起に付着する腹直筋などが繰り返し収縮されることによって疲労骨折が発生すると考察している [7]. これら生態学的因子の他に Itani らは重度な骨粗鬆症，リンパ腫，多発性骨髄腫などによ

るホルモンの不均衡などが基本的成因として関与している不全骨折について報告している．しかしこれらは主に老年に起こる脆弱性骨折(insufficiency fracture)に区別される[8]．

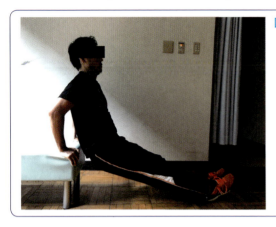

図1 Triceps dips

診断

　患者により症状発現前に運動の種類，時間，頻度などトレーニング方法を変化させている場合があり，病歴の聴取が重要である．前胸部圧痛，運動時痛の訴えが最も多く，時に深呼吸で痛みを強く訴えることもある[3]．しかし前胸部痛は胸骨の他に前胸部を構成する肋骨，心臓，肺などの胸郭内，頚部，肩，背部からの放散痛など様々な原因が考えられるため注意を要する[9,10]．

　単純X線検査は，疲労骨折の第一選択の画像診断である．しかし胸骨は幼少期の骨化進行過程，骨化時期の違いなどから骨化後も解剖学的にその形態が多岐にわたると言われており，良いX線写真を取るのが難しく異常所見と判断するのが困難であると報告されている[11]．その他に骨シンチグラフィー，MRI，超音波検査などが疲労骨折には有効であるが[12]，特に超音波検査は胸骨疲労骨折のスクリーニング検査に有効であったとの報告もある[4]．

治療

　治療方針は他の部位の疲労骨折と同様，疼痛が誘発されるスポーツ動作の完全中止の保存加療とし，痛みに応じて徐々にトレーニングを再開する．また，胸骨骨折と同様，胸骨上にパッドを当てて圧迫包帯をするか，胸を張らせるための8の字包帯なども有効と思われる．疼痛の軽快には2～15ヵ月かかると報告されている[13]．

症例

24歳男性，ラグビー選手

　1ヵ月前より明確な受傷機転なく，前胸部痛出現．シーズン前で毎日2～3時間の筋力トレーニングを中心とした練習であった．初診時胸骨前面に腫脹，圧痛を認めた．初診時単純X線にて胸骨体部に骨折線を認め（図2: a, b），CTでも明瞭な骨折線（図2: c, d）とMRIで同部位に線状の低輝度陰影，その周囲にT1強調像，T2強調像で低輝度，STIR脂肪抑制で高輝度の輝度変化（図2: e, f）を認めた．治療はトレーニングを含めたスポーツ動作の完全中止とした．治療開始後1週より症状の改善を認めたため，2週後よりコンタクト練習を再開，4週後に完全復帰とした．現在疼痛もなく，元のレベルでのスポーツ活動をしている．

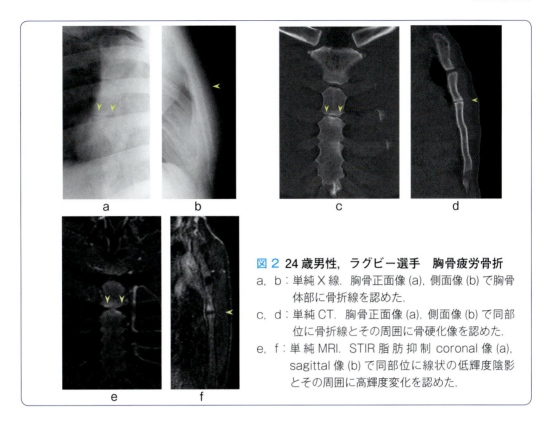

図2 24歳男性,ラグビー選手 胸骨疲労骨折
a, b：単純X線. 胸骨正面像 (a), 側面像 (b) で胸骨体部に骨折線を認めた.
c, d：単純CT. 胸骨正面像 (a), 側面像 (b) で同部位に骨折線とその周囲に骨硬化像を認めた.
e, f：単純MRI. STIR脂肪抑制coronal像 (a), sagittal像 (b) で同部位に線状の低輝度陰影とその周囲に高輝度変化を認めた.

結語

　胸骨疲労骨折の発生頻度は低いが,特にわが国では筋力トレーニングなどの運動熱の高まりもあり十分に認識しておくべき疾患である. トレーニング方法を変えた後に生じた前胸部痛に関しては胸骨疲労骨折の可能性があることを常に念頭に置くべきである.

【文献】

1) Brookes JG, et al: Sternal fractures. A retrospective analysis of 272 cases. J trauma. 1993; 35: 46-54.
2) Buckman R, et al: The significance of stable patients with sternal fractures. Surg Gynecol Obstet. 1987; 164: 261-2615.
3) Keating TM: Stress fracture of the sternum in a wrestler. Am J Spots Med. 1987; 15: 92-93.
4) Barbaix EJ: Stress fracture of the sternum in a golf player. Int J Sports Med. 1996; 17: 303-304.
5) Hill PF, et al: Stress fracture of the sternum: an unusual injury? Injury. 1997; 28: 359-361.
6) Park WM, et al: Cervicodorsal injury presenting as sternal fracture. Clin Radiol. 1980; 31: 49-53.
7) Gregory PL, et al: Musculoskeletal problems of the Chest wall in Athletes Sports Med. 2002; 32: 235-250.
8) Itani M, et al: Spontaneous sternal collapse. J Bone Joint Surg; 64B: 432-434.1982.
9) Wise CM, et al: musculoskeletal chest wall syndromes in patients with noncardiac chest pain; a study of 100 patients. Arch Phys Med Rehabil. 1992; 73: 147-149.
10) Fam AG, et al: musculoskeletal chest wall pain. Can Med Assoc J. 1985; 133: 379-389.
11) Zimmer EA: Borderlands of the normal an early pathologic, in skeletal Roentgenology. Tenth edition. New York, Grune & Stratton, Inc, pp178-186, 1956.
12) 石橋恭之, 他：疲労骨折の臨床像と画像診断. Orthopaedics, 2012; 25: 1-8.

13) Robertson K, et al: Manubrium sterni stress fracture: an unusual complication of non-contact sport. Br J Sports Med, 1996; 30: 176-177.

6 肩甲骨疲労骨折

肩甲骨骨折は，外傷性を含めても肩周辺骨折の3～5%と報告されており比較的少ない[1]．さらに，肩甲骨は周囲筋群の緩衝作用に加え胸郭を滑動する可動性を有していることから，直達外力以外では骨折を起こしにくいため，疲労骨折は極めてまれである．通常，疲労骨折はアスリートに生じる代表的なスポーツ障害であるが，肩甲骨に至っては，いわゆるスポーツ損傷に伴うものは国内で4例，海外でも10数例のみの症例報告が散見されるのみであり，むしろ腱板断裂性関節症（cuff tear arthropathy：CTA）を含め，本邦でも2014年から導入されたリバース型人工肩関節置換（reverse shoulder arthroplasty：RSA）の術後といった肩関節の解剖学的構造破綻後に発生した例の報告の方が多いのが特徴である[2-4]．

発生部位の特徴

肩甲骨は，体部，関節窩に加え肩甲棘，肩峰，烏口突起といった骨性隆起から構成されており，それぞれに様々な筋群や靱帯が付着している．過去の肩甲骨疲労骨折に関する報告を発生要因別に検証すると，オーバーユース障害は肩甲骨体部に11例と最も多く，以下，肩峰に3例，烏口突起に2例が報告されていたのに対し，前述したCTAやRSA術後に伴うものは，肩峰から肩甲棘に限局していた[2-4]．なお，肩甲骨体部疲労骨折の発生部位は一様ではないものの外縁に多い傾向にあった．

発生要因

いわゆるオーバーユースに伴うものは，オーバーヘッド競技が8例（野球3例，バレーボール2例，テニス1例，水球1例，クリケット1例）と最も多く，その他ではゴルフで3例，重労働が2例，アメフトで1例，射撃で1例のほか，バーベルを持った状態でのジョギングで1例，下

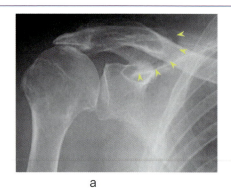 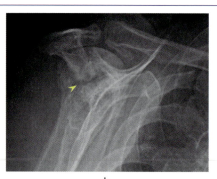

　　　　　　a　　　　　　　　　　　　　　　　b

図1 CTA（Hamada分類 Stage3）に生じた肩峰基部疲労骨折（71歳女性，自験例）
初診時の単純X線正面像（a），肩甲骨Y像（b）で肩峰基部に骨折線を認める（矢頭）．
保存治療を行い，1年後に骨癒合を確認した後にRSAを施行した．

肢手術後の杖歩行によるものも2例報告されている[5]．肩甲骨体部外縁に生じた疲労骨折では上腕三頭筋や前鋸筋，小円筋によるストレスが要因と推測されている．

一方，広範囲腱板断裂に伴うCTAには，肩峰骨頭間距離が狭小化し，肩峰下面の関節症性変化（臼蓋化）を認める症例（Hamada分類Stage3，4b）が存在する[6]．これらの症例では，臼蓋化した肩峰に上肢の動作時や荷重時での負荷が増大するため，特に骨脆弱性を有する症例ではストレスが集中する肩峰基部から肩甲棘に疲労骨折を生じると考えられている[2]（図1）．

RSAは，上腕骨頭の回転中心を内側・遠位に移行することで三角筋のレバーアームを増加させ，三角筋筋力を挙上時に伝達しやすくする術式である．RSA術後の肩峰・肩甲棘骨折の発生率は0.8％から10％と報告されており，その要因として三角筋の過緊張，骨粗鬆症，大結節と肩峰間でのインピンジメントやベースプレートのスクリュー刺入方向不良例が報告されている[3,4]．

診断

まず軽微な背部痛から発症し，数週間後に疼痛が悪化し挙上が困難となる経過が多い．肩甲骨疲労骨折に特異的な症状はないが，肩甲骨体部をはじめ肩峰，肩甲棘，烏口突起はいずれも触診可能であるため，疼痛部位に関する詳細な問診と触診によりこれらの骨折も念頭に，画像診断を行うことが重要となる．

前述したように肩峰・肩甲棘骨折はRSA術後の重要な合併症の1つである．一方で，RSAの主な手術適応であるCTA自体にも肩峰・肩甲棘骨折が報告されている．したがって，CTAに生じたこれらの骨折を見逃してRSAを行うと必然的に骨折部の負荷が増大し，臨床症状の悪化をきたすため，RSAの術前ではこれらの骨折の有無をCTで確認することが必須である．RSA術後の肩峰・肩甲棘骨折は，術直後の疼痛が改善し機能的な回復も得られる術後2ヵ月以降に発生するとされている．したがって，RSA術後に一旦改善した疼痛や機能の悪化がみられた症例ではこれらの疲労骨折を疑い精査する必要がある．

治療

オーバーユース障害では，保存治療で良好な成績が報告されている．特に，肩甲骨体部疲労骨折に手術加療を要した報告はなく，その多くは約3週間の外固定により疼痛の改善が得られ，最終的には骨癒合が得られる．

RSA術後の肩峰・肩甲棘骨折の骨癒合率は50％とされており治療に難渋する症例も多い[3]．

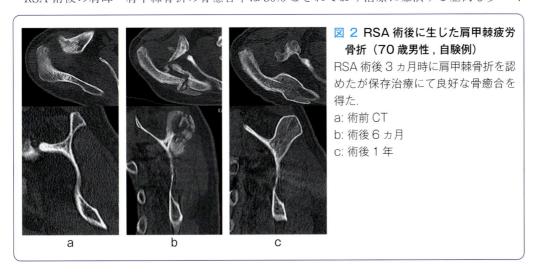

図2 RSA術後に生じた肩甲棘疲労骨折（70歳男性，自験例）
RSA術後3ヵ月時に肩甲棘骨折を認めたが保存治療にて良好な骨癒合を得た．
a: 術前CT
b: 術後6ヵ月
c: 術後1年

これらの骨折に関するレビューによると，75%は保存治療，22%は骨接合術，3%は再置換術が選択されている[3, 4]．当院でもRSAを施行した135肩のうち3肩（2%）でこれらの骨折を認め，2肩は保存治療で骨癒合が得られたが，1肩は骨癒合が得られず手術を行い現在経過観察中である（図2，3）．保存治療は，6週間以上の外転装具固定が推奨されており，手術は骨折部に転位を伴う場合が適応となる．手術はテンションバンド法よりも強固なプレート固定が推奨されている[7]．未だ治療に関するコンセンサスは得られていないため，予防と早期発見が重要である．

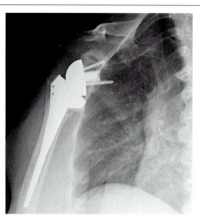
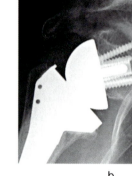
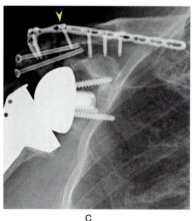

図3 RSA術後に生じた肩峰疲労骨折（72歳女性，自験例）
RSA術後3ヵ月頃から疼痛の悪化を認めたが，明らかな骨折は認めなかった（a）．術後6ヵ月時の単純X線で肩峰基部に骨折線（矢頭）を認めた（b）．約1年間保存治療を行うも骨癒合が得られず，骨移植を併用した手術を施行し，現在経過観察中である（c）．

【文献】

1) Zuckerman JD, et al: Fractures of the scapula. AAOS Instructional Course Lectures. 1993; 42: 271-281.
2) Karthik K, et al: Scapular spine stress: To fix or not to fix, our experience in a patient with bilateral fractures and review of the literature. Int J Shoulder Surg. 2014; 8: 90-93.
3) Mayne IP, et al: Acromial and scapular spine fractures after reverse total shoulder arthroplasty. Shoulder Elbow. 2016; 8: 90-100.
4) Hamid N, et al: Acromial fracture after reverse shoulder arthroplasty. Am J Orthop. 2011; 40: 125-129.
5) Levine BD, et al: Stress fracture of the scapula in a professional baseball pitcher: case report and review of the literature. J Comput Assist Tomogr. 2013; 37: 317-319.
6) Hamada K, et al: Roentgenographic findings in massive rotator cuff tears. A long term observation. Clin Orthop Relat Res. 1990; 254: 92-96.
7) Walch G, et al: Acromial insufficiency in reverse shoulder arthroplasties. J Shoulder Elbow Surg. 2009; 18: 495-502.

7 骨盤部疲労骨折

骨盤部での疲労骨折発生は比較的まれであり，その発生率は全疲労骨折中の 1.4 〜 2.0％程度と言われている[1,2]．原因としては，若年者を中心としたスポーツ活動により発生するものと，近年増加傾向にある骨脆弱性を基盤とした高齢者を中心として発生するものに大別される．前者に関して，発生部位は恥骨が最も多く，頻度は低下するが，坐骨，仙骨にも発生する．いずれの部位も女性アスリート，特に長距離ランナーに多い傾向を認める．後者に関して，近年，患者の高齢化とともに日常診療でも比較的多く目にする機会がある．高齢者に限らず，ステロイド長期内服例，関節リウマチ，悪性疾患等を基礎疾患として有する例には注意を要する．また，特殊な例として骨盤周囲の手術に続発して発生する骨折も報告されている．早期の的確な診断には，骨盤部疲労骨折を念頭に置いた詳細な病歴聴取と身体診察が重要であり，画像検査では骨シンチグラフィーおよび MRI が特に有用である．

発生機序

骨盤は，体幹を安定化する土台としての働きと，体幹と下肢との間で荷重ストレスを伝達し下肢動作の起点としての重要な働きを担う．骨盤には下肢近位筋の多くが付着しており，特にスポーツ活動により，下肢や体幹の動きによる大きなストレスが繰り返し付着部に作用することが骨盤部疲労骨折発生の要因と考えられる（図 1）．恥骨骨折では，下肢筋付着部の位置関係により生じる拮抗作用や骨盤のねじれが疲労骨折の発生原因と考える報告もある[3]．また，両下肢からの荷重ストレスが骨盤を経由して体幹へ伝わる際に剪断力として骨盤にかかることで（図 2），特に骨脆弱性を基盤とした例において，骨折発生の原因となり得る[4]．

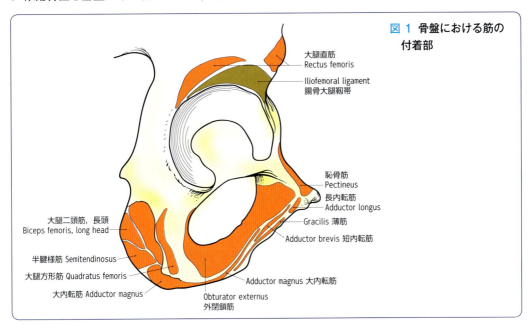

図 1 骨盤における筋の付着部

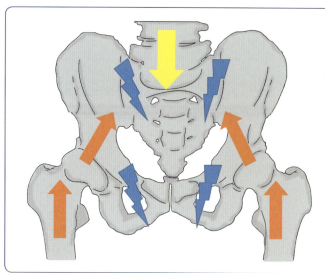

図2 骨盤における体幹から下肢への荷重ストレスの伝導
両下肢からの荷重ストレスは骨盤を介して体幹へ伝わる．

病歴

　スポーツ損傷における骨盤部疲労骨折に関しては，特に練習量の増加や練習環境の変化がその発生に大きく関与することが報告されている[5]．具体的には，重要な大会前や休養明けの練習，走行する地面の性状，シューズを替えた等である．また，女性アスリートでは無月経による骨脆弱化による疲労骨折が問題となっており，月経の有無や最終月経，食事内容等の情報を聴取することは非常に重要である．運動面に関することのみならず栄養面や婦人科的観点からの病歴聴取も極めて重要である[6,7]．骨脆弱性を基盤とするものでは，基礎疾患の有無やその治療情報，ステロイド内服歴，軽微な外傷の有無等が重要である．また，治療に際してはこれまでの骨粗鬆症に対する治療内容も聴取すべき事項である．

身体所見

　スポーツ損傷での比較的共通した症状として，殿部，会陰部，鼠径部の疼痛を呈する．症状は運動時に認める．初期にはあまり疼痛が顕著でない例も多く，日常生活では疼痛がないが，運動後のみ疼痛が発生する場合もある．一般的に，病状が進行するとともに疼痛も強くなる．また，仙骨疲労骨折では，腰痛として発症することが多く，腰椎分離症の検索のみで見過ごされるケースもあるので注意を要する．詳細な圧痛部位の評価と神経学的異常所見の検索が他の腰椎疾患等の鑑別に重要なポイントとなる．骨脆弱性骨折では，特に誘因なく殿部，会陰部，鼠径部の疼痛が出現する．荷重時の比較的強い疼痛が主で，時に歩行困難を呈する場合もあり，手術を要する大腿骨頚部骨折との鑑別が重要となる．

診断

　単純X線検査は，早期には異常が見られないことが多く，特に骨盤部では腹部のガスの影響で診断率が低下するといわれている．他の部位での疲労骨折と同様に，早期診断には骨シンチグラフィー，MRIが特に有用である．骨シンチグラフィーでは早期より骨折部に一致してhot spotとして描出されるが非特異的であるため，特に高齢者では変形性変化と鑑別が困難な場合もある．MRIでは骨折部に一致してT2強調画像やSTIR (short tau inversion recovery)像等の脂肪抑制画像での高信号が特異性も高く診断に有用である（図3）．時に，周囲の軟部組織に波及した炎

症所見や髄内の骨髄浮腫の存在もよく見られる所見である．ＣＴ検査は，亜急性期から骨折部の局在判定や修復過程を判定する際に有用となるが（図4），被爆の問題もあるため，特にスポーツ損傷の若年患者に対しては必要最小限の検査にとどめる配慮も必要である．いずれにしても発生頻度がまれな疾患であるために，疲労骨折の可能性を常に念頭において診察することが最も重要と考える．

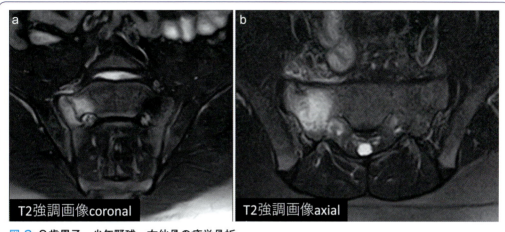

図3 9歳男子，少年野球．右仙骨の疲労骨折
T2強調画像にて仙骨右側に骨折部を中心に高信号領域を認める．

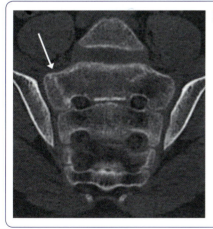

図4 右側仙骨骨折のＣＴ画像
（矢印は骨折部を示す）

骨盤部疲労骨折の種類

1. スポーツ活動により生じる骨盤部疲労骨折

恥骨疲労骨折

　骨盤部疲労骨折では最も頻度の高い骨折である．恥骨骨折の多くは恥骨下肢に発生する．典型的な症状は，運動時の鼠径部痛である．性差では女性に多く，様々なスポーツ競技で発生するが，特に，長距離走選手での発生が多い．恥骨（下枝）疲労骨折の発生機序として，まずは，解剖学的要因が挙げられる．骨盤輪が形成される際，小児期に恥骨・坐骨が骨性癒合するが，この恥骨・坐骨結合部が力学的に弱いとされている．また，恥骨〜坐骨に付着する筋の作用も重要視されている．図5に恥骨〜坐骨における筋の付着部を示す．坐骨後面に起始部を持つ大内転筋と恥骨前面に起始部を持つ長短内転筋，恥骨筋，薄筋が股関節屈曲・伸展時に拮抗的に作用する

ことで恥骨と坐骨との結合部に負荷がかかり本症を生じると考えられている[3]．さらに，坐骨に起始を持つハムストリングスの作用を主因と考える説もある[8]．また，本症が女性に多いことより，骨盤形態の性差や女性アスリートにおけるホルモンバランスの問題が骨折発生に影響していると考えられる．身体所見はNoakesの三徴（ランニングの障害となる鼠径部痛，恥骨下肢の圧痛，positive standing sign）が有名である[9]．Positive standing signとは，患側の片脚立位時をとったときの鼠径部痛の出現である（図6）．これらの身体所見を認める場合は，画像所見で明らかな異常がない場合でも積極的に本症を念頭に置き，さらなる精査を行うべきである．画像検査に関して，単純X線検査では特に初期では異常所見を認めないことが多い（図7）．他の疲労骨折と同様に，早期診断には骨シンチグラフィーとMRIが有用である（図8）．急性期〜亜急性期からCTにて恥骨下肢に骨折線や骨膜反応を確認することができる．治療は安静が基本である．発症後スポーツ活動を中止するまでの期間が遷延すれば復帰に時間を要するとの報告もあり，早期診断治療は重要である．通常X線にて骨癒合の経過を評価するが，画像的に骨癒合が得られた後にも早期の急なスポーツ復帰にて再骨折を生じるケースもあるため注意を要する（図9）[3]．スポー

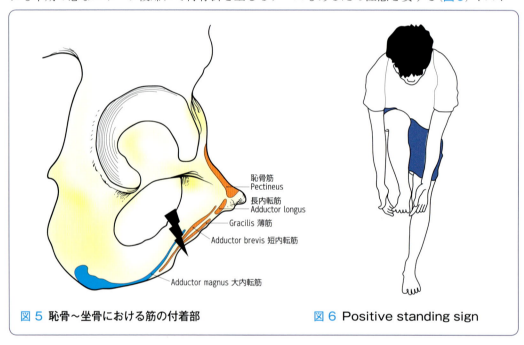

図5 恥骨〜坐骨における筋の付着部

図6 Positive standing sign

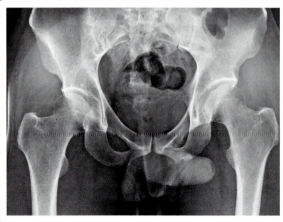

図7 37歳恥骨疲労骨折
初診時単純X線画像．明らかな異常所見は認めない．

ツ復帰に関しては，日常生活にて症状完全寛解，圧痛消失した後に慎重に段階的に運動強度を上げる必要があると考えられる．

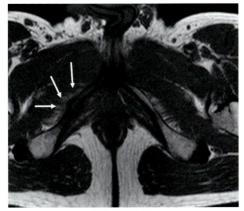

T1強調画像　　　　　　　　　　STIR画像

図8　37歳，恥骨疲労骨折
T1強調画像では，右恥骨下枝の骨折線に一致して線状の低信号域を認める．STIR画像では骨折部を中心とした周囲の骨髄浮腫と軟部組織の炎症が高信号域として描出されている．

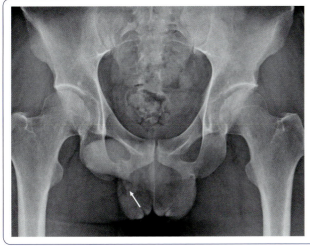

図9　37歳，恥骨疲労骨折
初診から8週間後の単純X線画像骨折部周辺に仮骨形成を認める（矢印）．

坐骨疲労骨折

　スポーツ障害としての坐骨疲労骨折はまれであり，過去の報告からも数例単位の症例報告が散見される程度である．発生原因として，恥骨骨折のように拮抗筋の作用や物理的ストレスのよる骨盤輪のゆがみとは違い，下肢筋による直接的な牽引力が付着部である坐骨に及ぼす結果，骨折に至ると考えられる[4]．具体的にはハムストリングスによる坐骨付着部の牽引が影響しているとされている（図1）．典型的な症状は，走行時の比較的軽度な殿部痛で，坐骨結節部のハムストリングス付着部に限局した圧痛である．早期診断には，他の疲労骨折同様にMRIが有用で，急性期を過ぎればCTにて坐骨基部に骨折線を確認できる．治療は安静，スポーツ中止等の保存療法にて治療可能であるが，治療期間の遷延を防ぐためにもMRIでの早期診断が重要となる．

第6章　脊椎・体幹部の疲労骨折

仙骨疲労骨折

　仙骨疲労骨折は主に女性の長距離選手に発生する．典型的な症状として，片側の腰痛，殿部痛，股関節痛が挙げられるが，アスリートにおける非特異的な慢性腰痛の原因となり得るため注意を要する[10]．仙骨には両下肢（股関節）からの荷重ストレスを体幹（腰椎）へ伝える働きがあり，通常は，股関節や腹部の筋肉がそのストレスを緩衝させる（図2）．しかし，過負荷の状態になると，本来であればストレスの緩衝役として機能する周囲筋が機能不全となることより，繰り返し仙骨にかかる垂直方向の剪断力が疲労骨折を発生させると考えられている[5]．診断は，他の疲労骨折と同様に骨シンチグラフィー，MRI, CT 検査が早期診断に有用である．治療は，運動中止，安静等の保存療法で治療可能で，手術を要することはない．仙骨は血流が豊富な骨であり，他の長管骨の疲労骨折と比較して骨癒合は良好であり競技復帰に要する期間も比較的短い．本骨折は，まれな骨折であるが，女性の長距離選手に多いとされる．他の疲労骨折に関してもいえることであるが，その多くの症例で女性長距離選手に特徴的な "三主徴：エネルギー不足，無月経，骨粗鬆症" が合併している（▶第3章3）．治療に当たり，骨折部の治療のみならず，栄養管理や婦人科的アプローチ等の総合的な対策が重要となる[6,7]．

2. 骨脆弱性に起因する骨盤部骨折

　近年，高齢化とともに増加傾向を示す骨折である．若年者に発生する疲労骨折は，"正常な骨に対する異常なストレス" により発生するが，骨脆弱性を基盤とする骨折は，"異常な骨に対する正常なストレス" で発生すると考えられる．骨脆弱性が基盤として存在するため，その病歴聴取や原疾患に対する対策が非常に重要となる（表1）．好発部位としては，恥骨，坐骨，仙骨に多く認められるが，骨折が複数箇所に及ぶ場合もある（図10）．典型的な症状として，特に誘因なく生じる（時に軽微な外傷歴を有することもある）股関節痛，鼠径部痛，腰痛がある．全身に骨脆弱性を有するため，他の部位の骨折（胸腰椎圧迫骨折，大腿骨頚部骨折，大腿骨頭軟骨下骨折等）を合併することもあり注意を要する．画像検査として，単純X線検査が基本である．注意深い身体所見や圧痛部位の情報とともに本骨折を念頭に置いた上で読影することが重要であるが，初期では異常が明らかでないこともある．MRI は早期の診断に極めて有効である．MRI 所見は，通常の疲労骨折と同様に，STIR 等の脂肪抑制で高信号を示し，周囲の骨髄浮腫や軟部組織での高信号を伴う．骨折線が明らかな場合は，T1 強調画像にて低信号を呈する．高齢者においては特に腫瘍による病的骨折を判別することが重要である．大部分の転位のないものには保存療法で治療可能であるが，骨折部が転位してくるものや偽関節となるものに対しては，時に，骨接合術や骨移植が必要となる．元々骨脆弱性が基盤となることより，手術の際に十分な固定性が得られないこともあり，セメントを併用した骨接合の有効性も報告されている[11]．

表1　骨脆弱性をきたす疾患

- 原発性骨粗鬆症
- 続発性骨粗鬆症

ステロイド長期内服，関節リウマチ，骨代謝性疾患，経原性疾患，放射線治療後，
長期ビスフォスフォネート製剤内服

148

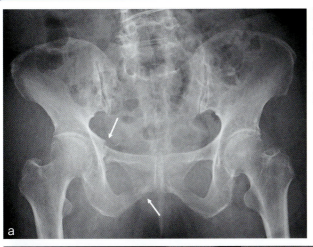
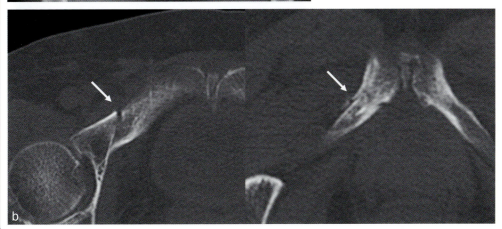

図10 80歳女性，原発性骨粗鬆症
椅子から立ち上がろうとした際に右股関節痛が出現し歩行困難となった．
a: 単純X線画像にて右恥骨上下枝の骨折を認めた．
b: CT axial 像．右恥骨上枝，下枝に骨折線を認める．

3. 術後合併症としての疲労骨折

　大腿骨頚部骨折に対する骨接合術，人工股関節置換術，股関節固定術後，寛骨臼回転骨切り術等の術後において骨盤部疲労骨折発生の報告が散見される．骨折部位はいずれも恥骨および坐骨に好発する．いずれの場合でも骨脆弱性が基盤にあり，術中操作，術後インプラントを介した荷重伝達の変化や異常が骨折の発生につながることが考えられる．近年の報告を見ると，寛骨臼回転骨切り術後の恥骨偽関節に続発する恥骨下枝〜坐骨の疲労骨折の報告が多い[12]．特に，程度の強い寛骨臼形成不全に対して骨片を大きく移動させた際に恥骨（上枝）の接触がなくなり，同部位の偽関節が発生する．恥骨上枝の偽関節の状態で荷重をすることで恥骨下枝への異常なストレス伝達が生じ，疲労骨折へと進展することが考えられる（図11）．通常，経過観察のみで臨床的には問題とならないが，時に再発を繰り返す例もあり，必要に応じて骨移植を併用した骨接合術等が必要な場合もある．

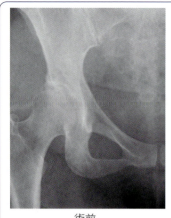 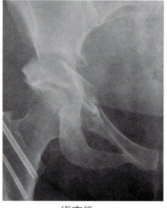 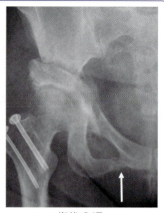

術前　　　　　　　　　術直後　　　　　　　　術後6週

図11　48歳女性,寛骨臼回転骨切り術後恥骨偽関節
寛骨臼形成不全に対して寛骨臼回転骨切り術を行った.
術後6週の単純X線画像で右恥骨下枝に疲労骨折を認めた.

【文献】

1) Matheson GO, et al: Stress fractures in athletes: a study of 320 cases. Am J Sports Med. 1987; 15: 46-58.
2) Orava S, et al: Stress fracture caused by physical exercise. Acta Orthop Scand. 1978;49: 19-27.
3) 張禎浩,他:恥骨下枝疲労骨折. 臨床スポーツ医学. 2003; 20 臨時増刊号 : 120-126.
4) Miller C, et al: Pelvic stress injuries in the athlete. Management and prevention. Sports Med. 2003; 33: 1003-1012.
5) McFarland EG, et al: Sacral stress fractures in athletes. Clinical Orthopaedics and Related Research. 1996; 329: 240-243.
6) De Souza MJ, et al: 2014 Female Athlete Triad Coalition Consensus Statement on Treatment and Return to Play of the Female Athlete Triad. Br J Sports Med. 2014; 48: 289.
7) Thein-Nissenbaum J, et al: Treatment strategies for the female athlete triad in the adolescent athlete: current perspectives. Open Access J Sports Med. 2017; 8: 85-95.
8) Selakovich LW, et al: Stress fractures of the pubic ramus. JBJS. 1954; 36-A: 573-576.
9) Noakes T, et al: Pelvic Stress fractures in long distance runners. Am J Sports Med. 1985; 13: 120-123.
10) Johnson AW, et al: Stress fractures of the sacrum. Am J Sports Med. 2001; 29: 498-508.
11) Lyders EM, et al: Imaging and treatment of sacral insufficiency fractures. Am J Neuroradiol. 2010;31:201–210.
12) 後東知宏,他:当院での寛骨臼回転骨切り術前後における三次元的画像評価. Hip Joint. 2015; 41: 189-193.

第7章

上肢の疲労骨折

　荷重のかからない上肢においても，繰り返す動作により疲労骨折が発生する．種目による特性がこの部位においても著しい．このため，種目に好発する部位を知ることが"診断"において最も重要である．好発年齢は，他の部位と同様に，成長期後期（13〜18歳）に多く発生する．早期にはX線像に現れないことも多く，以前は骨シンチグラフィーが有用であったが，最近ではMRIの普及により，最も早期に，侵襲なく診断できるため有用である．治療は，一般的骨折治療とは明確に分けて考えるべきで，単なる骨癒合を図る治療では十分でなく，スポーツ活動を断念させることなく継続的に再発をさせないことがポイントである．保存的治療が主であるが，スポーツ活動のレベルが高いほど再発を繰り返すことも多く，早期に観血的治療を考慮する方が，早期かつ確実なスポーツ復帰に寄与する．

　本章では上肢の上腕骨から肘関節，さらに前腕骨（橈・尺骨）骨幹部，中手骨，手根骨の有鉤骨鉤部・舟状骨に発生する疲労骨折について述べる．

1	上腕骨骨幹部疲労骨折	152
2	上腕骨内顆部疲労骨折	154
3	肘頭疲労骨折	156
4	尺骨疲労骨折	160
5	橈骨疲労骨折	162
6	舟状骨疲労骨折	164
7	有鉤骨鉤部疲労骨折	167
8	中手骨疲労骨折	169
9	その他	170

第7章　上肢の疲労骨折

 上腕骨骨幹部疲労骨折

　上肢の疲労骨折は非常に少なく，全疲労骨折の割合の中ではIwamotoらは9.2% (n=196)，Oravaらは2.8% (n=142) と報告している[1,2]．さらに上腕の疲労骨折は野球肩障害や野球肘障害を除くと，極めてまれであり報告も少ない．1930年にWilmothが投球骨折1例を最初に報告し，1975年にDevasがティーンエイジャーの上腕骨の疲労骨折3例，1978年にOravaらが1例，1984年にAllenらが野球による疲労骨折を報告している[2-5]．報告が少ない理由として，上腕の痛みが筋肉性の痛みと間違われることや，初期の単純X線で所見を認められないことが多いため診断されにくいと思われる．

疫学

　野球やテニスなどによる症例が報告されており，特に野球では投球動作による上腕の捻転力が骨強度を越えたときに骨折を来すことが考えられるが，投球骨折を疲労骨折と捉えるかは議論の余地がある．投球動作によって発生する場合，ほとんどが骨折を起こしてから受診することが多いが，詳細な問診により骨折をきたす以前に疼痛や違和感などを自覚していたかが疲労骨折の重要な鑑別になる．投球骨折と報告されている症例でも投球中に疼痛があったものが含まれていることが推察される．しかし，小川らは投球骨折118例を報告しているが，本骨折は投球動作自体による原因であるとしている[6]．

　テニスでは多くのエリートプレーヤーが上腕に違和感を覚えた経験を持ち，主にサーブのときや試合後に持続した痛みを感じることがある．Justinらはテニストーナメントで上腕に痛みを持つプレーヤーのMRIを施行したところ，全例に骨髄浮腫が認められ，また浮腫の程度と症候を有している期間に相関が見られたと報告している[7]．

機序

　Poluらは骨折をきたさない程度の外力が長時間繰り返し骨組織に負荷を与え，骨吸収と骨再生のバランスが崩れ脆弱化した骨になったときに，筋肉の負荷や異常な外力が加わると骨折をきたすとしている[8]．また，山本らは，骨膜反応が上腕骨骨幹部の三角筋付着部を中心に見られること，また三角筋は投球動作において大胸筋，上腕三頭筋とともに上肢を体幹に固定する重要な作用を有していることより，三角筋の反復作用が関与しているとしている[9]．

診断

　問診が最も大事であることはいうまでもない．単純X線でも骨膜反応や骨折が認められることは少なく，疲労骨折を疑う場合はMRIや骨シンチグラフィーを行うべきである．MRI検査は股関節の不顕性骨折[10]や，競技ランナーの大腿骨遠位疲労骨折の報告で有用である[11]ことが報告されている．近年では，エコーの解像度も上がり疲労骨折も診断できるようになった．

治療

　Bartsokasらは，20歳のボディービルダーに対する治療として，6週間の安静ののち徐々にトレーニングを再開させ復帰している[12]．Rettigらの15歳のテニスの症例では，4週間の安静ののち徐々に復帰させたが，復帰後2週間でまた同じ痛みが再発し，その後2ヵ月で復帰している[13]．

Bruknerらは4週間の完全なスポーツ中止，さらに4週間かけて段階的にトレーニング強度を上げていき，競技復帰は約4〜5ヵ月かけるとしている[14]．いずれも慎重なプログラムで復帰しているが，上腕骨疲労骨折は種目別に考慮して経過をみながら段階的に復帰させていくことが大事であり，復帰後もフォローしていかねばならない．

症例

16歳高校野球投手

投球中にボキッと音がするとともに疼痛出現し，投球不能になった．近医受診し上腕骨螺旋骨折（図1a）を認め紹介受診となる．受傷2日前にも投球時に上腕部に張りと痛みを感じていたと聴取できた．上腕小皮切にてslipped plating法にて骨接合術を施行した（図1b）．術後3ヵ月半で完全な骨癒合を認めた（図1c）ため，術後4ヵ月に抜釘術を行った（図1d）．スクリューholeの皮質骨が埋まるのを待って抜釘後3ヵ月で全力投球を許可した．術後経過は順調で全力投球は可能となった．

本症例でも数日前から上腕骨に痛みを感じていたことから，疲労骨折の可能性も否定できない．また上腕骨の疲労骨折は上腕骨回旋負荷の加わるスポーツにおいてみられるが，臨床上なかなか骨折前のX線やMRIに遭遇することは難しい．投球動作をともなうスポーツにおける上肢の痛みには，鑑別疾患として常に念頭において診療すべきである．

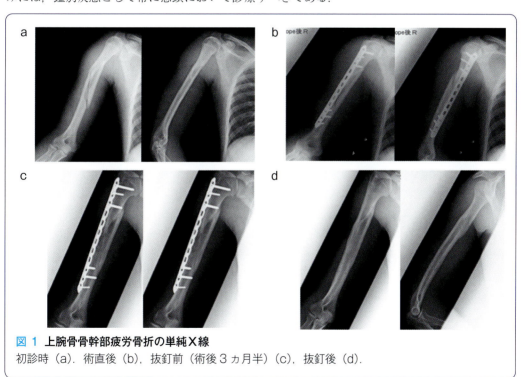

図1 上腕骨骨幹部疲労骨折の単純X線
初診時（a）．術直後（b），抜釘前（術後3ヵ月半）（c），抜釘後（d）．

【文献】

1) Iwamoto J, et al: Stress fractures in athletes: review of 196 cases. J Orthop Sci. 2003;8:273-278.
2) Orava S, et al: Stress fractures caused by physical exercise. Acta Orthop Scand. 1978;49:19-27.
3) Wilmoth CL: Recurrent fracture of the humerus due to sudden extreme muscular action. J Bone Joint Surg Am. 1930;12:168-169.
4) Devas M: Stress fractures. pp174-178, Edinburgh, Churchill Livingston, 1975.

第 7 章　上肢の疲労骨折

5) Allen ME: Stress fracture of the humerus. A case study. Am J Sports Med. 1984;12:244-245.

6) 小川清久, 他: 投球骨折 上腕骨骨幹部骨折 118 例の分析. 臨床整形外科. 1991;26(6):683-690.

7) Justin CL, et al: MRI of Stress Reaction of the Distal Humerus in Elite Tennis Player. American Roentgen Ray Society. 2006;187:901-904.

8) Polu KR, et al: Stress fracture of the humerus in a collegiate baseball pitcher. A case report. Am J Sports Med. 1999;27:813-816.

9) 山本和司, 他: ソフトボール選手にみられた上腕骨疲労骨折の 1 例. 臨床整形外科. 1989;24(9):1099-1101.

10) Rizzo PF, et al: Diagnosis of occult fractures about the hip. Magnetic resonance imaging compared with bone-scanning. J Bone Joint Surg Am. 1993;75:395-401.

11) Stafford SA, et al: MRI in stress fracture. AJR Am J Roentgenol. 1986;147:553-556.

12) Bartsokas TW, et al: An unusual stress fracture site: mid humerus. Physician and Sportsmedicine. 1992;20:119-122.

13) Rettig AC, et al: Stress fracture in the humerus in an adolescent tennis tournament player. Am J Sports Med. 1985;13:55-58.

14) Brukner P: Stress fractures of the upper limb. Sports Med. 1998;26:415-424.

2　上腕骨内顆部疲労骨折

　　肘周辺の疲労骨折は下肢や腰椎に比べて非常に少なく疲労骨折全体の 1 ～ 5% ほどである. 野球, やり投げ, テニス, バレーボールなどオーバーヘッドスポーツでみられるが, その中で競技人口の多い野球において最も多く, 日常の診療でも稀ならず遭遇する. 疲労骨折は, 正常な骨組織において, 生活動作・スポーツ活動に起因する外傷の認められない骨障害, 骨の同一部位に繰り返される小さな負担により骨組織の破断をきたし, 筋疲労や靱帯損傷などにより骨に対する応力負荷が増大した結果, もたらされる. 肘周辺疲労骨折として最も多い肘頭疲労骨折の他には上腕骨内顆疲労骨折があるが, 投球動作では繰り返される外反過伸展ストレスおよび付着する筋群による牽引ストレスなどが強く影響しており, また高頻度で内側側副靱帯損傷が合併していることが多い.

メカニズム

　投球によって生じる上腕骨内顆疲労骨折は非常にまれである. 当院での症例も 5 例ほどであり, 全例野球選手で投球が主な原因である. 骨折線は上腕骨内顆部の円回内筋の起始部よりやや近位後方から始まり, 遠位中央の肘頭窩へ向かって走る. 初期では同部に硬化像と骨膜反応が認められ, 次第に骨折線が明らかとなる. 解剖学的には上腕骨内側上顆部に回内筋および総屈筋起始部が付着しており, 加速期, ボールリリースからフォロースルー期まで屈曲回内筋群による牽引負荷が加わることが考えられる. また, 背景には内側側副靱帯損傷が認められ, 肘内側不安定性により滑車切痕内で滑車・内顆が安定しないために過大な負荷につながると考えられる.

症例

　治療に難渋した症例を呈示する[1].

　25 歳プロ野球投手. 夏頃より右肘痛を自覚. 前医で単純 X 線撮影の結果, 上腕骨内顆疲労骨

折を指摘され，保存的治療として LIPUS 治療が開始された．治療開始後 1 年 2 月目からゲームに復帰したが，その 2 ヵ月後には投球後の肘関節痛が再発した．X 線上疲労骨折が再発し，前医初診後 1 年 7 月で当院紹介となった．単純 X 線では，上腕骨内顆円回内筋の起始部よりやや近位後方から遠位中央の肘頭窩へ向かって走る骨折線を認めた．CT では後方からの開大が明らかであった（図 1a）．骨硬化が著明で偽関節となっていたため偽関節部に腸骨ブロック移植手術を行った（図 1b）．術後骨癒合は良好であり術後 6 ヵ月で投手として再復帰したが，再復帰後およそ 7 ヵ月後に投球時の痛みが再発した．単純 X 線写真にて移植骨の辺縁部より再び骨折線を認めた（図 2a）ため，前回より大きな腸骨ブロックを移植した（図 2b）．骨癒合傾向は順調

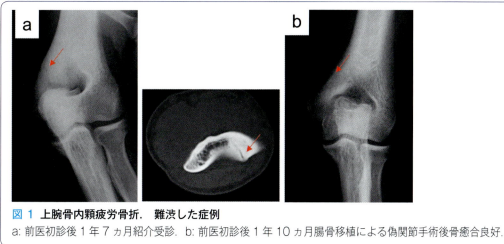

図 1 上腕骨内顆疲労骨折．難渋した症例
a: 前医初診後 1 年 7 ヵ月紹介受診．b: 前医初診後 1 年 10 ヵ月腸骨移植による偽関節手術後骨癒合良好．

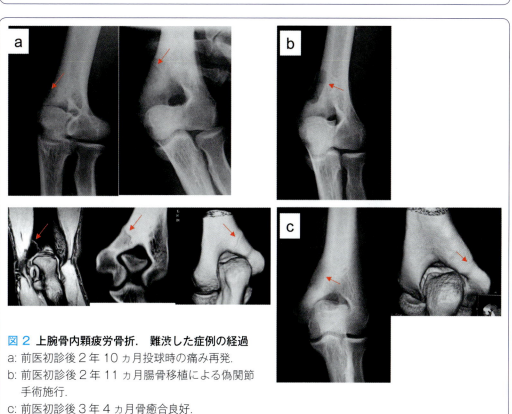

図 2 上腕骨内顆疲労骨折．難渋した症例の経過
a: 前医初診後 2 年 10 ヵ月投球時の痛み再発．
b: 前医初診後 2 年 11 ヵ月腸骨移植による偽関節手術施行．
c: 前医初診後 3 年 4 ヵ月骨癒合良好．

であり,術後6ヵ月で一軍で投球を再開した(図2c).術後半年後,投球時に突然激痛が出現した.単純X線写真で粉砕型の投球骨折であったためプレートにて接合術を行った(図3: a, b).その後はスコアラーとして球団に残っている.

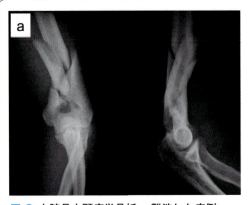 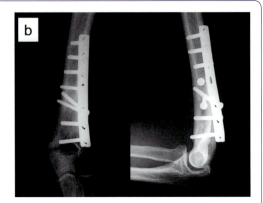

図3 上腕骨内顆疲労骨折.難渋した症例
a: 前医初診後3年7ヵ月投球骨折を認めた. b: 骨接合術施行後.

　本病態は,加速期からフォロースルーにおいて屈曲回内筋群による牽引力が加わるが,上腕骨内側上顆部前面には円回内筋および総屈筋起始部があり,後面には拮抗する筋がないため常に後方が開大する力が加わったと考えられる.骨折線は上腕骨内顆部の回内筋の起始部よりやや近位後方から遠位中央の肘頭窩に走向しており,本症例では,初期では同部の硬化像と骨膜反応が認められ,次第に骨折線が明らかとなっていた.この疲労骨折例の背景には肘内側側副靱帯損傷を合併しており,肘内側不安定性により過大な負荷につながった可能性が考えられる.

Point ▶▶ 上腕骨内側上顆部前面には円回内筋および総屈筋起始部があり,後面には拮抗する筋がない

【文献】
1) 古島弘三,伊藤恵康:肘頭疲労骨折および肘周辺疲労骨折について.臨床スポーツ医学. 2009;26(5):507-515.

3 肘頭疲労骨折

　肘頭疲労骨折は下肢の疲労骨折に比べてまれであり,多数例のまとまった報告は少ない[1].肘頭疲労骨折の原因となるスポーツには野球[2,3],テニス,レスリング,体操,やり投げなどがあるが,野球に最もよくみられる.種目によって肘関節に加わる負荷のかかり方には違いがあり,発生機序については,種目別に分けて論ずる必要がある.本項では,主に野球に関連した疲労骨折の発症機序と肘関節不安定症との関連について述べる.疲労骨折の発生メカニズムを理解することが予防や治療に役立つものと考えられる.

3 肘頭疲労骨折

メカニズムと分類

肘頭疲労骨折の200例（平均16.1歳：13〜27歳）を検討（図1）[4]

骨端線が未閉鎖である肘頭骨端線閉鎖遅延または骨端線閉鎖不全は若年型，骨端線が閉鎖している疲労骨折は成人型である．a: physeal type, b: classical type, c: transitional type, d: sclerotic type, e: distal type の主に5つのtypeに分類することが可能である．Physeal typeは若年型，transitional typeは若年型から成人型の移行期であり，その他は成人型の疲労骨折として分類されている．

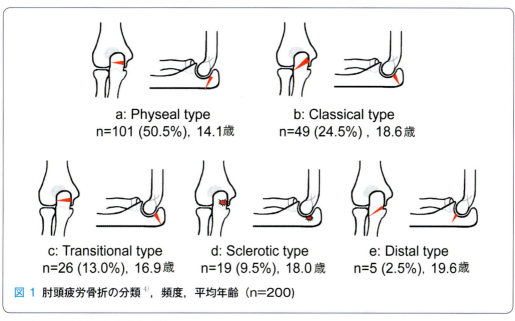

図1 肘頭疲労骨折の分類[4]，頻度，平均年齢（n=200）

肘頭疲労骨折の分類（図1, 2）

Physeal type（101例：50.5%，平均年齢14.1歳）（図1a）：若年型の疲労骨折として位置づけ

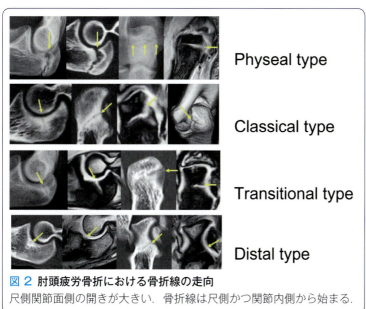

図2 肘頭疲労骨折における骨折線の走向
尺側関節面側の開きが大きい．骨折線は尺側かつ関節内側から始まる．

第 7 章　上肢の疲労骨折

ている．骨端線の形状に沿って閉鎖遅延，または閉鎖不全が認められる．単純 X 線正面像では，骨端線そのものが開大している．側面像では，節面側から起始し骨端線に沿って背側遠位方向へ走向し，関節面側がより開大している．

　Classical type（49 例：24.5%，平均年齢18.6 歳）（図 1b）：成人型で最も典型的である．他の論文で報告されている斜骨折のタイプである．骨折線は単純 X 線正面像では，肘頭近位尺側から起始し，遠位橈側へ向かっており，側面像では，肘頭関節面側から起始し背側近位へ向かって走向している．

　Transitional type（26 例：13.0%，平均年齢16.9 歳）（図 1c）：骨折線は単純 X 線正面像では，physeal type と同様に骨端線に一致し，尺骨軸に対して垂直に横走している．側面像では，classical type と同様に関節面側から背側近位へ向かって走向している．

　Sclerotic type（19 例：9.5%，平均年齢18.0 歳）（図 1d）：単純 X 線では明らかな骨折線は認められないが骨硬化像が見られる．単純 X 線での診断は難しい．MRI 画像によって診断される．MRI では，関節面側において広範に T2 低輝度領域が見られる．疲労骨折の治癒期にあたる．

　Distal type（5 例：2.5%，平均年齢19.6 歳）（図 1e）：骨折線は正面像では，classical type の骨折線起始部より遠位で，trochlear groove の cortical notch から始まっている．側面像では関節面側から背側に向かって走向している．単純 X 線での診断での診断は難しく CT，MRI が有用である．

Physeal type における Stage 分類（図 3）[4]

　Physeal type のなかでも重症度には違いが見られる．筆者らはその重症度に応じてさらに４つに stage を分類した．Physeal type は左右の単純 X 線側面像で診断が容易である．通常，骨端線は負荷のかかるため投球側から骨端線は閉鎖することが知られている．これを念頭に stage 判断する．Stage Ⅰ，Ⅱは癒合遅延である状態で，非投球側の骨端線閉鎖遅延の有無で判断している．非投球側の骨端線が閉鎖していないものを Stage Ⅰ，閉鎖しているものはⅡである．Stage Ⅲ，Ⅳはあきらかな関節面側の骨端線癒合不全の状態であり，肘頭背側骨皮質まで開大しているか否かで評価している．関節面のみの開大を Stage Ⅲ，背側までの開大が Stage Ⅳである．

診断（問診，臨床所見，画像所見）

　多くは投球時のフォロースルー期の肘後方痛を訴えるが，なかには内側部痛と区別が難しい．肘頭疲労骨折は関節面側の骨折であるため触診では区別が難しい．肘内側側副靱帯（UCL）損傷を合併している場合，安易に UCL 損傷と診断されることがあるが，肘頭骨端線離開・疲労骨折には UCL 損傷を高率に合併するということを念頭に置いておくべきである．単純 X 線所見のみでは，正面では上腕骨滑車と重なること，側面では骨折線が斜位の場合見えづらくなることから見逃されやすい．さらに sclerotic type と distal type は単純 X 線で骨折線を確認することが困難である場合が多く，確実な診断には CT や MRI 精査は必須である．骨癒合などの治療効果を判定するのは CT が有用である．

肘頭疲労骨折と不安定性の関連

　肘頭疲労骨折例における内側部障害の合併頻度は，physeal type では 71.3%，classical type では 79.6%，transitional type では 73.0%，sclerotic type では 94.7%，distal type では 80.0% といずれも高い（表 1）．physeal type 例ではまだ若年であるため，内側上顆下端裂離骨折の発生が多く見られる．その他の type では，ほとんどが尺側側副靱帯（UCL）損傷を合併しており，肘

骨端線閉鎖遅延
✓ Stage Ⅰ・Ⅱでは，非投球側の骨端線閉鎖の程度と比較する．

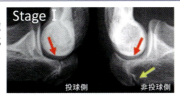

➤ 非投球側での骨端線の完全閉鎖は見られず，投球側で非投球側より閉鎖が遅れている．

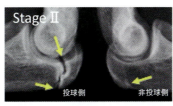

➤ 非投球側での骨端線の完全閉鎖がみられているが，投球側では未閉鎖である．

骨端線閉鎖不全
✓ Stage Ⅲ・Ⅳは健側の骨端線閉鎖の有無には関係なく骨端線離開の程度を評価する．

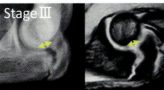

➤ 骨端線の関節面側が開大してきている．

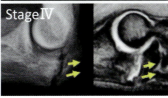

➤ 骨端離開が関節面から背側まで広がり，全体的に開大が見られる．

図3 Physeal type の stage 分類[4]

頭疲労骨折とUCL損傷には大きな関連があると考えられる．投手では，ストレスX線撮影をすると疼痛のない症例でも左右差が認められ不安定性がある症例が少なくない．常にストレスがかかり続けていることによって外反動揺性が生じ，強大な外反力と過伸展力を骨で受け止めなければならないため，肘頭に加わるストレスが増大すると考えられる．滑車と肘頭関節面の接触圧はUCLの不安定性があるほど強くなり，また接触面の面積も小さくなると報告されている[5]．肘頭関節面には応力が集中し，疲労骨折が生じやすくなる．合併症の頻度としてUCL損傷が明らかに多いため，肘頭疲労骨折がUCL損傷をもたらすのではなく，UCL損傷など内側部障害による動揺性が疲労骨折を生じやすくなると考えるのが妥当であろう[4]．

表1 UCL損傷と内側上顆裂離骨折の頻度

Type(n)	UCL損傷	内側上顆裂離骨折	計	頻度
Physeal type(n=101)	44	28	72	71.3%
Classical type(n=49)		39	39	79.6%
Transitional type(n=26)	17	2	19	73.0%
Screlotic type(n=19)		18	18	94.7%
Distal type(n=5)	4		4	80.0%
n=200			n=152	76.0%

第 7 章　上肢の疲労骨折

他のスポーツによる肘頭疲労骨折の機序

　Rettig ら[6]は，肘頭疲労骨折は三頭筋の牽引力か外反伸展負荷（valgus-extension overload: VEO）のどちらが原因であるかはまだわからないと述べている．これは投球動作と他のスポーツによるメカニズムの違いを考慮していないために混乱を招いていたのである．投球による三頭筋の牽引力で発生することは考え難い．その理由として，三頭筋の解剖学的付着部は肘頭尖端ではなく尺骨背面に広く付着しているため，肘頭の関節面側，かつ尺側から始まる骨折が三頭筋による牽引力で発生する事実を説明できない．三頭筋の牽引力による肘頭疲労骨折と考えられる競技は，VEO ストレスの起こらないものであり，さらに骨端線が閉鎖する以前に発症した例である．その代表としてアーチェリーがあるが，アーチェリー症例の骨端線の離解は，関節面側からではなく背側から骨折線が開大する．通常，肘頭の骨端線は関節面側から閉鎖し骨端線の背側は最後に閉鎖する．しかし，骨端線の閉鎖前から三頭筋の牽引力が加わり続けた結果，背側骨端線の閉鎖不全を起こすと推測される．アーチェリーの競技特性からみれば，野球の投球動作と発生機序が異なることは容易に理解できる．体操競技やウェイトリフティングなども外反ストレスがかかりにくく，三頭筋による牽引力や過伸展による圧迫力などが考えられる．これまでの発生機序に関する議論は競技特性を考えていなかったために混乱を招いていたのである．投球動作と他の競技では疲労骨折の発生機序を区別して考える必要がある．

【文献】

1) Brukner P: Stress fractures of the upper limb. Sports Med. 1998;26(6):415-424.

2) Ahmad CS, ElAttrache NS: Valgus extension overload syndrome and stress injury of the olecranon. Clin Sports Med. 2004;23(4):665-676.

3) Cain EL Jr, et al: Elbow injuries in throwing athletes: a current concepts review. Am J Sports Med. 2003;31(4):621-635.

4) Furushima K, et al: Classification of Olecranon Stress Fractures in Baseball Players. Am J Sports Med. 2014;42(6):1343-1351.

5) Ahmad CS, et al: Elbow medial ulnar collateral ligament insufficiency alters posteromedial olecranon contact. Am J Sports Med. 2004;32(7):1607-1612.

6) Rettig AC, et al: Nonunion of olecranon stress fractures in adolescent baseball pitchers: a case series of 5 athletes. Am J Sports Med. 2006;34(4):653-656.

4 尺骨疲労骨折

　前腕骨のうち，疲労骨折が好発するのは尺骨の方である．特に野球の投球動作を原因する肘頭部の疲労骨折が，大半を占める．他の骨幹部疲労骨折の好発種目は，テニス・剣道・ソフトボールのピッチャー（図1），他に器械体操・チアリーダーなどに発生する．

メカニズムと分類

　メカニズムは，前腕の回内・外運動と屈曲運動に起因する．

　投球やラケット，剣道（竹刀の振りおろし）では，手指を強く握った状態で前腕回内外運動を

160

行う時の深指屈筋・方形回内筋・尺側手根屈筋の影響，器械体操やチアリーダーでは，倒立や後方宙返りでの繰り返す前腕への荷重負荷，スポーツ以外でも干し草を積む作業（lifting fracture）での前腕回外位で肘を屈曲しつつ重量物を持ち上げる動作などでの発症が知られている．

診断

患者の種目と繰り返す動作を詳述に理解することである．初期症状の発生時期や症状の持続期間，繰り返す場合は，再発時の状況などを把握する．画像診断は，単純X線撮影が第一選択である．初期では所見が無いことが多く（図1a），この場合，MRIが有用である．骨シンチグラフィーは最近ではあまり行われない．治療方針の決定には，X線像で行う．

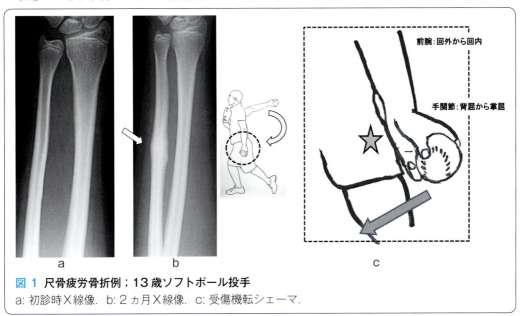

図1 尺骨疲労骨折例；13歳ソフトボール投手
a: 初診時X線像．b: 2カ月X線像．c: 受傷機転シェーマ．

治療

保存的治療が原則である．競技を中止し，症状が強い場合は外固定（肘関節〜手部までのキャスト固定）を行う．

低出力超音波パルス療法（LIPUS）も考慮されるが，保険適応が無く，その治療効果を積極的に推奨するエビデンスもまだ得られていない．硬化/偽関節に至ったものでは，手術治療で硬化部の掻爬＋骨移植が考慮されるが，そのような症例は稀である．いずれの治療法を選択しても復帰時期に慎重を要する．

【文献】

1) Fujioka H, et al: Stress fracture of the ulna in a softball pitcher. J Orthop. 2016.13: 204-206.

第7章　上肢の疲労骨折

5 橈骨疲労骨折

　橈骨疲労骨折は1980年にFarquharson-Robertsらが最初に報告しているが[1]，前腕の尺骨と比較しても，橈骨疲労骨折の頻度は非常に少ない[2,3]．橈骨疲労骨折の原因として，体操，軍隊のトレーニング，バレーボール等が報告されている[1,3-9]．また，橈骨疲労骨折と鑑別を要するものとして，橈骨遠位骨端線損傷 Stress injury of the distal radial growth plateがある．橈骨遠位骨端線損傷に関しては成長期体操選手における多数例の報告があり，注意が必要である[10,11]．

メカニズムと分類

　橈骨疲労骨折は，骨幹部に生じるものと，遠位骨端線損傷を含めた橈骨遠位部，形状突起部[12,13]に生じるものがある（図1a）．症例数も少なくその発生機序は明らかではないが，最も報告の多い遠位1/3付近に生じる疲労骨折では，前腕回内外と母指屈曲動作時に方形回内筋と長母指屈筋起始部間に過大な介達力が加わり発症することが推察されている[5,14]（図1b）．骨幹部中央付近に生じる疲労骨折では，バレーボールのレシーブなどの直達外力がその主因として考えられている[1,5]．また，橈骨茎状突起疲労骨折では，繰り返しの橈尺屈運動がその原因として推察されている[13]．

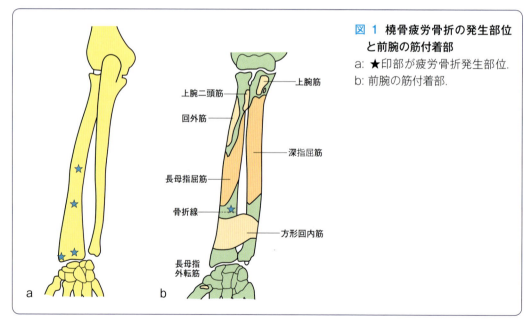

図1　橈骨疲労骨折の発生部位と前腕の筋付着部
a: ★印部が疲労骨折発生部位．
b: 前腕の筋付着部．

診断

　橈骨疲労骨折の主訴は，前腕の違和感，疼痛，運動時痛で，運動を続けることで痛みは徐々に増悪し，安静で軽快する．通常橈骨遠位1/3付近や茎状突起部に圧痛を認める．腫脹は橈骨が深部にあるため明らかではないが，手関節を背屈したり荷重を加えたり負荷を加えることで疼痛が再現される[10,15]．単純X線が第一選択の画像検査であるが，初期には所見を認めないこともあり，早期診断には超音波やMRIが有用である（図2）．

治療

橈骨疲労骨折は安静のみで治癒するため，ギプスなどの外固定を要することはない．治療期間は4〜6週程度であり，スポーツ復帰にあたっては症状や画像所見を参考に決定する．Hashiguchi らは再発した茎状突起疲労骨折に対し骨片切除を行い良好な成績を報告している[13]．

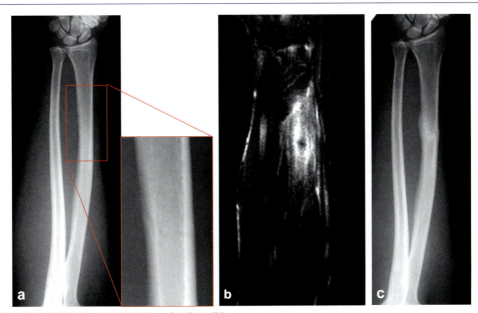

図2 橈骨疲労骨折（23歳男性，食品加工業）
初診時単純X線（a）で骨折線を認める．MRIでは骨折線と髄内浮腫像と骨膜浮腫像を認める．初診後2月で十分な仮骨が形成され，症状は消失し仕事に復帰した．

【文献】

1) Farquharson-Roberts MA, Fulford PC: Stress fracture of the radius. J Bone Joint Surg Br. 1980; 62-B(2): 194-195.
2) 伊藤益英，他：スポーツによるまれな疲労骨折の検討．整スポ会誌．1992; 11: 245-250.
3) Kuo CL, et al: Stress fractures of forearm bones in military recruits of rifle drill training. J Trauma. 2009; 67: 742-745.
4) Ahluwalia R, et al: Bilateral fatigue fractures of the radial shaft in a gymnast. Clin Nucl Med. 1994;19:665-667.
5) 萬納寺毅智，他：女子バレーボール選手にみられた橈骨疲労骨折の1例．整形外科．1983; 34: 1639-1641.
6) Eisenberg D, et al: Stress fracture of the distal radius caused by "wheelies". South Med J. 1986; 79: 918-919.
7) 菅原誠，他：橈骨疲労骨折の1例．整スポ会誌．1991; 10: 507-510.
8) 千馬誠悦，他：野球選手にみられた橈骨疲労骨折の1例．整形外科．1997; 48: 193-195.
9) Venkatanarasimha N, et al: Proximal ulna stress fracture and stress reaction of the proximal radius associated with the use of crutches: a case report and literature review. J Orthop Traumatol. 2009; 10: 155-157.
10) Carter SR, Aldridge MJ: Stress injury of the distal radial growth plate. J Bone Joint Surg Br. 1988; 70:

11) Caine D, et al: Stress changes of the distal radial growth plate. A radiographic survey and review of the literature. Am J Sports Med. 1992; 20: 290-298.
12) Fujioka H, et al: Bilateral stress fractures of the radial styloid processes in a gymnast. J Hand Surg Eur. 2010; 35(3): 243-244.
13) Hashiguchi H, et al: Stress fracture of the radial styloid process in a judo player: a case report. J Nippon Med Sch. 2015; 82(2): 109-112.
14) Weigl K, Amrami B: Occupational stress fracture in anusual location. Clin Orthop. 1980; 147: 222-224.
15) Roy S, et al: Stress changes of the distal radial epiphysis in young gymnasts. a report of twenty-one cases and a review of the literature. Am J Sports Med. 1985; 13: 301-307.

6 舟状骨疲労骨折

手舟状骨は，手根骨の中枢・末梢列の間に存在し，この解剖学的位置より外傷-骨折の8割を占めると言われている．このような，明らかな外傷無く生じるのが疲労骨折である．競技では，器械体操，砲丸投げ，重量上げなどで発生することが報告されている．

メカニズムと分類

体重や重量物が，手関節背屈位において，持続的かつ，慢性に加わることにより，舟状骨腰部と橈骨茎状突起が，慢性的に衝突することによる（図1）．未だ明確な分類はないが，早期で，MRIの輝度変化のみの場合から，明らかな偽関節の形を形成するものまで，進行度により分けられる．治療上重要である．

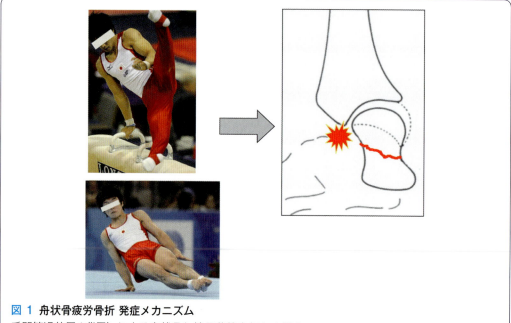

図1 舟状骨疲労骨折 発症メカニズム
手関節過伸展(背屈)による舟状骨と橈骨茎状突起との衝突．

診断

症状は，明らかな外傷歴が無く，上記競技において手関節背屈位の継続の上に anatomical snuff box（嗅ぎタバコ窩）の疼痛を自覚してくる．初期では単純X線像では映らないことが多い．早期診断ではMRIが最も有用である．進行してくると明らかな骨折線が生じ，さらに両面に硬化像を示す典型的な偽関節像を呈してくる．この時期では診断は容易である．骨折による偽関節と違い，舟状骨自体のHamp Back変形や手根配列異常のDISI（dorsal intercalcary segmeut instability）変形は生じてないことが多いのが特徴である．症例によっては対側の橈骨茎状突起部の変化（骨棘形成・偽関節）が見られることもある（図2，3）．

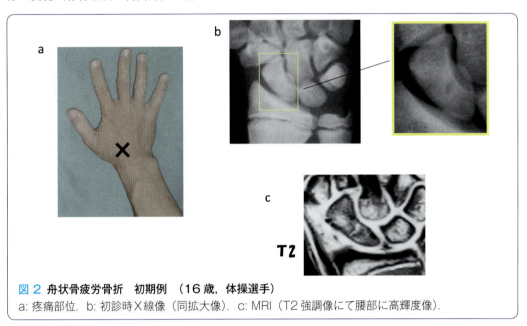

図2 舟状骨疲労骨折 初期例 （16歳，体操選手）
a: 疼痛部位. b: 初診時X線像（同拡大像）. c: MRI（T2強調像にて腰部に高輝度像）.

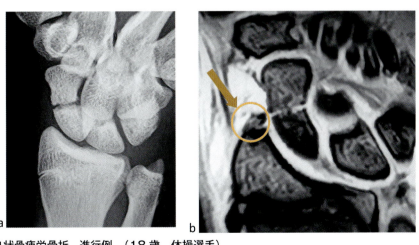

図3 舟状骨疲労骨折 進行例 （18歳 体操選手）
a: 初診時X線像. b: MRI（T2強調像にて腰部に高輝度像），茎状突起先端に異常所見有り.

治療

　この部位においても早期発見と治療が大切である．治療に当たっては，再発をいかに防ぐかがポイントである．競技に特有性があるため，指導者は常に本症の発症に注意すべきであり，また，治療する側は早期のMRIで診断すべきである．早期では，小皮切で舟状骨軸方向のDTJスクリュー固定で応力の集中を分散させ，同時に橈骨茎状突起の切除が必要となる．偽関節に至ったものでは，通常の偽関節手術（骨移植＋DTJスクリュー固定）に橈骨茎状突起の切除を行う（図4）．（▶8章2）

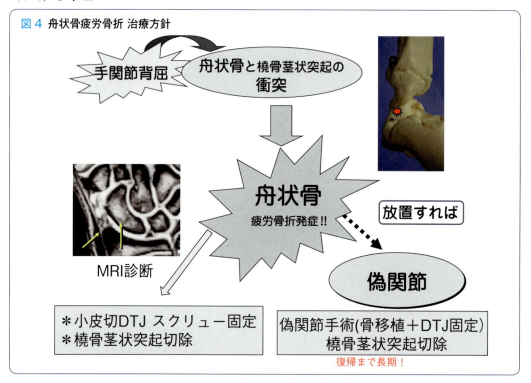

図4　舟状骨疲労骨折 治療方針

【文献】

1) Yamagiwa T, et al: Surgical treatment of stress fracture of the scaphoid of an adolescent gymnast. J Sports Sci Med. 2009;8:702-704.
2) Webb BG, Rettig LA: Gymnastic wrist injuries. Curr Sports Med Rep. 2008;7:289–295.

7 有鉤骨鉤部疲労骨折

　手部手根骨の尺側に位置する有鉤骨は鉤部が掌側に突出し，大菱形骨と手根管を形成する．両骨間に強靭な横手根靭帯が付着している．ラケットやゴルフクラブにて捻転力により一撃外傷で骨折することが多く，よく知られている．一方，疲労骨折は，明らかな外傷無く，手掌部に全体重負荷がかかる体操競技や，テニスラケットや野球バットの素振りなどの繰り返す微小外力により発症する．ストイックなスポーツ選手に好発し練習時間や回数／週など，過剰なスポーツ活動に起因する．

メカニズムと分類

　発症メカニズムは，付着する横手根靭帯の牽引と，鉤部全体に捻転力が慢性に加わる場合がある（図1）．前者は体操選手に好発し，先端部の裂離骨片の像をとる．一方後者では，中枢基部を骨折線とする形が多い．前者でも基部の偽関節に至る例もしばしば見られる．

診断

　臨床症状は，外見からは，診断できない．手掌部小指球橈側の圧痛があり，握力の低下が見られる．このため，通常のスポーツ活動が明らかに低下しているとの訴えで受診する．画像診断上，最も問題となるのは，この鉤部は，通常の単純X線像では映りにくく，また映っていても，ほとんど所見がない場合が多く，難渋することである．このため，単純X線撮影では手根管撮影を要するが，有用な診断はCT撮影であり，部位，程度を解読できる．しかし，疲労骨折例では，CT像にても判読できないことがあり，骨シンチグラム，最近ではMRIが有用である（図2）．

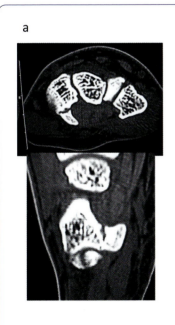
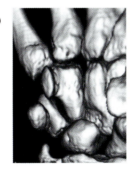
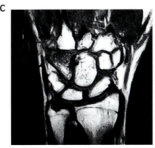
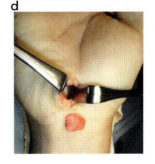

図1 有鉤骨鉤部疲労骨折（17歳，剣道選手）
a: CT. b: 3D-CT. c: MRI. d: 術中所見．

治療

初期例では，練習中止や量の軽減を指示する．外固定は行わない．通常3ヵ月は要する．明らかな骨硬化や偽関節を呈している進行例では，一般の骨折と同様，摘出術が適応となる．小 double thread screw の小皮切での刺入固定が報告されているが，癒合判定に難渋することが多い，また鉤部は摘出してもスポーツ活動に何ら支障が生じないことも摘出を推奨する理由である．また，早期例で，MRIで明らかな異常所見があっても摘出術時に，明らかな骨折線を確認できない例が多いことを知っておくべきである（図2）．

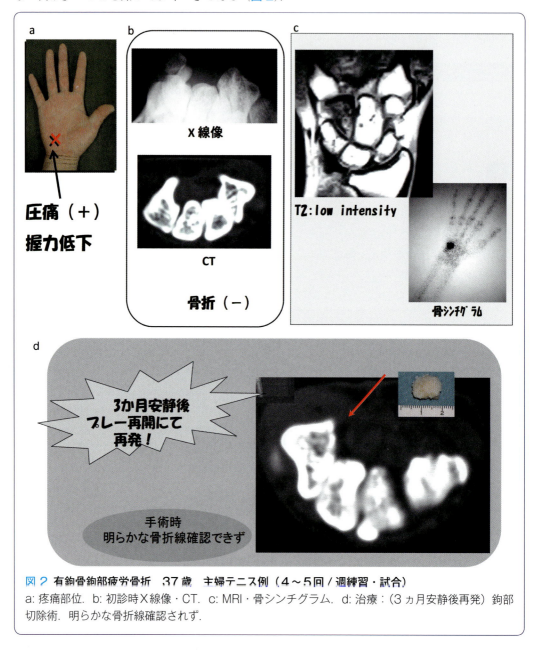

図2 有鉤骨鉤部疲労骨折 37歳 主婦テニス例（4～5回/週練習・試合）
a: 疼痛部位．b: 初診時X線像・CT．c: MRI・骨シンチグラム．d: 治療：（3ヵ月安静後再発）鉤部切除術．明らかな骨折線確認されず．

【文献】
1) 麻生邦一,他:テニスによる有鉤骨鉤疲労骨折の治療経験.九州スポーツ医科学会誌.1996; 8: 53-56.
2) 村上恒二,他:有鉤骨鉤骨折の病態および診断と治療における問題点について.日手会誌.1991; 8: 627-630.

8 中手骨疲労骨折

中手骨疲労骨折は1975年にMcBrydeらが最初に報告し[1],以降,国内外での症例報告が散見される.その原因スポーツとして,テニス,ハンドボール,ボクシング,ボート等が報告されており,中手骨の中では第2中手骨に発生するものが最も多い[2].

メカニズム

中手骨疲労骨折は,ボクシングで生じた症例[3]を除くと,指屈曲時の曲げ応力により,中手骨の脆弱な部位に疲労骨折が生じるものと思われる.特に中手骨の中で最長である第2中手骨は,大きな基部を持ち,強固な靭帯性結合を有していることなどから,強大な負荷が加わり発症することが推察されている[4].また第2中手骨は,基部背側に長橈側手根伸筋,基部掌側に橈側手根屈筋が停止しており,手関節屈伸時の基部へのストレスもその一因として推察されている[3].発症原因として最も多いテニスでは,ラケットのグリップ法が発症に影響を及ぼすとも報告されており,Waningerらはウエスタングリップからイースタングリップに変更することで疲労骨折が予防できるとしている[5].

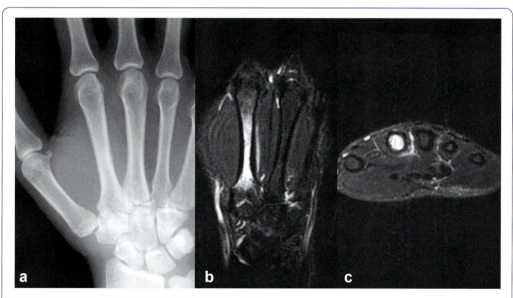

図1 18歳女子,第2中手骨疲労骨折(テニス)
単純X線(a)でわずかに仮骨像を認めるが,MRI(b, c)のSTIR像で第2中手骨骨幹部に髄内浮腫像と骨膜浮腫像を認める.

第 7 章　上肢の疲労骨折

診断と治療

　手を酷使するような運動歴に加え，手背部の疼痛や局所の圧痛，腫脹により本症を疑う．画像検査としては，単純 X 線に加え超音波や MRI が有用である．中手骨の骨癒合は良好であり，治療は当該スポーツの休止や安静で十分であり，2～3 ヵ月でのスポーツ復帰が可能である．

【文献】

1) McBryde AM Jr: Stress fractures in athletes. J Sports Med. 1975; 3: 212-217.
2) Murakami Y: Stress fracture of the metacarpal in a adolescent tennis player. Am J Sports Med. 1988; 16: 419-420.
3) 萬納寺毅智：中手骨疲労骨折の 4 例．臨床スポーツ医学．1987; 4（別冊）: 69-72.
4) Muramatsu K, Kuriyama R: Stress fracture at the base of second metacarpal in a soft tennis player. Clin J Sport Med. 2005; 15: 279-280.
5) Waninger KN, Lombardo JA: Stress fracture of index metacarpal in an adolescent tennis player. Clin J Sport Med. 1995; 5: 63-66.

9　その他

　その他手部に生じる疲労骨折として，バレーボール選手 2 例に発生した豆状骨疲労骨折の症例報告[1]や，思春期クライマーに生じた中指の指節骨疲労骨折の報告[2]がある．

【文献】

1) Israeli A, et al: Possible fatigue fracture of the pisiform bone in volleyball players. Int J Sports Med. 1982; 3: 56-57.
2) Chell J, et al: Bilateral fractures of the middle phalanx of the middle finger in an adolescent climber. Am J Sports Med. 1999; 27: 817-819.

第Ⅲ部　手術治療とその他の骨折

第 **8** 章

疲労骨折の手術治療

疲労骨折は過度の繰り返されるストレスにより生じることから，保存治療によりストレスが軽減されることで，一般的には良好に治癒する．しかし難治性に分類される疲労骨折では，保存治療では骨癒合まで長期間を要する．このため，特に早期スポーツ復帰を目指す選手に対しては，いたずらに保存治療を継続すべきではない．さらに，完全骨折にまで至ることも多く，手術的介入が必要となる．これらの場合，疲労骨折の部位や要因に応じた手術手技上の工夫が，その治療成績を向上する鍵となる．また，足部舟状骨など荷重部の疲労骨折では，免荷といった厳格な後療法も必須である．本章では，手術治療を要することが多い代表的疲労骨折の手技の要点について解説する．

1　肘頭疲労骨折 ················· 172
2　手舟状骨疲労骨折 ········· 177
3　腰椎分離症（腰椎疲労骨折偽関節）····························· 179
4　大腿骨疲労骨折 ············· 182
5　膝蓋骨疲労骨折 ············· 185
6　脛骨跳躍型疲労骨折 ····· 187
7　足関節内果疲労骨折 ····· 188
8　第5中足骨疲労骨折（Jones 骨折）················· 191
9　足舟状骨疲労骨折 ········· 196
10　母趾基節骨疲労骨折 ···· 201

第8章　疲労骨折の手術治療

1 肘頭疲労骨折

肘頭疲労骨折は若年型と成人型があることは前述した（▶7章3）．若年型である Physeal type は骨端線への負荷が強くかかるために閉鎖遅延が起こることで診断されるため，多くは保存治療が有効である．Stage Ⅰ，Ⅱではおおむね保存治療で治癒するためほとんど手術に至ることはない．しかし，見逃されたまま投球を続けると stage は進行するため初期の段階での確実な診断が重要である．一方で，成人型になると繰り返す負荷と修復が繰り返されるため，骨折部は骨硬化をきたし骨癒合が得られにくくなる上に再発することも多い．したがって，手術的治療が望ましい疲労骨折である．また，手術においてもスクリュー固定では圧迫固定も難しく，骨癒合促進にも乏しいことが本骨折の治療をさらに難しくさせている．

1 手術適応

Physeal type：Stage Ⅲでは保存治療で骨癒合がみられることも多くあるので，まず保存治療を試みる．関節面の癒合が得られるかが大事である．手術適応は，Stage Ⅲ，Ⅳで2～3ヵ月以上の経過で骨癒合傾向がなければ手術適応としている．しかし，Stage Ⅳでは，肘頭背側まで骨端線が開大しており保存治療で骨癒合を得るのは難しいため手術治療が必要となることが多い．

Transitional type, Classical type：いわゆる成人型の疲労骨折でも3ヵ月の保存治療を試みて癒合傾向がない場合や再発例では手術治療が望ましい．また，尺側関節面の骨折起始部の開大を認めたり，痛みを伴う内側側副靭帯損傷を合併している場合も手術適応がある．

Distal type：頻度は少ないが trochlear groove の力学的脆弱部である cortical notch から骨折線が始まっており[1]，比較的年齢層も高くハイレベルな選手に多いため手術適応である．保存治療はあまり有用ではない．

Sclerotic type：疲労骨折の治癒期にあたると考えているため手術適応はない．

2 手術方法

画像検査においては，X線に加えて Classical type と Transitional type では CT または MRI で骨折線の走行を確認しておき，骨釘の刺入方向を作図しておく（図1）．骨折線に直交するように骨釘を挿入することが肝要である．手術体位は仰臥位で手台を置いて術中イメージ下で挿入方向を確認できるようにする．

Physeal type は，反転骨移植法を行う．Classical type・Transitional type・Distal type は，骨釘による内固定を選択する．肘頭疲労骨折はもともと骨癒合が得られにくく，スクリュー固定でも骨癒合が得られない場合もあるため，基本的に骨釘を第一選択としている．自家骨である骨釘は骨折線をまたいで癒合するため連続性を保つことができ，さらに自家骨釘移植周囲も骨癒合しやすく完全癒合が期待される．

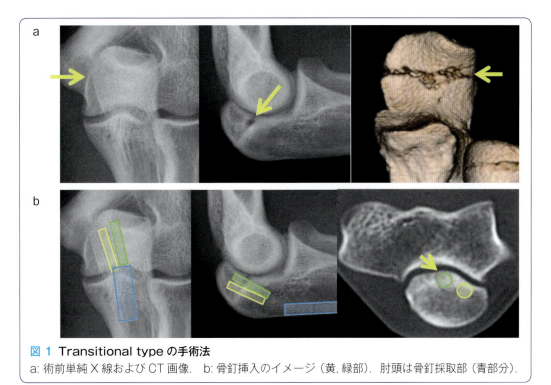

図 1 Transitional type の手術法
a: 術前単純 X 線および CT 画像．b: 骨釘挿入のイメージ（黄,緑部）．肘頭は骨釘採取部（青部分）．

3 手術手技

Physeal type に対する反転骨移植術（図 2a）

　皮切は肘頭背側で長軸に縦切し尺骨まで展開する．筋膜を切開し骨膜をエレバトリウムを用いて尺骨から剥離する．骨端線（離開部）を注射針等で確認し（図 2b），肘頭中央 1/3 幅でノミまたはボーンソーで長方形に分離する．分離した部位の関節面側の離開部分を鋭匙で十分掻爬し（図 2c），新鮮骨を関節内に近いところへ移植することが肝要である．掻爬した後に分離した骨を反転し移植する（図 2d）．移植骨は，1.5 mm のキルシュナー鋼線 2 本と 1 mm 前後の軟鋼線で tension band wiring（TBW）で固定する（図 3）．

Classical type・Transitional type に対する骨釘移植術

　Classical type：骨折線は，正面像では肘頭近位尺側から起始し遠位橈側へ向かっており，側面像では肘頭関節面側から起始し背側近位へ向かって走向している（図 4a）．したがって，骨釘刺入部は尺側関節面に近いところに挿入することが望ましい（図 4b）．内側皮切からイメージ下で 1.2 mm ガイドワイヤーを刺入する．至適位置に挿入されてから骨折部を越えるように 2.5 mm 穴あきドリルで骨孔を作製し徐々に 3.2～3.5 mm まで骨孔を拡大する．骨釘は肘頭より採取しドリルガイド穴と同径（径 3.2～3.5 mm 長さ 20 mm）で 2 本作製しておく．同径の骨釘で骨折部を越えるように打ち込み器を用いて挿入する（図 4c）．尺側側副靱帯（UCL）再建術と同時手術であれば同じ視野での挿入が可能である．術後骨折部の確認は CT が優れている（図 4: d, e）．

　Transitional type：骨折線は尺骨軸に垂直であるため，骨釘採取部から骨釘を刺入するとよい（図 5a）．骨折線は尺側関節面側から起始しているので，骨釘挿入は，尺側に 1 本，中央に

第8章 疲労骨折の手術治療

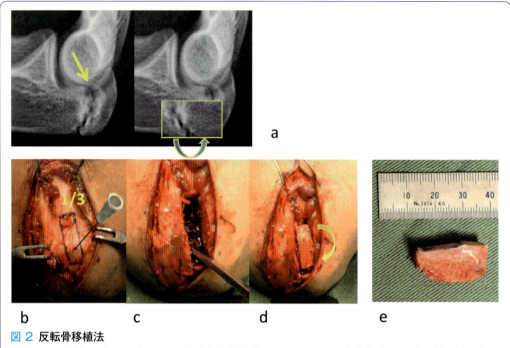

図2 反転骨移植法
a：反転骨移植のイメージ．b：骨端線を注射針等で確認．c：分離した部位の関節面側の離開部分を十分掻爬する．d：分離した骨を反転し移植する．e：分離した骨．

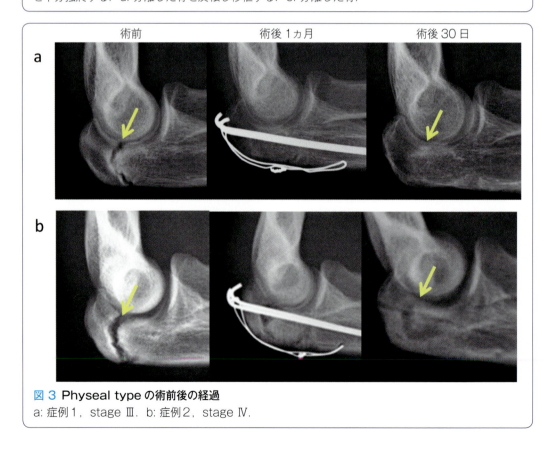

図3 Physeal type の術前後の経過
a: 症例1，stage Ⅲ．b: 症例2，stage Ⅳ．

1 肘頭疲労骨折

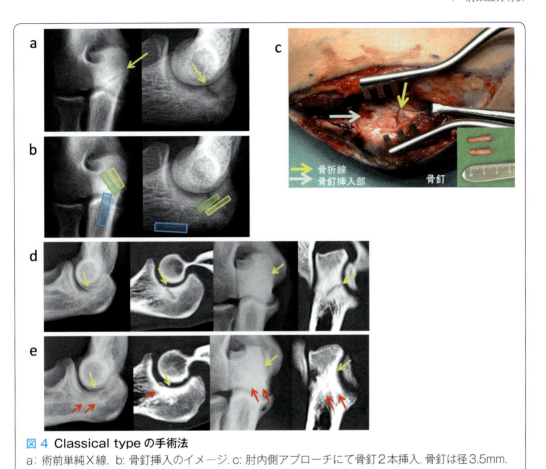

図4 Classical type の手術法
a: 術前単純X線. b: 骨釘挿入のイメージ. c: 肘内側アプローチにて骨釘2本挿入. 骨釘は径3.5mm.
d: Classical type の術前単純X線およびCT画像. e: 術後5ヵ月の単純X線およびCT画像. 骨釘周囲の骨癒合も見られる.

1本挿入する. 径は3.5 mmの太さでイメージを見ながら挿入すると良い（図5b）. 滑車切痕のcentral ridgeでは尺側関節面より隆起しているため, 側面像でみると中央の骨釘刺入部はより尺側よりの骨釘より関節面に近いところに打つことになる（図1）. 術後単純X線, CT画像にて骨釘が関節面に近いところに挿入されているのがわかる（図5c）. 術後5ヵ月では完全に骨癒合が得られている（図5d）.

Distal type：骨折線の走行に垂直に刺入する場合, 肘頭背側のやや橈側から刺入し内側の鉤状結節の方向へ向けて刺入する. 内側を展開し尺側遠位から尺骨神経を一度剥離し内側側副靱帯鉤状結節の付着部のやや下方で骨皮質を貫かないようにする. ほとんどの症例で内側側副靱帯損傷をきたしており同時に靱帯再建術を必要とすることが多い.

4 後療法

　反転骨移植法, 骨釘移植法ともに術後2週間シーネ固定としている. 2週後にシーネを除去し, 自動関節可動域訓練を開始する. 反転骨移植法は, 骨癒合を確認しながら進めるが, おおむね2〜3ヵ月で骨癒合が得られるため, TBWを抜釘後3〜4ヵ月より軽い投球を開始し, 5〜6ヵ月で完全復帰としている. 骨釘移植法は, 単純X線に加えてCTでも骨癒合状態を評価していく. 骨釘部のみでなくその周囲も骨癒合がみられてくることが多い. 3〜4ヵ月程度で骨癒合が確認

第8章 疲労骨折の手術治療

でき，徐々に投球開始を許可する．UCL 再建術を同時手術した場合には，UCL 再建術後プログラムに沿って投球する（全力投球は8ヵ月）．

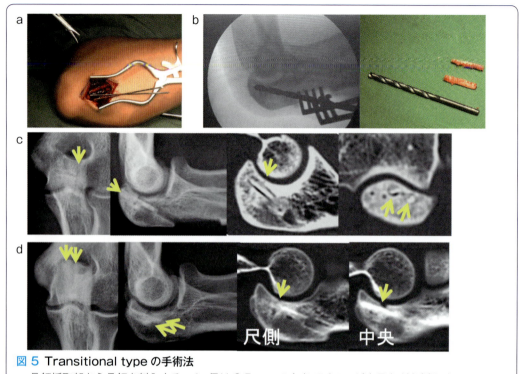

図 5 Transitional type の手術法
a: 骨釘採取部から骨釘を刺入する． b: 径は 3.5 mm の太さでイメージを見ながら挿入する．
c: 術後 1 ヵ月の単純 X 線および CT 画像．肘頭背側アプローチにて骨釘 2 本挿入（尺側，中央）．
d: 術後 5 ヵ月の単純 X 線および CT 画像．骨釘周囲の骨癒合も見られる．

5 コツとピットフォール

本手術方法は挿入部位が最も重要である．挿入部位は，肘頭の尺側かつ関節面に近く骨折部に直交することが肝要である．さらに，関節面直下に挿入することは重要であるが，関節面を穿孔しないように注意しなければならない．また，文頭にも記載したが，肘頭骨端離開・疲労骨折はUCL 損傷や内側上顆裂離骨折の合併の頻度が高い[3]．肘頭骨端離開・疲労骨折を疑われた場合は，内側障害の見逃しがないように留意したい．肘頭疲労骨折はその血行動態[4]より血流の改善が乏しく保存療法が無効であることが多い．

【文献】
1) Mauro CS, et al: Ulnar collateral ligament tear and olecranon stress fracture nonunion in a collegiate pitcher. J Shoulder Elbow Surg. 2011; 20(7): e9-13.
2) Hardy BT, et al: Vascular anatomy of the proximal ulna. J Hand Surg Am. 2011;36(5):808-810.
3) Furushima K, et al: Classification of Olecranon Stress Fractures in Baseball Players. Am J Sports Med. 2014; 42: 1343-1351.
4) Blake JJ, et al: Unusual stress fracture in an adolescent baseball pitcher affecting the trochlear groove of the olecranon. Pediatric Radiology. 2008; 38(7): 788–790.

2 手舟状骨疲労骨折

1 手術時期の決定

アスリートにとって，手術時期の決定は非常に重要である．特に本領域の発症年齢が発育期と重なるため，患者自身での手術時期の決定は不可能である．このため選手をとりまく，指導者・親とのコミュニケーションは不可欠であり，特に早期発見・早期治療の原則をいかにして達成するかがポイントとなる．本疾患の存在を十分説明し，早期の適切な治療が大切であることを熟知させる．また，放置し悪化しても手術的治療の可能性が残っており，復帰時期が遅れるが，この部の障害だけで，以後のスポーツ活動を断念するケースは稀であることも説明する必要がある．

2 手術法

疲労骨折であることより，単なる骨癒合を目的とする治療では不十分である．いかにして再発を防ぎ，競技生活を継続できる治療法を選択すべきかが重要である．

発症メカニズムが橈骨茎状突起と舟状骨が衝突することによるため，舟状骨の中央部にかかる応力をいかに軽減するかが，ポイントである．このためには，1) 舟状骨軸方向に screw を刺入し，応力の集中を持続的に防ぐ，2) 橈骨茎状突起を切除し，舟状骨に衝突しないようにすることである．

1) MRI の輝度変化のみの場合（初期例）（図1）

小皮切での DTJ スクリュー固定と橈骨茎状突起の切除．

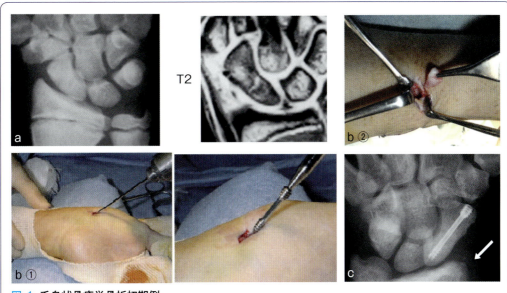

図1 手舟状骨疲労骨折初期例
16歳男子，高校体操選手（国体代表）．明らかな外傷歴無し．
a: 初診時X線像，MRI．b: 手術．①小皮切からの DTJ スクリュー刺入固定　②橈骨茎状突起切除
c: 術後2ヵ月X線像．経過として，術後2週で ROM 訓練開始し，2ヵ月で競技復帰した．

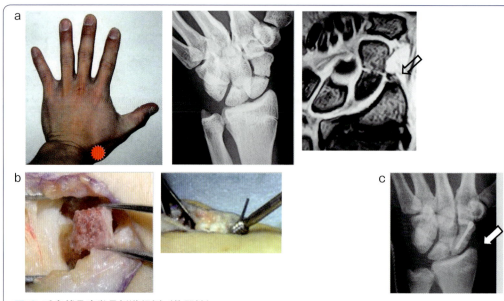

図2 手舟状骨疲労骨折進行例（偽関節）
18歳男子，体操部員．a: 明らかな外傷歴なし．初診時X線像，CT1．b: 偽関節手術（骨移植・DTJスクリュー固定）＋橈骨茎状突起切除術．c: 術後X線像．経過として，術後5.5週：外固定除去，可動域訓練．術後3ヵ月で骨癒合，5ヵ月で競技復帰．

2）偽関節像を呈している場合（進行例）（図2）

偽関節部の掻爬並びに骨移植（海綿骨 or 皮質海綿骨）にDTJスクリュー固定を行い，橈骨茎状突起の骨片切除を行う．

③ 手技上のポイント

初期例で行うDTJスクリュー固定は，掌側大菱形骨との間より舟状骨軸方向へ刺入固定する最小侵襲手技が不可欠である．茎状突起の切除は，イメージにて先端部を確認し，直上斜切開で入り，長母指伸筋腱と長母指外転筋腱の間より入り，付着靱帯を含む関節包を骨膜下に剥離し，5～7 mmをノミにて切除する．やや背側の骨量を多く削り，術中手関節最大屈曲位にて接触が除去されるまで切除する．また，茎状突起の先端，舟状骨周囲に遊離体や滑膜の増殖が認められることも多く十分に掻爬・切除することが大切である．舟状骨のみの骨折線が注目されるが，橈骨茎状突起が偽関節を呈してくる症例もみられ，その時は，遊離部の切除が適応となる．

④ 術後のスポーツ復帰

進行例（偽関節例）では，一般の偽関節手術と同じく骨癒合を待って競技復帰となるが，患部以外の練習は順次許可していくが，3ヵ月は要する．初期例では，可動域の訓練は早期に開始して良く，2ヵ月程度を目安にプログラムを組んでいくことになる．

再手術の必要性
成長期に生じる障害のため，上記の手術にて復帰を果たしても，同競技の継続により慢性刺激は同部に常にかかり続けるため，手関節橈側の疼痛が再発する例を経験した．
これは，特に偽関節に至った例で多く，橈骨茎状突起の骨棘の再発生や滑膜炎による．成長期

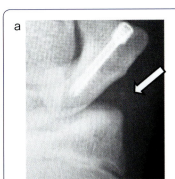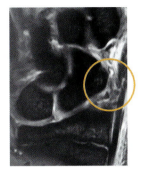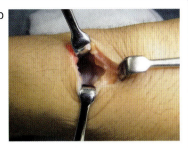

図3 舟状骨疲労骨折進行例（偽関節）
19歳男子，大学体操選手　a: 単純X線像にて淡い陰影（+）／同部MRIにて不整陰影を確認．遊離体・滑膜炎の再発．　b: 術中所見（遊離体と増殖滑膜組織摘出）

の骨化過程の影響や術後の手根アライメントの異常残存による影響が一因と考えられ，二次的処置（滑膜・骨棘切除）が必要となる（図3）．このような術後再手術が必要になる可能性を術前に説明しておくことも重要である．

 腰椎分離症（腰椎疲労骨折偽関節）

　本項では，偽関節に至った腰椎疲労骨折である終末期腰椎分離症（図1:a, b）の手術療法の適応について述べる．腰椎分離症の手術方法には，大きく分けて3つの方法がある．神経根を除圧する分離部除圧術，椎間板変性やすべりに伴う椎間不安定性を有する症例に行う後側方固定術や椎体間固定術，そして分離部の偽関節に骨移植を行い骨癒合させる分離部直接修復術である．

　分離部直接修復術の適応は，各種保存療法に抵抗性の分離部由来の腰痛を訴える症例とする．分離部の骨棘（ragged edge）によって神経根症状を呈している症例も適応とされる．腰痛が分離部由来であるかどうかの判断には，分離部へのブロックで疼痛が消失することを確認する必要がある（図2）．効果がある場合には直後より腰痛が改善する．分離部へのブロックで，腰痛が消失しない場合，腰痛の期限が分離部ではないため，手術の適応はない．

　分離部直接修復術には，1970年に報告された分離部を裸子で固定するBuck法[1]，Scott wiring法[2]，椎弓根screwとhookを用いて固定する方法[3]，そして1999年にGilletら[4]が報告した椎弓根screwとV-shaped rodを用いた方法がある．Smiley-face rod法は前述のGilletらの方法に準じているが，原法よりもさらに小さな傷で行うことができる．本項で紹介するsmiley-face rod法は，最小侵襲手術（MIS：minimally invasive surgery）で行える点，思春期の患者においてmotion segmentを温存できるという点で，大きな利点がある．また固定強度についても最も高いと報告されている[5]．

第8章 疲労骨折の手術治療

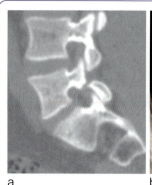
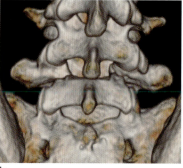
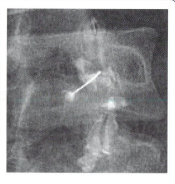

図1 終末期腰椎分離症（L5 両側）
a: CT 画像（傍矢状断）.　b: 3D-CT 画像

図2 分離部造形
分離部から頭尾側の椎間関節が造影されている

1 分離部直接修復術（smiley-face rod 法）の実際

体位
手術体位は腹臥位とし，腰椎の前後屈中間位で生理的前弯を保持する．

皮膚切開（図3a）・展開
後方正中の約 4 cm と両外側に約 2 cm の縦切開を行う．後者は椎弓根 screw 挿入のために必要となる．棘上・棘間靱帯，棘突起を温存し，棘突起・椎弓から傍脊柱筋を骨膜下に外側まで剝離し術野を展開する．分離部頭側の椎間関節包はできる限り温存する．布鉗子を用いて棘突起を把持し floating lamina を動かすと，分離部が確認しやすい．罹患椎弓の分離部の線維性軟骨様組織を郭清する．分離部の神経根症状を呈している場合は ragged edge を含む十分な郭清を行うために，上位椎弓下関節突起の内側を切除し，外側は椎間孔出口まで除圧するようにしている．

移植母床の作成
分離部の硬化した部分を high speed bar で decortication する．骨から出血が見られる程度ま

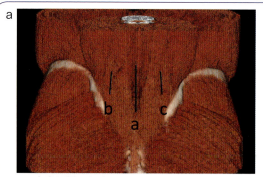
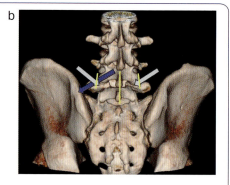

図3 皮膚切開の目安
a: 正中の切開線（a）は 4cm，左右の切開線（b,c）は 2cm で手術可能である．
b: 左右の切開線は主に椎弓根スクリュー挿入に用いる（灰矢印）．片側から，外側に向ければ，腸骨を触知できるため，同皮切より移植骨も採取できる（青矢印）．

で行うことが重要である.

椎弓根スクリュー挿入（図 3b, 図 4a）

両外側に作成した創より X 線透視 guide 下に，椎弓根スクリューを経皮的に挿入する．この時スクリューの刺入点については正中の創からも確認できるので，至適位置を直視下にも確認ができる．したがって，多くの場合では側面透視のみでスクリューの刺入が可能である．

移植骨採取（図 3b）・骨移植

罹患椎弓が第 5 腰椎であれば，椎弓根スクリューを挿入するのに使用した創から腸骨稜を触知することができ，トレフィン採骨セットを用いて腸骨より海綿骨を採取する．移植骨が足りない場合には，骨髄血も同時に注射器で採取し，人工骨と一緒に混ぜて使用する．準備しておいた分離部の母床に骨移植する．

Rod 固定

椎弓根スクリューに rod を装着する．Rod は通常 100 mm 長のものを左右均等に bending し，正中の創より挿入する．Rod は罹患椎弓の棘突起の尾側を，棘間靱帯を通してスクリュー head に固定する（図 4b）．スクリュー extender を用い，reducer を時計回りに挿入していくことで，

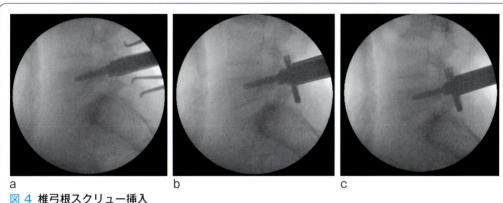

図 4 椎弓根スクリュー挿入
a: X 線透視下に至適位置を確認する．　b: Screw extender に rod を装着する．
c: reducer を用いて rod を screw head に落とし込むことで分離部に圧迫力をかける．

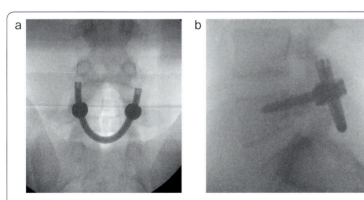

図 5 術後単純 X 線像
a: 前後面．　b: 側面

第8章　疲労骨折の手術治療

rodをスクリューheadに落とし込むことができ，この操作により分離部に圧迫力をかけることができる（軽度のすべりであれば同時に矯正することができる）（図4c）．またrod pusherでrodを棘突起直下に叩き込みながら設置することで固定強度が上がる．最後に術中X線透視画像でrodの位置を確認する（図5: a, b）．

閉創

サクションドレーンを創内に留置し，閉創を行う．

② 後療法

　周術期の下肢深部静脈血栓症/肺塞栓症の予防のため，できる限り早期の離床を行う．手術翌日より歩行を開始している．外固定は硬性体幹装具を作成し，術後3ヵ月間は装着するよう指導している．スポーツ選手の場合，早期からジョギングなどの軽い運動は許可しているが，コンタクトスポーツについては骨癒合が完成してから開始させている．一般的には，装具を除去して，完全復帰させるには6ヵ月程度を要する．

　分離症をおこす背景にあると考えている胸椎・胸郭や骨盤周囲のタイトネスに対しては，復帰までの期間にしっかりとストレッチングも行うよう指導している．

【文献】

1) Buck JE: Direct repair of the defect in spondylolisthesis. Preliminary report. J Bone Joint Surg Br. 1970; 52: 432-437.

2) Nicol RO, Scott JH: Lytic spondylolysis. Repair by wiring. Spine (Philla Pa 1976). 1986;11:1027-1030.

3) Tokuhashi Y, et al: Repair of defects in spondylolysis by segmental pedicular screw hook fixation. Spine (Philla Pa 1976). 1996; 21: 2041-2045.

4) Gillet P, et al: Direct repair of spondylolysis without spondylolisthesis, using a rod-screw construct and bone grafting of the pars defect. Spine (Philla Pa 1976). 1999; 24: 1252-1256.

5) Ulibarri JA, et al: Biomechanical and clinical evaluation of a novel technique for surgicall repair of spondylolysis in adolescents. Spine (Philla Pa 1976). 2006; 31: 2067-2072.

4 大腿骨疲労骨折

　大腿骨疲労骨折は，頚部に生じるものと骨幹部に生じるものがある（▶第4章1, 2）．大腿骨頚部疲労骨折は，さらに頚部内側に生じる圧迫型と頚部外側に生じる伸張型の2つに分けられ，伸張型はhigh risk群の疲労骨折である[1]．大腿骨骨幹部疲労骨折も，転子下に生じるものと大腿骨遠位部（顆上部）に生じるものに分けられる．

① 大腿骨頚部疲労骨折

　圧迫型の疲労骨折は保存治療が原則で，診断確定後は初期の免荷と3ヵ月程度のスポーツ禁止を行うことで通常治癒可能である[2]．伸張型の疲労骨折も早期であれば保存治療で治癒可能であ

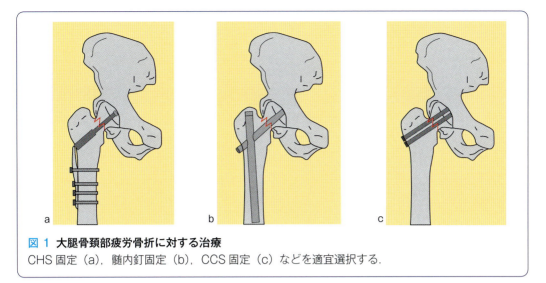

図1 大腿骨頚部疲労骨折に対する治療
CHS固定（a），髄内釘固定（b），CCS固定（c）などを適宜選択する．

るが[3]，その治療は厳格に行う必要がある．Aroらは免荷のみでは不十分であり，ベッド上での安静治療を勧めている[4]．

手術治療は，大腿骨頚部骨折や頚基部骨折に準じた骨接合術を行う．骨折部の状況に応じてCHS（compression hip screw）固定，γ-nailなどの髄内釘（PFN: proximal femoral nail）固定，CCS（cannulated cancellous screw）固定を適宜選択するが，症例数や報告も少なく，明確な適応基準はない[5,6]（図1）．中高齢者に生じた転位した大腿骨頚部骨折に対しては，人工関節の適応と思われる（図2）．

Johanssonらは23例中16例の大腿骨頚部疲労骨折に対し固定術を施行し，5例に大腿骨頭壊死，偽関節，再骨折が生じたと報告している[7]．内4例はtype Ⅲの転位例であり，骨折部が転位す

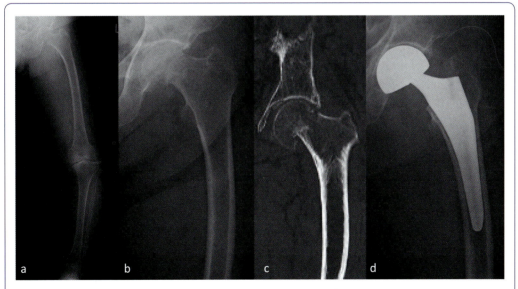

図2 大腿骨頚部疲労骨折，74歳女性
左変形性膝関節症（a）に対しTKA施行された．退院後1週頃から鼠径部痛出現．退院後4週で痛みのため歩行困難となり受診．単純X線（b）とCT（c）にて頚部骨折を認めた．骨折部の転位と年齢を考慮し，人工骨頭置換術を施行した（d）．

ると高頻度に合併症が併発すると述べている．Lee らは，大腿骨頸部疲労骨折が転位した 42 例の手術成績を報告している[5]．CHS 固定を 17 例，CCS 固定を 25 例に行っているが，CHS 固定の 3 例（17.6%），CCS 固定の 7 例（28%），計 10 例（23.8%）に大腿骨頭壊死が生じた．治療開

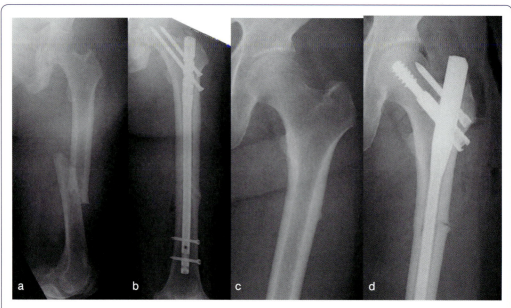

図 3 非定型大腿骨骨折例
a, b: 骨幹部完全骨折に対する横止め髄内釘固定．c, d: 転子下切迫骨折に対する予防的髄内釘固定（PFN）．

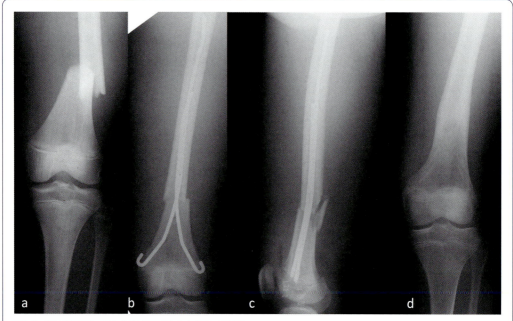

図 4 12 歳男子（第 4 章 2，図 4 と同一症例）
骨端線が残存していたため（a），骨端線より近位部から Ender 釘を挿入し固定した（b, c）．変形や脚長差を生じずに治癒した（d）．

始時期の遅延や術後の内反アライメントが骨頭壊死と関連しており，早期の解剖学的整復固定が重要であると述べている．

2 大腿骨骨幹部骨折

大腿骨骨幹部疲労骨折は保存治療が原則であり[5,8]，いわゆる "relative rest" で良好な治療成績が報告されている[9]（▶第4章2，図1）．しかし，一旦完全骨折に至った場合や非定型的大腿骨折例で切迫骨折の状態であれば，観血的骨接合術の適応である（図3）．転子下，骨幹部骨折であれば髄内釘の適応であり[9]，大転子部より順行性に髄内釘挿入を行う．また大腿骨遠位部（顆上部）であればプレートとスクリュー，逆向性髄内釘のどちらも選択可能である．成長期例であれば，Ender 釘は自由度が大きく，骨端線を温存できる利点がある（図4）．

【文献】
1) Devas MB: Stress fractures of the femoral neck. J Bone Joint Surg Br. 1965; 47: 728-738.
2) 丸山祐一郎，他：大腿骨頚部疲労骨折；疲労骨折の診かた治しかた．MB Orthop. 2012; 25:2 5-31.
3) Fullerton LR Jr, Snowdy HA: Femoral neck stress fractures. Am J Sports Med. 1988; 16: 365-377.
4) Aro H, Dahlström S: Conservative management of distraction-type stress fractures of the femoral neck. J Bone Joint Surg Br. 1986; 68: 65-67.
5) Lee CH, et al: Surgical treatment of displaced stress fractures of the femoral neck in military recruits: a report of 42 cases. Arch Orthop Trauma Surg. 2003; 123: 527-533.
6) Humphrey JA, et al: Internal fixation of femoral neck stress fractures in young female athletes with a dynamic locking plate. Acta Orthop Belg. 2015; 81: 358-862.
7) Johansson C, et al: Stress fractures of the femoral neck in athletes. The consequence of a delay in diagnosis. Am J Sports Med. 1990; 18: 524-528.
8) Matheson GO, et al: Stress fractures in athletes. A study of 320 cases. Am J Sports Med. 1987; 15: 46-58.
9) Ivkovic A, et al: Stress fractures of the femoral shaft in athletes: a new treatment algorithm. Br J Sports Med 2006; 40: 518-520.

5 膝蓋骨疲労骨折

膝蓋骨疲労骨折は，横骨折型も縦骨折型も，骨折部に伸張力が加わる high risk 群の疲労骨折である（▶第4章3）．完全骨折に至った症例や早期復帰を望む選手には観血的治療を行う．

1 横骨折型

横骨折は通常遠位 1/3 の部分で骨折する．Tension band wiring 法などの報告もあるが，単純な横骨折のため経皮的スクリュー固定が有用である．膝蓋骨下端遠位から注射針を用いてスクリュー刺入点を確認し，小皮切を加える．骨折部を経皮的に整復し，遠位からガイドワイヤーを膝蓋骨近位に向かって刺入し，至適な長さの中空スクリューで固定する（図1）．骨片が大きい場合には，2本のスクリューを用いる（図2）．固定性に問題なければ，術後6〜12週でスポー

第 8 章 疲労骨折の手術治療

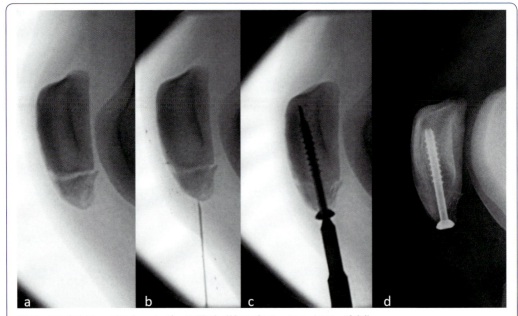

図 1 17 歳女子，バスケットボール選手（第 4 章 3，図 1 と同一症例）
保存加療にもかかわらず完全骨折に至った（a）．針を用いて刺入位置を確認し（b），経皮的に径 4 mm の中空スクリューで固定した（c）．術後早期に骨癒合が得られ，2 ヵ月で練習に復帰した（d）．

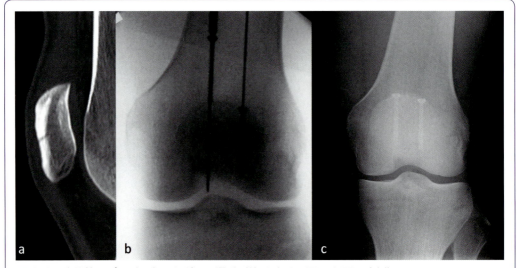

図 2 31 歳男性，プロバスケットボール選手（第 4 章 3，図 4 と同一症例）
CT で前方皮質骨に骨折線を認める（a）．ほぼ中央に骨折線があったため，近位より 2 本の中空スクリューで固定した（b）．疼痛は改善し試合に復帰した（c）．

ツ復帰可能である[1]．

2 縦骨折型

　転位した縦骨折は，骨片が小さければ切除，もしくは鏡視下に外側支帯切離を行う．骨片が大きい場合には，外側から内側に向けて中空スクリューで固定する[2]．また，外側支帯切離術だけ

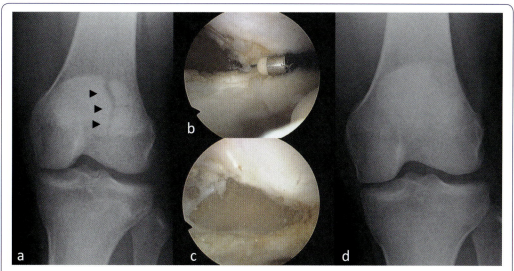

図3 15歳男子，縦骨折型膝蓋骨疲労骨折（第4章3，図2と同一症例）
術前認められた骨折線（a，矢頭）は，鏡視下外側支帯切離後（b, c），X線上不明瞭化し（d），症状は消失した．

でも症状の改善が得られ，若年者であれば骨癒合も獲得できる（図3）．骨片切除を行わない場合は，鏡視下に外側支帯切離を行う．術後の荷重制限は必要なく，早期より可動域訓練を開始する．

【文献】

1) Keeley A, et al: Iliotibial band release as an adjunct to the surgical management of patellar stress fracture in the athlete: a case report and review of the literature. Sports Med Arthrosc Rehabil Ther Technol. 2009; 1(1): 15.
2) Park CJ, et al: Longitudinal stress fracture of the patella in a female weightlifter. J Orthop Sci 2016; 21: 241-244.

脛骨跳躍型疲労骨折

　脛骨跳躍型疲労骨折は難治性で，しばしば完全骨折に至る．若年者や早期発見例であれば保存治療も可能であるが，骨折線が深部に及ぶ例や長期経過例，また早期スポーツ復帰を希望する選手には髄内釘の適応である[1,2]．

　通常の骨折治療と同様に，髄内釘の長さや太さを術前X線でプランニングする．膝蓋腱内縁，もしくは中央部に縦切開を加え，髄内釘の手技に従って進める．髄腔は狭小化していることが多いので，0.5 mm間隔でstep by stepにリーミングを行い，十分に太い髄内釘が挿入出来るようにする（図1）．跳躍型疲労骨折に対しては，最終リーミング径に対して0.5 mmアンダーの髄内釘を選択し，髄内釘と骨とが密着するようにする．もちろん横止めや骨折部への骨移植などの処置は不要であり，術直後より全荷重歩行を許可する．スポーツ復帰は骨折部より，髄内釘挿入部の痛みに左右されることが多く，愛護的な操作やドレーン留置をすることなどが肝要である[3]．

第8章　疲労骨折の手術治療

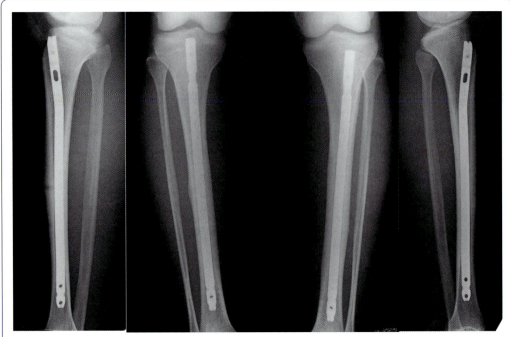

図1 両側跳躍型疲労骨折例（17歳男子，バレーボール部）（第4章4，図2と同一症例）
リーミング後，十分に太い髄内釘（0.5 mm アンダー）を十分な長さで挿入する．

【文献】
1) Barrick EF, Jackson CB: Prophylactic intramedullary fixation of the tibia for stress fracture in a professional athlete. J Orthop Trauma. 1992; 6: 241-244.
2) Chang PS, Harris RM: Intramedullary nailing for chronic tibial stress fractures. A review of five cases. Am J Sports Med. 1996; 24: 688-692.
3) 内山英司：跳躍型脛骨疲労骨折；疲労骨折の診かた治しかた．MB Orthop. 2012; 25: 33-38.

足関節内果疲労骨折

　足関節内果疲労骨折に対する手術治療の適応は，骨折転位例，遷延治癒・偽関節例，保存療法不成功例である．ハイレベルのスポーツ症例でスポーツ復帰を急ぐ症例では，骨折線が明瞭であれば手術適応としている．可德らは手術適応のアルゴリズムを図1のように示し[1]，骨端線がすでに閉鎖しており骨折線が明瞭な症例には手術適応としている．

手術法

　足関節内果疲労骨折の手術法は，スクリュー固定が一般的である．骨折転位例，遷延治癒・偽関節例では骨移植を併用する．スクリューの挿入方向は内果関節面に平行に刺入する報告と天蓋関節面に平行に刺入する報告に分かれる．成人例では足関節前内側インピンジメントの末期が足関節内果疲労骨折であると報告されている[2]．裸子固定前に足関節鏡視下に内果前方および距骨頸部内側の骨棘切除を行い，足関節背屈制限を解除する必要がある．ここでは，脛骨天蓋関節面

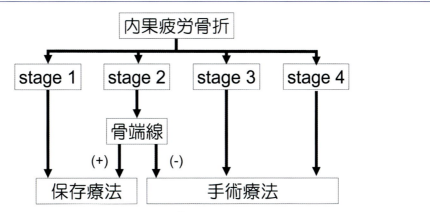

図1 可徳らの提唱する手術適応のアルゴリズム[1]
Stage 1：X線で骨折線が明らかでなく，MRIや骨シンチで診断がつく症例．
Stage 2：骨端線まで骨折線を認める症例　Stage 3：皮質骨まで骨折線を認める症例
Stage 4：完全骨折症例

に平行にスクリューを刺入する固定術について述べる．

手技上のポイント

術前準備として，CT撮影が望ましい．骨折線の方向，部位などを詳細に知ることができ，手術に際して非常に有用である．ここで注意すべきは，骨折線が脛骨前方に入っていることである．また，成人例では3D-CTで足関節内果前方および距骨頸部内側の骨棘を確認する．骨棘を認め，足関節の背屈制限を認める症例では足関節鏡を用意し，スクリュー固定前に足関節鏡視下に骨棘切除を行う．

患者は仰臥位として，患肢を駆血する．膝を屈曲して，下腿の下に丸めたシーツを置き，足関節を挙上する．股関節を外旋し，足関節内果の内側の前方に約4 cmの弧状皮切を行う．皮下を慎重に展開して伏在神経，伏在静脈を同定して，これらを障害しないように注意することが必要である．

股関節を中間位に戻して足関節正面としてイメージで骨折線を確認する．2.0 mm径のK-wireで数ヵ所ドリリングを行う．ドリリングは骨折線を超え，骨硬化像がある症例では硬化像を越えるまで行う．

固定には中空スクリュー（4.0～6.5 mm径の中空スクリューもしくはheadless screwであるAcutrak 4/5（Acumed社，USA））を用いる．まず関節面直上でやや前方にガイドピンをイメージ下に刺入する．固定力は対側皮質骨を超える方が固定力は大きいため，できるだけ長く刺入する方がよい．スクリュー固定を行った後，2本目は1本目より近位後方に刺入する．中空スクリューで対側骨皮質を貫かない場合はワッシャーを利用すべきである．

術後は，（ギプス）シーネ固定を行い，松葉杖免荷とする．可動域訓練は術翌日から開始し，2週間シーネ固定とする．2週間後から荷重を開始し，4週間で全荷重とする．骨癒合には8週程度を要するため，骨癒合を確認し，スポーツ復帰を行う．

代表症例

16歳女子，バレーボール選手．1ヵ月前から右足関節内側に疼痛を認めた．バレーボール中に軋音とともに疼痛が増悪したため当院を初診した．単純X線およびMRIで右足関節脛骨天蓋か

ら内果内側上方に向かう骨折線を認め，骨折線の開大を認めた（図2）．当科でスクリュー固定を行った．6.5 mm 径の Acutrak 4/5（Acumed 社，USA）を 2 本用いて固定した．2 週間免荷とし，4 週で全荷重とした．術後 2 ヵ月で骨癒合が得られ，10 週でスポーツに完全復帰した（図3）．

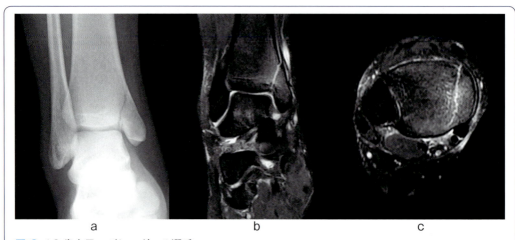

図2 16歳女子，バレーボール選手
a：術前単純 X 線正面像．b：術前 MRI 脂肪抑制 T2 強調画像，Coronal 像．
c：術前 MRI 脂肪抑制 T2 強調画像，Axial 像．

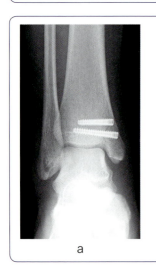
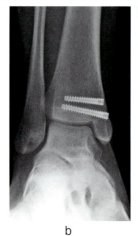

図3 16歳女子，バレーボール選手
a：術後 4 週間，単純 X 線正面像．
b：術後 8 週間，単純 X 線正面像．

手術後のスポーツ復帰

術後，定期的に，足関節正面の単純 X 線撮影を行う．骨癒合が得られた時点で，ジョギングを許可する．その後，徐々にスポーツレベルを上げていってよい．通常，術後 2 ヵ月でスポーツ復帰が可能となる．

【文献】
1) 可徳三博，他：足関節内果疲労骨折に対する治療経験．骨折．2012; 34: 657-660.
2) Jowett AJL, et al: Medial malleolus stress fracture secondary to chronic ankle impingement. Foot Ankle Int. 2008; 29: 716-721.

8 第5中足骨疲労骨折（Jones 骨折）

　この骨折は競技レベルの高いアスリートでは手術治療が行われることが多い high risk な疲労骨折である．難治性であり手術しても遷延治癒・偽関節・再骨折が多く治療に難渋する．第5章と同様に，本章でも本来の「Jones 骨折」と「近位骨幹部（疲労）骨折」をまとめて広義の"Jones 骨折"として扱う[1]（▶第5章6，図1）．Jones 骨折は 1902 年に Robert Jones により自分の骨折を含めて報告されたが，この時から両部位と新鮮骨折と疲労骨折が含まれていたところから混乱が始まっている[2]．どちらの骨折でも，また保存療法後の遷延治癒・偽関節・再骨折であっても，手術としては後述の髄内スクリュー固定が一般的で有効である．

1 手術の適応と時期

　サッカーやバスケットなどの選手に生じることが多く，手術のタイミングはプレイできなくなった時が基本である．主に acute on chronic に，外底側の疲労骨折部分から内側の皮質までの完全骨折が生じたタイミングで早期の治癒と再骨折の減少を目的に手術となることが多い．完全骨折に至る前に発見された場合にも，競技可能な場合は後述のような保存療法を試みるが，疼痛などでプレイに支障がある場合は，選手の競技レベルやキャリアとタイミングを考慮して手術が

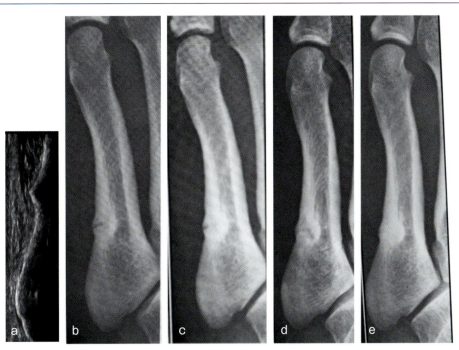

図1　19歳男性，大学サッカー選手
検診で見つかった Jones 骨折．サッカーを続けながらの保存療法の経過．
a: 検診時エコー所見．b: 単純 X 線像，初診時．c: 3ヵ月後．d: 6ヵ月後．e: 9ヵ月後．

行われることもある．著者らは不全骨折の段階での早期発見を目的として，エコーを用いた検診による本疲労骨折のスクリーニングを行っており，無症候性の不全骨折を認めた場合には，足底板，スパイクの履き替え，股関節内旋ストレッチ[3]，可能であれば超音波治療(LIPUS)使用などの保存的加療を行って，競技続行しながらの骨折治癒・再発防止を目指している[4]（図1）．

2 手術方法

手術方法としては，海外ではプレート固定，ステープル固定や鋼線締結なども行われているが，やはり髄内のスクリュー（螺子）固定が一般的である．本邦ではほぼ髄内スクリュー固定が選択されている．

使用するスクリューの選択は術者の好みによるが，主に Cannulated Herbert Screw のような Dynamic Compression Screw 系，Cancellous Screw（海綿骨スクリュー），Acutrak® Screw などが用いられている．どのスクリューを使用しても，手技に熟練し，後述のようなピットフォールに注意して適切な位置に固定されていれば，スクリューの種類による差は大きくない．
著者らは，チタン製の中空海綿骨スクリュー（CCS）を使用し，Torg 分類 I 型で術前に planter gap がなく刺入後にも骨折部離開がなかった症例以外には骨移植を併用している[5,6]（▶**第5章6，表1**）．つまり，急性・新鮮骨折部分がほとんどを占めるもので術前後の gap がないもののみ骨移植を行っていない．以下に疲労骨折に対するその術式について解説する．

画像評価

術前 CT などの画像で，骨折線の部位と形状・髄腔硬化や狭小化の程度を確認し，至適なスクリューの刺入点・先端の位置・径（種類）などをシミュレーションしておく（図2）．著者らは術前及び術後の骨癒合の判定にも，単純 X 線写真を背底像，内旋30°，内旋45°，最大外旋の4

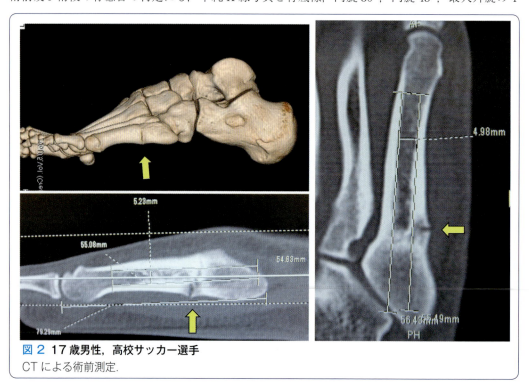

図2 17歳男性，高校サッカー選手
CT による術前測定．

方向で撮影して，特に足底側の gap を見逃さないようにしている．

　麻酔は全身麻酔，腰部硬膜外麻酔，腰椎麻酔，ankle block などで行われる．手術体位は，仰臥位あるいは患側上の側臥位で全方向からの透視が可能なように準備する．透視がフレームに邪魔されない可透視性のある手術台が望ましい．

透視による皮膚上のマーキング

　少なくとも 4 方向以上から X 線透視を行い，第 5 中足骨の骨軸と至適な刺入位置を確認し，Kirschner 鋼線などを皮膚上に置いて骨軸，皮切などのマーキングをしておく．

皮切

　皮膚切開は第 5 中足足根関節より 1 横指（2cm 程度）の近位に 1 ～ 2cm 程度で足底に平行におく．腓腹神経の枝と短腓骨筋腱を保護しながら鈍的に刺入部を展開し，この後の操作もプロテクターなどで愛護的に行う．

ガイドワイヤー刺入（図 3a）

　付属のガイドワイヤーあるいは K-wire を刺入する．至適な刺入点は第 5 中足骨近位端結節部の背内側である．第 5 中足骨の遠位は底側・外側に弯曲している．そのために十分に長いスクリューを挿入可能な刺入点はピンポイントであり，ガイドワイヤーあるいはスクリューは遠位で背側・内側に抜けがちである．透視下に，骨折前後の硬化部を抜けて十分遠位の髄腔内までワイヤーを進め，少なくとも 4 方向及び軸位での透視で位置を確認する．

髄腔のドリリングとタッピング（図 3b）

　このステップでは，thermal necrosis（heat necrosis)「熱傷性壊死」に注意する．髄腔の狭小が著しい場合や，刺入方向が適切でなくて皮質に噛みながらドリリングを行うと抵抗が強く，摩擦熱の発生も危惧される．ドリルの目詰まりを掃除して発熱を減らし，冷水による冷却をし，逆回転なども使いながらゆっくり間欠的に時間をかけて行う．Thermal necrosis を生じると，骨癒合の遷延，皮膚・皮下組織の壊死から感染に至ることになり，さらに治療に難渋することになる．

　ドリリング後に髄内からも骨折部の新鮮化を行う事もある（図 3c）．タッピングは遠位の皮質の抵抗を感じながら用手的に行って，スクリュー選択の参考にする．

スクリューの髄内挿入（図 3: d, e）

　スクリューの長さは，先端のスレッドが骨折部を十分に越えていて，骨幹部の最狭部を超えて曲がり始める位置あたりまでで，第 5 中足骨全長の 2/3 程度とする．スクリューが遠位の皮質を噛むのはいいが，突出しないように気をつける．この部分で疼痛を訴えたり，新たな骨折を生じる可能性がある[7]．また細すぎる径では再骨折の危険性があり，通常は日本人では 5mm 径前後が望ましい[7]．無理に骨折部の gap を寄せようとすると外反・底屈を生じて再骨折の危険性を上げる可能性がある．立方骨との衝突を避けるために，刺入部に突出がないことを確認する．最後に透視あるいは術中 X 線写真による確認を行う．

第8章 疲労骨折の手術治療

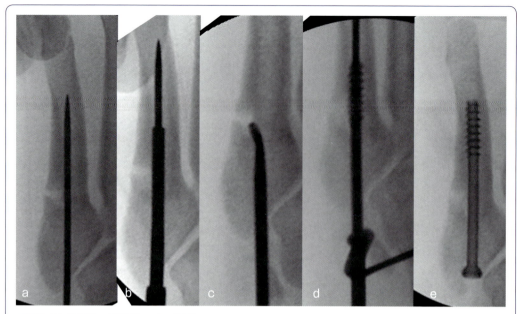

図3 18歳男性,高校サッカー選手
術中透視像. a: ガイドワイヤー刺入. b: オーバードリリング. c: 骨髄内からも骨折部新鮮化. d: タッピング後スクリュー刺入中. e: スクリュー挿入後.

骨移植

　骨移植を行う場合は,脛骨近位,腸骨などから海綿骨を採取し,骨折部直上の皮膚切開で骨折部gapの新鮮化を行っておく.移植骨は通常スクリューの刺入後に置く(図4).

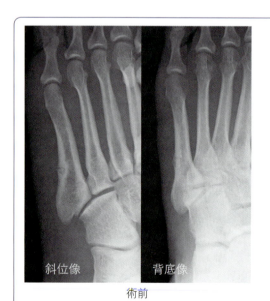
術前

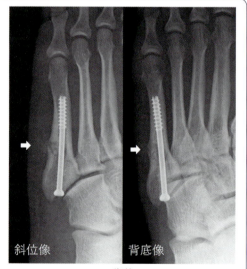
術後

図4 19歳男性,大学サッカー選手
髄内スクリュー(CCS)固定による手術例(骨移植あり⇨).

8 第5中足骨疲労骨折（Jones 骨折）

③ 後療法及びスポーツ復帰の注意点

　術後に，早期復帰を目指して低出力超音波（LIPUS）を併用することが望ましい．2週間は足関節中間位で固定して，免荷とする．3〜4週で部分荷重から全荷重歩行を開始する．X線で骨癒合傾向を確認しながら，概ね8〜12週で局所の圧痛が消失していたら軽いジョギングを許可する．臨床症状と単純X線写真での骨癒合完成には時間差があるが，骨癒合を確認しない早すぎる完全復帰では，再骨折の可能性を上げるので注意が必要である．復帰後のアスリートには足底板を，後足部内反などの下肢のアライメントの問題から疲労骨折を起こしている症例では矯正装具を作成して再骨折を予防する．また，再骨折の危険性が大きくなるので，通常は何らかのトラブルがある場合以外は，競技継続中には抜釘しない[8]．

④ コツとピットフォール

・本術式では，至適な長さと太さのスクリューを使用した上で，刺入方向と設置位置が最も重要である．
・そのためには，最初に結節部背内側のピンポイントの刺入点から外れないように留意する．
・特にドリリング時に thermal necrosis を起こさないように注意する．
・骨移植の選択を考慮する．
・早すぎる後療法は再骨折の危険性を上げる．

【文献】
1) Lawrence SJ, et al: Jones' fractures and related fractures of the proximal fifth metatarsal. Foot Ankle Int. 1993; 14: 358-365.
2) Jones R: Fracture of the base of the fifth metatarsal bone by indirect violence. Ann Surg. 1902; 35: 697-700.
3) Saita Y, et al: Range limitation in hip internal rotation and fifth metatarsal stress fractures (Jones fracture) in professional football players. Knee Surg Sports Traumatol Arthrosc. 2017. [Epub ahead of print].
4) Ueki H, et al: Proximal Fifth Metatarsal Stress Fractures; Screening and Treatment for Incomplete Fractures. 6th AFFAS Asian Federation of Foot and Ankle Surgeons Program and Abstract 2016: 169.
5) Torg JS, et al: Fracture of the base of the fifth metatarsal distal to the tuberosity. J Bone Joint Surg Am. 1984; 66: 209-214.
6) Lee KT, et al: Radiographic evaluation of foot structure following fifth metatarsal stress fracture. Foot Ankle Int. 2011; 32: 796-801.
7) Tsukada S, et al: Intramedullary screw fixation with bone autografting to treat proximal fifth metatarsal metaphyseal-diaphyseal fracture in athletes: a case series. Sports Med Arthrosc Rehabil Ther Technol. 2012; 4: 25.
8) Josefsson PO, et al: Jones Fracture. Surgical versus nonsurgicaltreatment. Clin Orthop Relat Res. 1994; 299: 252-255.

第8章　疲労骨折の手術治療

9 足舟状骨疲労骨折

足舟状骨疲労骨折は早期に診断がつけば，ほとんどの症例で保存治療によって治癒しうる骨折であることを念頭におく必要がある．画像モダリティの発達により診断率も向上しているが，症状が比較的軽いことや単純X線による診断率が低いことなどから診断までに長期間を要することが少なくない[1]．手術に至る症例は，診断が遅れた症例や保存治療に失敗した症例が多く，それらの手術治療法について紹介する．

手術適応

　一般の骨折と同様に転位のある完全骨折および粉砕骨折には手術適応がある（図1）．一方，不全骨折や転位のない完全骨折には保存治療が第一選択とされるが，6週間のギプス固定と免荷が必要となる[2,3]．よって早期スポーツ復帰を望むアスリートも手術適応となるが[4-6]，2年以上の長期成績では手術・保存治療で有意差はないとされている[7]．

　Khanらは，荷重を許可した保存治療に失敗した遷延治癒例でも，その後に6週間のギプス固定と免荷を行えば癒合率は90%であったと報告している[6]．しかし，骨折線周囲の骨硬化が強い遷延治癒例に対しては手術治療が薦められる．

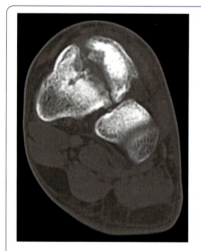
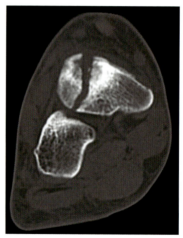

図1　足舟状骨疲労骨折のCT画像と手術適応

1　足舟状骨疲労骨折に対するスクリュー固定

　足舟状骨疲労骨折の手術治療に一般的なスクリュー固定について述べる．使用するスクリューは患者の舟状骨の大きさにもよるが，圧迫が必要か，スクリューヘッドの突出を嫌うかなどにより径3.5mmの中空海綿骨スクリューやヘッドレス螺子などを使い分けている．

手術法

1）手術体位

　圧迫空気止血帯を用いて仰臥位で行う．足舟状骨は複雑な形態をしていることから術中X線

透視像での確認が必須となる．術前に関節面などが見えやすい肢位などを確認しておくと良い．

2）皮膚切開・展開

踵舟関節上を2cm縦切開する．皮下に中間足背皮神経（浅腓骨神経の枝）が走行していることもあり，注意してレトラクトする．次に短趾伸筋の筋腹を縦割するか外側に避けて舟状骨外側縁を露出する．

3）スクリューの挿入（図2）

疲労骨折の骨折線は近位の距舟関節面背側から始まり，遠位底側に向かうため，1本目のスクリューは近位背側よりから刺入して背側皮質骨面に平行に挿入する．2本目のスクリューは1本目より遠位底側から挿入し，方向は正面像では1本目と平行とし，やや底側方向に向けて挿入する．舟状骨の近位関節面（距舟関節面）の形状はconcaveとなっており，スクリューが関節面に突出しないように注意を要する．ドリリング効果を期待して特に骨硬化部を中心にスクリューのガイドワイヤーなどを用いて骨折部をドリリングしておくことも有効である．

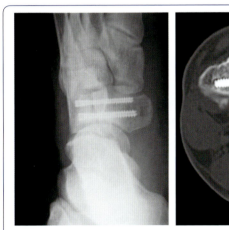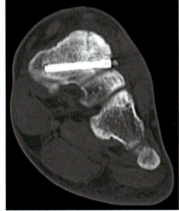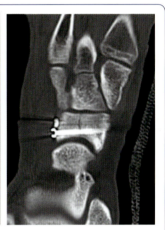

図2 スクリューの挿入（術後単純X線画像）

術後療法

術後は2〜3週間のギプス固定を行っている．術後4週から部分荷重を許可し，8週で全荷重を許可している．骨折部の圧痛がなくなり，CT画像にて仮骨形成を認めれば，術後13週頃からジョギングを許可しているが，競技復帰はCT画像で骨癒合を確認してから許可している．

2 新しい手術治療の試み─小皮切ロッキングプレート固定─

スクリュー固定では良好な固定が得られない骨折型では，関節を跨ぐ架橋プレートや創外固定，関節固定術などが行われたり，スクリュー固定に加えて長期のギプス固定が余儀なくされていた．それらの症例に対して，小皮切ロッキングプレート固定を行っているので紹介する．

適応（図3）

前述の手術適応患者のなかでもスクリューでは固定できない背側第三骨片を認める症例や粉砕骨折例など通常の螺子固定よりも強固な固定性が要求される症例を適応としている．

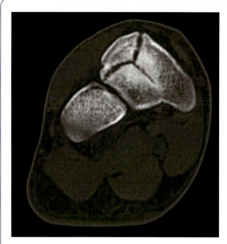 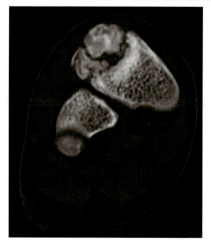

図3 小皮切ロッキングプレート固定の適応症例

手術法

1) 術前準備（図4）

CT画像データから3Dプリンタを用いて患者足舟状骨（患側）の3D模型を作成し，プレートのプレベンディングを行っている．足舟状骨は複雑な立体的構造をしているため，術中にベンディングを行うことが難しく，そのためには大きな皮膚切開を要してしまう．術前に骨形状に合わせてベンディングを行っておくことで，小皮切でのプレート固定が可能になる．また，スクリューの挿入方向や概ねのスクリュー長が予測できることも利点である．

2) 皮膚切開・展開（図5）

圧迫空気止血帯を用いて仰臥位で行う．

長母趾伸筋腱と長趾伸筋腱の間に2cmの縦切開を加える．皮下に内側足背皮神経（浅腓骨神経の枝）を認めるため，気をつけてレトラクトする．伸筋支帯も縦切して骨膜下に舟状骨上を剥離する．前脛骨筋腱の外側にも2cmの縦切開を加えて同様に骨膜下に剥離する．骨膜下に剥離を進めることで両皮切間を走る足背動脈や深腓骨神経は直視することなく舟状骨の展開を行う．

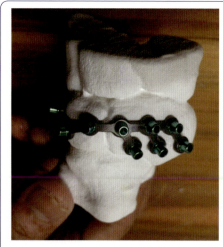 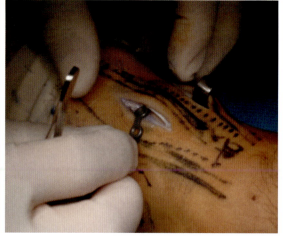

図4 3D模型を用いた術前プレベンディング　　図5 プレート固定の皮膚切開

3）プレート固定（図6）

プレベンディングしておいたプレートを舟状骨上にあてる．注射針を刺入することで関節の位置を確認し，プレートが関節面に突出しないようにする．プレートを仮固定してX線透視像でプレート設置位置の最終確認をおこなう．プレート外側のスクリューホールからは内側に向けて長いスクリューを挿入できるので，骨折線を跨いでNon-Locking screwを挿入する．プレート内側にも1本のNon-Locking screwを挿入することでプレートは舟状骨に圧着されるため，術後に皮膚上から突出したプレートを触れることもなくなる．後は順次Locking screwを挿入していき，最後にX線透視にてスクリューの位置や長さに問題がないことを確認して閉創する．閉創時には必ず伸筋支帯を縫合しておく．

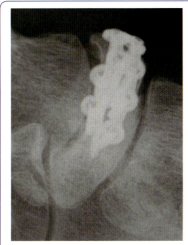
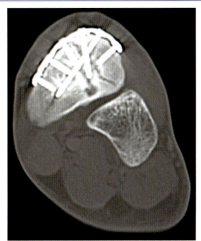

図6　プレート固定術後画像

術後療法

術後2週間のギプスシーネ固定を行う．荷重は術後4週から部分荷重を許可し，術後8〜10週で全荷重としている．骨折部の圧痛がなくなり，CT画像にて仮骨形成を認めれば，術後13週頃からジョギングを許可しているが，競技復帰はCT画像で骨癒合を確認してから許可している．

骨移植

骨折部の離開が大きい症例や骨折部に骨硬化を認める遷延癒合例では骨移植を考慮する．骨折部は線維性に癒合しているため，注射針を刺入して位置を確認する．骨折部に介在する線維組織を掻爬して骨折部表面の硬化部も新鮮化しておく．腸骨から採取した海綿骨を用いて骨移植をおこなう．

術後再発予防

術後の再発予防に対して，危険因子に対する処置が必要となる．足舟状骨疲労骨折の危険因子と好発競技については表1に示す．患者の骨形態に関しては改善が難しいが，凹足に対しては足底板により舟状骨への負荷を分散させることが可能である．また，距骨下関節の可動域制限や足関節背屈可動域の制限も足舟状骨疲労骨折の危険因子となるため，理学療法による可動域改善が必要となる．

第8章　疲労骨折の手術治療

　また，好発競技に対しては，アスファルトなど硬い地面での練習・トレーニングを避けること，舟状骨への負担が少ない靴や足底板の挿入を指導することが重要である．

表 1 足舟状骨疲労骨折の危険因子と好発競技 [8-10)]

＜危険因子＞	＜好発競技＞
・凹足（ハイアーチ）	・陸上（トラック）
・中足部内転	
・短い第一中足骨	
・長い第二中足骨	
・距骨下関節の可動域制限	
・足関節の背屈制限	

【文献】

1) Lee S, et al: Stress fractures of the tarsal navicular. Foot Ankle Clin N Am. 2004; 9: 85-104

2) Torg JS, et al: Management of tarsal navicular stress fractures. Conservative versus surgical treatment: A meta-analysis. Am J Sports Med. 2010; 38(5): 1048-1053.

3) Burne SG, et al: Tarsal navicular stress injury. Long-term outcome and clinicoradiological correlation using both computed tomography and magnetic resonance imaging. Am J Sports Med. 2005; 33(12): 1875-1881.

4) Mallee WH, et al: Surgical versus conservative treatment for high-risk stress fractures of the lower leg (anterior tibial cortex, navicular and fifth metatarsal base): a systematic review. Br J Sports Med. 2015; 49; 370-376.

5) Saxena A, et al: Results of treatment of 22 navicular stress fractures and a new proposed radiographic classification system. J Foot Ankle Surg. 2000; 39(2): 96-103.

6) Khan KM, et al: Outcome of conservative and surgical management of navicular stress fracture in athletes. Eighty-six cases proven with computerized tomography. Am J Sports Med. 1992; 20(6): 657-666.

7) Potter NJ, et al: Navicular stress fractures: outcomes of surgical and conservative management. Br J Sports Med. 2006; 40(8): 692-695.

8) Hossain M, et al: Stress fractures of the foot. Clin Sports Med. 2015; 34: 769-790.

9) Brukner P, et al: Stress fractures: a review of 180 cases. Clin J Sports Med. 1996; 6: 85-89.

10) Kaeding CC, et al: Management and return to play of stress fractures. Clin J Sports Med. 2005; 15(6): 442-447.

10 母趾基節骨疲労骨折

母趾基節骨疲労骨折に対する手術治療の適応は，3ヵ月の保存的治療によって治癒しない症例という報告が多い．著者らも，この原則で治療を行っている．ただ，紹介患者ですでに他医にて3ヵ月以上の保存的治療が行われている場合には，すぐに手術治療を選択する．また，復帰を急ぐ場合も手術を考慮することがある．

手術法

母趾基節骨疲労骨折の手術法には，2種類あり，ひとつは，スクリューによる骨片の観血的整復固定術である[1,2]．いまひとつは，外反母趾手術である[3]．過去の報告例40例のうち，半数の20例が手術治療であり，19例がスクリューまたはK-wireによる観血的整復固定術であり，1例が外反母趾手術であった．ここでは，最も一般的なスクリューによる観血的整復固定術について述べる．

手技上のポイント

患者は仰臥位として，患肢を駆血する．膝を屈曲して，母趾中足趾節関節内側の足底側に約4cmの皮切を行う．皮下を慎重に展開して母趾趾動脈と母趾趾神経を同定して，これらを障害しないように注意することが必要である．基節骨基部を展開して骨折部を確認する．骨片には，母趾外転筋腱と短母趾屈筋腱内側頭の共通腱が停止している（図1）．

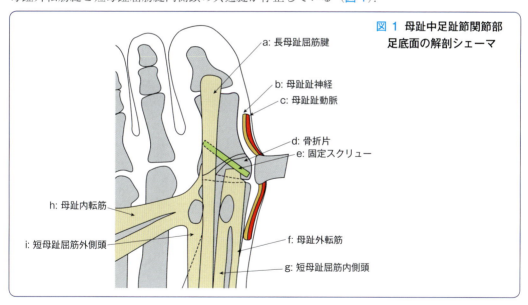

図1 母趾中足趾節関節部足底面の解剖シェーマ

術前準備として，CT撮影が望ましい．骨片の大きさ，部位などを詳細に知ることができ，手術に際して非常に有用である．ここで注意すべきは，骨折片が足底面では，意外と大きなことである．著者らが撮影したCT所見では，かなり基節骨中央を超えて外側へまで骨折線が達していた（図2）．

骨折面を最小限に展開して，整復．骨把持鉗子にて固定する．ドリル刺入点は母趾外転筋腱，短母趾屈筋腱共通起始腱のすぐ内側とする（図1）．径1.5〜2.5mm程度のスクリューを用いる

のが一般的である．著者らは，2.0mm 径の AutoFix headless compression screw（Stryker 社，USA）を使用したが，固定性も優れていて使いやすい．スクリューは1本または2本の報告が多いが，骨片も大きくなく刺入部位も限られているため，1本で十分な固定性が得られるようにしたほうがよい．

術後は，ギプスシーネ固定または，アルフェンス固定を行い，松葉杖免荷とする．4週以後，

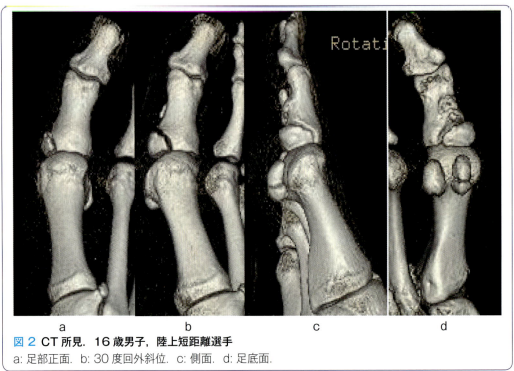

図2 CT 所見．16歳男子，陸上短距離選手
a: 足部正面．b: 30度回外斜位．c: 側面．d: 足底面．

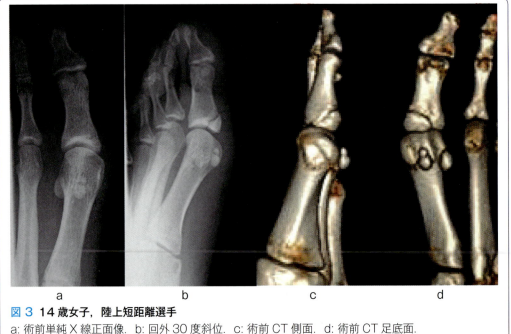

図3 14歳女子，陸上短距離選手
a: 術前単純X線正面像．b: 回外30度斜位．c: 術前CT側面．d: 術前CT足底面．

踵荷重のみを許可し,松葉杖による3点支持歩行とする.骨癒合には8～12週程度を要するため,この間,前足部接地は回避する.

代表症例

14歳女子,陸上競技の短距離選手.左母趾基部の疼痛を訴え,1ヵ月後に近医を受診した.母趾基節骨疲労骨折の診断を受けて,固定,免荷はせずに運動禁止の指導を受けた.6ヵ月後も疼痛続くため,当科を受診した.単純X線およびCTにて母趾基節骨内側部の疲労骨折を認めた(図3).すでに6ヵ月の保存的治療を受けていたため,当科では観血的整復固定を行った.2.0mm径のAutoFix headless compression screw (Stryker社, USA) を1本用いて固定した.術後3ヵ月で骨癒合が得られ,スポーツ復帰をした(図4).

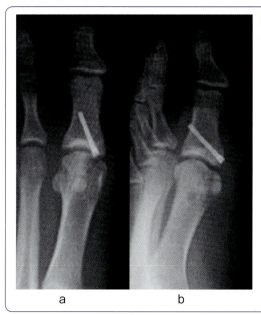

図4 14歳女子,陸上短距離選手
a: 術後単純X線正面像. b: 回外30度斜位.

手術後のスポーツ復帰

術後,定期的に,足部正面と足部回外30度斜位の2方向での単純X線撮影を行う.骨癒合が得られた時点で,前足部接地を許可する.その後1週にてジョギングを許可する.その後,徐々にスポーツレベルを上げていってよい.通常,術後3ヵ月でスポーツ復帰が可能となる.

【文献】

1) Yokoe K, Mannoji T: Stress fracture of the proximal phalanx of the great toe. A report of three cases. Am J Sports Med. 1986; 14(3): 240-242.
2) Munemoto M, et al: Stress fractures of the proximal phalanx of the great toe: a report of four cases. Foot Ankle Int. 2009; 30(5): 461-464.
3) Yokoe K, Kameyama Y: Relationship between stress fractures of the proximal phalanx of the great toe and hallux valgus. Am J Sports Med. 2004; 32(4): 1032-1034.

第9章

その他の疲労骨折

　病的骨折は，局所的な骨疾患によって強度が低下した骨に軽微な外力が加わって発生する．脆弱性骨折は，骨粗鬆症により強度が低下した骨に軽微な外力が加わって非外傷性に生じる．これらの骨折は，正常な骨に繰り返し外力が加わって発生する疲労骨折とは，その形態や経過が異なるが，鑑別を要する．本章では病的骨折として日常外来で遭遇する頻度の高い4つの骨腫瘍類似疾患について，脆弱性骨折として高齢者に多くみられる椎体骨折と大腿骨近位部骨折について概説する．また，近年，骨粗鬆症に対する過度な骨代謝抑制により発生することで注目されている非定型大腿骨骨折について，変形性関節症および関節リウマチに対して本邦では20万件以上行われている人工関節置換術の術後合併症であるインプラント周囲骨折についても概説する．

1　骨腫瘍性類似疾患…………206
2　脆弱性骨折…………………212
3　非定型大腿骨骨折…………217
4　人工関節と疲労骨折………221

第9章　その他の疲労骨折

1 骨腫瘍性類似疾患

骨腫瘍類似疾患は新生物としての性質が不確定な腫瘍群である．骨の強度が低下することで骨折を生じ，疲労骨折との鑑別が必要となることがある．今回，骨腫瘍類似疾患の中でも，日常外来で遭遇する頻度の高い，非骨化性線維腫，線維性骨異形成，骨線維性異形成，単純性骨嚢腫について概説する．

1 非骨化性線維腫 [1, 2]

　非骨化性線維腫は成長期に筋腱付着部の牽引に伴って骨幹端部に骨化不全を生じる疾患である．病巣部が皮質骨に限局している場合には線維性皮質骨欠損とも呼ばれる．組織学的には破骨細胞様の巨細胞を伴った線維芽細胞の増殖である．正常な小児の約30～40%に発生していると推定されている．性別では男性：女性が2：1と男性に多い．好発年齢は10歳代である．非骨化性線維腫は下肢長管骨の骨幹端にみられ，特に，大腿骨遠位（図1），脛骨近位，脛骨遠位に発生する．多くは無症候性で，他の外傷の画像検査時に偶然発見されることが多い．病巣部が大きい際には疼痛や病的骨折を生じる．ほとんどが単純X線像のみで診断可能である．生検などの組織診断は必要なく，Don't touch lesion の一つとされている．病巣部は，辺縁硬化を伴う偏心性の楕円または多房性の骨透亮像として認められ，骨膜反応はない（図1a）．非骨化性線維腫は成長とともに骨化または消失することがあるため（図1b），治療として骨折の危険性がなければ経過観察だけでよいが，病巣部が大きくなり，皮質骨の1/3以上が菲薄化している場合には病巣掻爬・骨移植を行う．一方，非骨化性線維腫と組織学的に区別できず，非骨化性線維腫より高齢発生で，長管骨の骨幹部・骨端部，骨盤骨，肋骨，脊椎に発生する良性線維性組織球腫があり，鑑別が必要である．

2 線維性骨異形成 [3-5]

　線維性骨異形成は骨の形成異常により線維性組織の異常増殖によって骨皮質が萎縮し，骨髄が線維性組織へと置換される疾患である．好発年齢は10～20歳代で，日常診療で高頻度に遭遇する疾患である．1ヵ所にできる場合（単骨性）と全身に多発する場合（多骨性）があり，単骨性は多骨性の6～10倍頻度が高い．多骨性で，皮膚異常色素沈着（カフェオレ斑）や性の早熟などのホルモン系異常を伴うものを McCune-Albright 症候群という．好発部位は大腿骨（図2），脛骨であり，頭蓋骨や顎骨や肋骨にも発生する．多くは無症候性であるが，他の外傷の画像検査時に偶然発見されることが多い．軽度の疼痛・腫脹・変形・病的骨折などで発見されることもある．診断には単純X線やCTが用いられ，すりガラス様変化が特徴的で，骨膜反応や骨皮質破壊はみられない（図2a）．一部に嚢腫を形成することがあり骨嚢腫との鑑別にMRIが有用である．単骨性か多骨性かを明らかにするためには骨シンチグラフィーが有用である．治療として線維性骨異形成の予後は良好であるために，多くは経過観察のみ行う．疼痛や病的骨折の可能性がある場合には掻爬・骨移植を行う．多骨性の場合には疼痛のある部位，変形のある部位が対象となる．しかし，病的骨折を繰り返し治療に難渋することが多く，変形の矯正が必要となる（図2：d, e）．また，きわめてまれに悪性転化することがある．

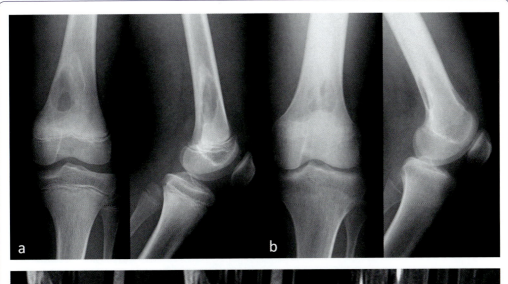
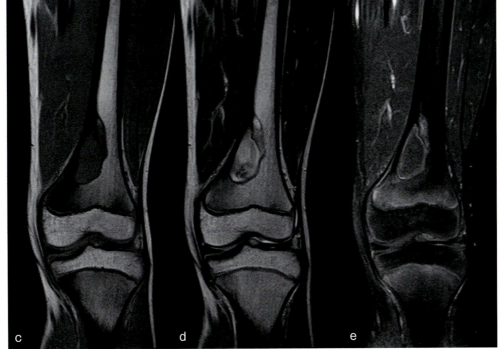

図1 非骨化性線維腫（13歳男児剣道選手）
単純X線像で大腿骨遠位内側に皮質骨欠損，辺縁硬化を伴う楕円の骨透亮像を認める（a）．MR画像で，T1強調画像で低信号（c），T2強調画像で高信号を呈している（d）．造影効果はない（e）．4年後には自然治癒した（b）．

3 骨線維性異形成 [6-8]

　骨線維性異形成は，小児の骨皮質に発生する骨，線維性組織の増殖性疾患である．10歳以下の若年者に好発し，15歳以上の発生はまれである．性別では男性：女性が3：2とやや男児に多い．好発部位は脛骨および腓骨であり，脛骨近位部の前方の骨皮質に偏在して発生する（図3）．

第9章　その他の疲労骨折

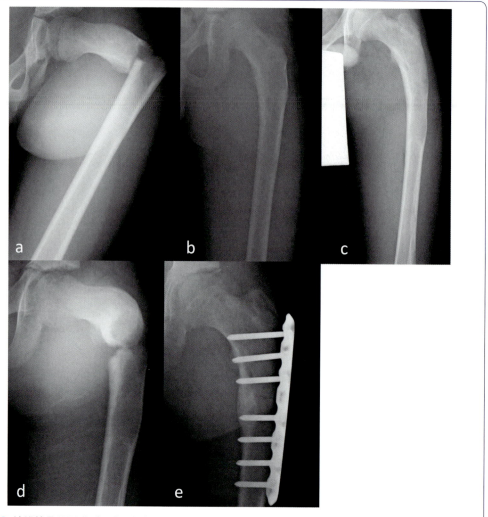

図2　線維性骨異形成（8歳男児）
単純X線像で左大腿骨近位に骨折を認め，整復後では骨幹端部から骨幹部にかけて，皮質骨欠損とすりガラス様陰影を認める（a）．3週間牽引後にギプス固定を行い，保存療法で骨癒合は得られたが（b），成長に伴い内反股（shepherd's crook deformity）を呈し（c），14歳時に同部位を再骨折した（e）．観血的骨接合術を施行した（f）．

同側あるいは反対側の腓骨に生じることもある．きわめてまれに橈骨，尺骨，上腕骨にも発生する．臨床症状は下腿の腫脹や疼痛を伴わない脛骨前方凸変形である．病的骨折した際には疼痛を伴う．単純X線像では脛骨前方皮質は著明に膨隆菲薄化し，境界は明瞭ですりガラス様陰影を呈し，多房性である（図3a）．CTで病巣部が骨皮質に限局しているのが明瞭に描出される（図3c）．骨線維性異形成は15歳以降で自然退縮または消失する可能性があり，治療としては，通常，経過観察することが多い．病巣が広範囲で度重なる骨折や偽関節，変形の原因となる場合には病巣掻爬・骨移植術（図3b）の適応となるが，15歳以下では再発率が極めて高いため，病変全切除と骨延長術での再建（ときに変形矯正）も行われている．また，悪性腫瘍であるアダマンチノーマとの鑑別が重要である．アダマンチノーマは画像所見が骨線維性異形成と類似しているが，骨皮質の破壊や骨外増生を伴う．病巣部が増大傾向にある時には生検で組織学的診断を行うことが重要である．

1 骨腫瘍性類似疾患

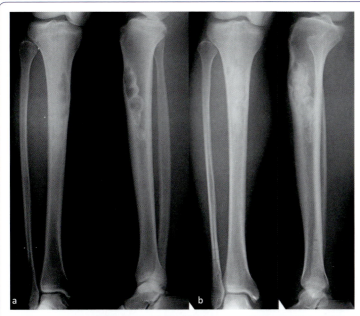

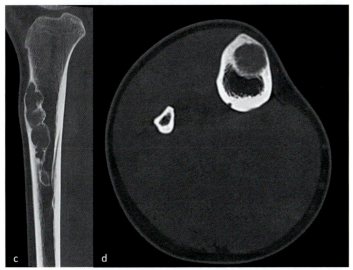

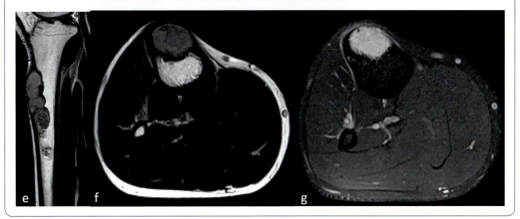

図3 骨線維性異形成（16歳男子サッカー選手）
単純X線像で脛骨近位前面の骨皮質は菲薄膨隆化し，境界は明瞭で内部は複数の囊腫状を呈する（a）．搔爬と人工骨移植術を施行した（b）．CTでは病変が骨皮質に限局している（c, d）．MR画像T2強調画像で内部は低信号を呈し（e, f），Gd（ガドリニウム）で造影される（g）．

第9章 その他の疲労骨折

4 単純性骨嚢腫[9-11]

　単純性骨嚢腫は，骨髄内に発生した空洞であり，その内壁は線維性被膜に覆われ，血清様の液体が貯留している．発生機序は海綿骨の静脈灌流障害とされており，嚢腫内圧は骨髄内圧より上昇している．孤立性骨嚢腫や単房性骨嚢腫と同義語である．性別では男性：女性が3：1で男性に多い．好発年齢は20歳以下であり，約80％を占める．好発部位は上腕骨近位部（図4，図5），大腿骨近位部で80％以上を占め，踵骨や腸骨翼にもみられる．多くは無症候性であるが，他の外傷の画像検査時に偶然発見されたり，病的骨折で発見されたりすることが多い．骨端線に接して発生し，骨端線を超えずに増大するのをactive phase（図4），骨の成長とともに骨端線から離れて骨幹部の方へ移動するのをlatent phase（図5）と呼ぶ．画像所見では単純X線像で骨幹端部に骨皮質の菲薄化を伴った境界明瞭な楕円形から円形の骨透亮像を呈し（図4a，図5a），MRIでは内部がT1強調像で低信号，T2強調像で高信号変化を呈する．年齢，病巣の部位，単純X線像から容易に診断が可能である．治療として，偶然に骨嚢腫が発見された場合，病的骨折の危険性が少ない症例では経過観察する．病的骨折の場合には，骨癒合を得ることで病巣が縮小することが多い（図5b）．しかし，骨癒合後でも再骨折の危険性があったり，微小骨折を繰り返したりする場合には手術を行う．手術として，嚢腫内圧を減圧させる方法（図4：b, c）や掻爬・人工骨移植術などが行われる．

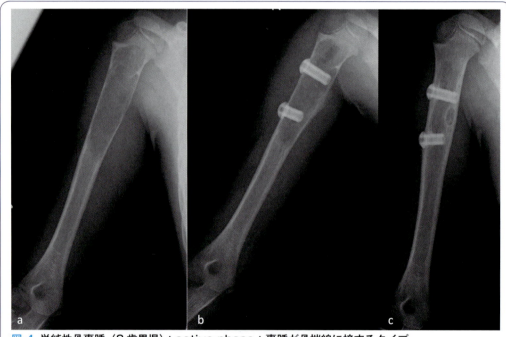

図4 単純性骨嚢腫（8歳男児）：active phase；嚢腫が骨端線に接するタイプ
単純X線像で上腕骨骨幹端部から骨幹部にかけて骨皮質の著明な菲薄化を伴う多房状の透亮像があり，外側骨皮質には骨折を認める（a）．骨癒合を待ってから，hydroxyapatite screwの留置により減圧を行い（b），術後10ヵ月で良好な新生骨形成により病巣は減少した（c）．

1 骨腫瘍性類似疾患

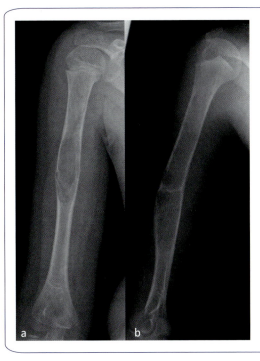

図5 単純性骨嚢腫（10歳男児）：latent phase；嚢腫が骨端線から離れたタイプ
単純X線像で上腕骨骨幹部に骨皮質の著明な菲薄化を伴う多房状の透亮像があり，外側骨皮質には骨折を認める（a）．骨端線から嚢腫が離れている（latent phase）ため，骨折を機に治癒する可能性があり保存治療を行った．術後4年，再発や変形なく経過している（b）．

【文献】
1) Nielsen GP, Kyriakos M: Non-ossifying fibroma/benign fibrous histiocytoma of bone. In: Fletcher CDM, et al (eds.): WHO Classification of Tumours of Soft Tissue and Bone.4th ed. pp302-304, International Agency for Research on Cancer, 2013.
2) 西本裕，大野貴敏：非骨化性線維腫（線維性骨皮質欠損）．越智隆弘（編）：最新整形外科学大系20巻，骨・軟部腫瘍および関連疾患．第1版．pp233-236, 中山出版，2007.
3) Siegal GP, et al: Fibrous dysplasia. In: Fletcher CDM, et al (eds.): WHO Classification of Tumours of Soft Tissue and Bone. 4th ed. pp350-351, International Agency for Research on Cancer, 2013.
4) 線維性異形成．整形外科・病理　悪性骨腫瘍取扱い規約．日本整形外科学会・日本病理学会（編）．第4版．pp177-180, 金原出版，2015.
5) 羽鳥正仁：線維性骨異形成．越智隆弘（編）：最新整形外科学大系20巻，骨・軟部腫瘍および関連疾患．第1版．pp237-241, 中山出版，2007.
6) Vigorita VJ, et al: Osteofibrous dysplasia. In: Fletcher CDM, et al (eds.): WHO Classification of Tumours of Soft Tissue and Bone. 4th ed. pp354-355, International Agency for Research on Cancer, 2013.
7) 骨線維性異形成．整形外科・病理　悪性骨腫瘍取扱い規約．日本整形外科学会・日本病理学会（編）．第4版．pp180-181, 金原出版，2015.
8) 羽鳥正仁：骨線維性異形成．越智隆弘（編）：最新整形外科学大系　20巻　骨・軟部腫瘍および関連疾患．第1版．pp242-245, 中山出版，2007.
9) Kalil RK, Santini Araujo E: Simple bone cyst. In: Fletcher CDM, et al (eds.): WHO Classification of Tumours of Soft Tissue and Bone. 4th ed. pp350-351, International Agency for Research Cancer, 2013.
10) 単純性骨嚢腫．整形外科・病理　悪性骨腫瘍取扱い規約．日本整形外科学会・日本病理学会（編）．第4版．pp176-177, 金原出版，2015.
11) 浜田良機：単純性骨嚢腫．越智隆弘（編）：最新整形外科学大系　20巻　骨・軟部腫瘍および関連疾患．第1版．pp219-226, 中山出版，2007.

第9章　その他の疲労骨折

脆弱性骨折

> 本邦では超高齢社会を迎え，高齢者の増加に対する医療の対応が課題となっている．一方，骨粗鬆症を基盤とする脆弱性骨折は高齢者の要介護の原因となる代表的な疾患である．脆弱性骨折は一度発生すると反復して骨折を生じるリスクを伴うため，ADLや生命予後に強く影響を及ぼす．脆弱性骨折は骨折に対する治療だけでなく，原因となる骨粗鬆症に対する治療を継続することが重要である．

病態

　脆弱性骨折とは骨強度が低下した状態（骨の脆弱化）で，軽微な外力によって発生する非外傷性骨折である．軽微な外力とは立った姿勢からの転倒かそれ以下の外力を指す．Insufficiency fracture あるいは fragility fracture と訳される．骨強度が正常な状態に対して反復する生理的な外力によって発生する疲労骨折（stress fracture）や，局所的な骨疾患が存在し軽微な外力で骨折を生じる病的骨折（pathological fracture）とは異なる概念である．代表的には椎体骨折，大腿骨近位部骨折（大腿骨頚部骨折，大腿骨転子部骨折）が挙げられる．骨の脆弱化をきたす病態はさまざまであるが，代表的には骨粗鬆症が挙げられる．骨粗鬆症を基盤とする骨折の主な危険因子は加齢，女性，既存骨折，低骨密度であるが，その他にも多くの危険因子が知られている（表1）[1]．WHOでは低骨密度以外に，既存骨折，喫煙，アルコール多飲（1日2単位以上），両親の大腿骨頚部骨折の既往，高齢，関節リウマチ，ステロイド使用を臨床的骨折危険因子として指摘している．いずれの部位であっても既存骨折がある場合にはすべての骨折を含む新規に骨折を生じるリスクは2倍になる．また，糖尿病，慢性腎疾患，慢性閉塞性肺疾患などの生活習慣病は骨密度とは独立した危険因子である．

表1　骨折の危険因子

低骨密度	ステロイド薬使用
既存骨折	骨折家族歴
女性	運動不足
喫煙	低体重，BMI低値
飲酒	カルシウム摂取不足

2 罹患部位

　脆弱性骨折として大腿骨近位部，胸腰椎の椎体，上腕骨近位部，橈骨遠位部および骨盤などが挙げられている．脆弱性骨折では椎体骨折が最多である．特殊な形態として非定型骨折がある（次項で後述▶9章3）．手術療法の選択時にはインプラントによる強固な内固定が困難であるため難渋することがある．これに対する対策と工夫が必要である．いったん骨折部の癒合が得られても他部位を含めて再骨折を生じる可能性があり，骨粗鬆症をはじめとする原疾患に対する治療が望ましい．代表的な骨折として，椎体骨折および大腿骨近位部骨折について概説する．各部位の骨折に対する治療法についての詳細は成書に譲る．

3 椎体骨折

疫学

本邦において，単純X線像で経時的に観察した形態学的椎体骨折の発生率は70代女性で人口10万人あたり約4,000人，80代女性で約8,000人とされている[2]．男性の発生率は女性の約1/2～1/3である．出生年別コホート研究によると椎体骨折の発生率は10年出生が遅いと約1/2に低下していたため今後の発生率は低下すると見込まれる[3]．

診断

臨床症状の誘因や外傷歴について確認する．椎体骨折では体位変換時の体動時痛や背部の叩打痛が典型的である．特に高齢者では軽微な動作によって発症したり，外傷歴が明らかでないことが多く，非典型的な症状を呈することがある．脆弱性骨折を念頭に置いて病歴聴取や診察を行うことが肝要である．

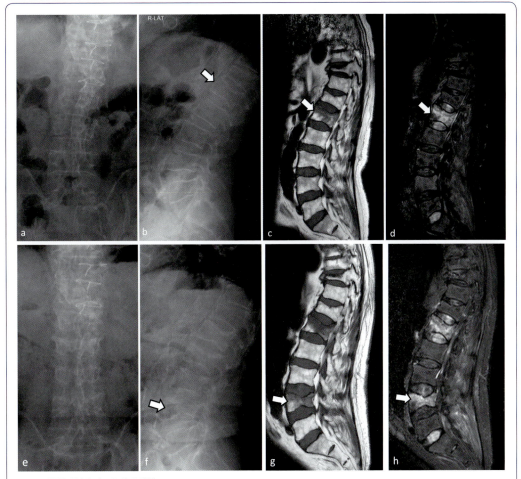

図1 椎体骨折（78歳男性）
特に誘因なく腰痛を自覚した．単純X線像（a，b）ではL1椎体の変形を認める（矢印）．MRI T1強調像（c）とSTIR像（d）ではL1椎体の信号異常を認める（矢印）．約2ヵ月後に腰痛が増悪した．単純X線像（e，f），MRI T1強調像（g）とSTIR像（h）で新たにL4椎体の変形を認める（矢印）．

第9章　その他の疲労骨折

画像所見

　単純 X 線で発症初期には骨連続性の破綻，骨皮質の破断，骨梁の断裂などを認める．発症後2～3週で仮骨形成，透亮像および海綿骨の骨硬化像が明らかになってくる．椎体骨折では椎体終板の圧潰やずれ，椎体前壁の突出や食い込み像の有無を注意深く観察する．骨折受傷前から椎体変形が存在することも多く，状態が許せば前後屈の動態での側面像を撮影し，椎体形状の変化を評価するのも有用である．2/3 の椎体骨折が無症候性であり，画像上の骨折の発生時期が不明であることが多いことにも留意する．単純 X 線検査で診断できない骨折が存在するため MR 検査や CT 検査ではじめて診断されることも多い．MRI では T1 強調像に STIR 像などの脂肪抑制法を併用することで新鮮骨折を診断しやすい．骨折部位は T1 強調像で低信号，T2 強調像あるいは脂肪抑制法で高信号として描出される．CT 検査は単純 X 線像で検出できなかった骨折に用いられる．Axial 像のみでなく sagittal 像および coronal 像などの MPR 像を組み合わせることで診断しやすい．ペースメーカーを装着している患者や MRI を撮像できない施設において有用である．代表症例を提示する（図1）.

④ 大腿骨近位部骨折

疫学

　厚生労働省による 2007 年の全国調査では脆弱性骨折を含めた全体で男性 31,300 人，女性 116,800 人と推定されている．発生率は男女とも年齢とともに上昇しており，80 代以降の上昇が著しい．最近 20 年間での大腿骨近位部骨折発生者数は増加傾向にある．ただし 2012 年の調査では男女とも 70 代の発生率が低下しており今後の動向が注目される．

診断

　転倒などの軽微な外力によって発生することがほとんどである．椎体骨折と同様に受傷機転がはっきりしないこともある．股関節周囲の圧痛点を確認することが重要である．症状が明確でない場合には下肢を緩徐に内旋させると疼痛が悪化するかどうかも確認する．大腿骨近位部骨折では転位が大きければ脚短縮が明らかであるが，転位が小さい場合には体動時の疼痛のみで下肢自動挙上や歩行が可能であることがある．

画像所見

　単純 X 線で両股関節正面像と患側の軸位による側面像を撮影する．患肢が外旋していることが多いため正確に撮影することが重要である．疼痛部位と骨折部位が解離していることも多いため X 線検査では広い範囲での撮影が望ましい．

予防

　脆弱性骨折には一度発生すると反復して骨折を生じるリスクがある．転倒および骨折は要支援・要介護の主要な原因となっている．特に大腿骨近位部骨折は発生率が高いだけでなく，予後に問題が多い．ほとんどの症例で手術療法が選択されるが，本邦の大規模調査において 65 歳以上では術前歩行レベルの回復は 67% であった．骨折後の死亡率上昇も大きな問題である．骨折 5 年後の相対死亡リスクは 60 歳での受傷では男性 5.8，女性 5.4，80 歳ではそれぞれ 2.2 および 1.6 とされている．脆弱性骨折は骨折に対する治療だけでなく，原因となる骨粗鬆症に対する治療を継

214

2 脆弱性骨折

続することが重要である[4]. 脆弱性骨折の主な原因である骨粗鬆症について述べる.

5 骨粗鬆症の定義

WHO によると骨粗鬆症とは「低骨量と骨組織の微細構造の異常を特徴とし骨の脆弱性が増し,骨折の危険性が増大する疾患」と定義付けられている. 本邦においては日本骨代謝学会による骨粗鬆症診断基準 2012 年度改訂版が存在する. 低骨量をきたす骨粗鬆症以外の疾患または続発性骨粗鬆症を認めず, 以下のいずれかの条件を満たす場合に診断される.
・椎体および大腿骨近位部の脆弱性骨折がある場合
・その他の部位の脆弱性骨折があり, YAM 値が 80% 未満の場合
・脆弱性骨折が存在しないが骨密度が YAM 値の 70% 以下あるいは −2.5SD 以下の場合

6 脆弱性骨折に対する予防法

体重管理

体重が減少すると骨折リスクが高くなるため適正体重を維持する. 過体重も推奨できない.

栄養

カルシウムとビタミン D の十分な摂取が重要である. 禁煙, 過度な飲酒を控える. エタノール量で 1 日 24g 未満が推奨される. 栄養指導を継続的に行うことも骨密度上昇に寄与する.

運動

荷重運動は骨密度を上昇させる. リスクを抑えて自己管理させるには歩行運動が推奨される.

薬物治療

骨粗鬆症の予防と治療ガイドライン 2015 年版では新たな薬物治療開始基準が示された(表2).脆弱性骨折を有することが骨粗鬆症の診断だけでなく薬物治療開始の基準となる. 骨粗鬆症と診断されていなくても骨折のリスクが高い危険因子を有する場合には薬物治療を開始することが望ましい. 骨粗鬆症における骨梁減少の機序は骨吸収亢進と骨形成低下と考えられている. 代表的な骨粗鬆症治療薬を挙げる (表3)[1]. 骨吸収亢進を呈している患者に対しては骨吸収抑制薬を選択する. 長期にわたって投薬が必要な場合には SERM を第一選択とし, カルシウム不足が関与していれば活性型ビタミン D 誘導体を考慮する. 長期にわたる骨吸収亢進で骨折リスクを有

表 2 薬物治療の開始基準

脆弱性骨折 (大腿骨近位部骨折あるいは椎体骨折)

脆弱性骨折 (大腿骨近位部骨折および椎体骨折以外) ＋ BMD < YAM 値の 80%

BMD ≦ YAM 値の 70%

YAM 値の 70%< BMD < 80% ＋ 大腿骨近位部骨折の家族歴

YAM 値の 70%< BMD < 80% ＋ FRAX® の 10 年間の骨折確率が 15% 以上

第9章　その他の疲労骨折

表3　代表的な骨粗鬆症治療薬の効果

		骨密度	椎体骨折	非椎体骨折	大腿骨近位部骨折
カルシウム薬		B	B	B	C
アルファカルシドール	ビタミンD	B	B	B	C
エルデカルシトール		A	A	B	C
エチドロネート		A	B	C	C
アレンドロネート		A	A	A	A
リセドロネート	ビスホスホネート	A	A	A	A
ミノドロン酸		A	A	C	C
イバンドロネート		A	A	B	C
ラロキシフェン	SERM	A	A	B	C
バゼドキシフェン		A	A	B	C
カルシトニン薬		B	B	C	C
テリパラチド（遺伝子組み換え）	副甲状腺ホルモン	A	A	A	C
テリパラチド酢酸塩		A	A	C	C
デノスマブ		A	A	A	A

代表的な骨粗鬆症治療薬の骨密度上昇効果と骨折発生抑制効果をしめす．骨密度上昇効果はA：上昇効果あり，B：上昇すると報告がある，C：報告はない，で判定した．骨折発生抑制効果（椎体，非椎体，大腿骨近位部骨折）はA：抑制する，B：抑制すると報告がある，C：報告はない，で評価した．エビデンスが十分でない薬剤はC評価となっていることに注意する．

する患者に対してはビスホスホネートを考慮する．骨形成低下で低回転型骨粗鬆症を呈している場合には骨形成促進薬を選択する．大腿骨近位部骨折のリスクが高い患者にはアレンドロネート，リセドロネートが第一選択として挙げられる．デノスマブやミノドロン酸も選択しうる．椎体骨折に対してはテリパラチドが強い効果を有する．テリパラチドは高価で，一定期間の投与に限られるため重度の骨粗鬆症患者への投与が望ましい．脆弱性骨折後の症例の骨粗鬆症の治療率は4～10%であり，継続率が低いことに留意する．患者の治療に対する意欲向上のために治療目標を設定することが重要である．

【文献】

1) 骨粗鬆症の予防と治療ガイドライン作成委員会編：骨粗鬆症の予防と治療ガイドライン 2015 年版，ライフサイエンス出版，東京，2015.

2) Fujiwara S, et al: Fracture prediction from bone mineral density in Japanese men and women. J Bone Miner Res. 2003;18:1547-1553.

3) Fujiwara S, et al: The incidence of thoratic vertebral fractures in a Japanese population, Hiroshima and Nagasaki, 1958-86. J Clin Epidemil. 1991;44:1007-1014.

4) Johnell O, et al: Mortality after osteoporotic fractures. Osteoporos Int. 2004;15:38-42.

3 非定型大腿骨骨折

近年，大腿骨転子下および大腿骨骨幹部に好発し，特徴的な臨床症状と画像所見を示す骨折として非定型大腿骨骨折（atypical femoral fracture: AFF）が注目されている．AFFの原因として過度の骨リモデリング抑制（severely suppressed bone turnover: SSBT）が関与しているが，通常の骨折とは病態や臨床経過が異なるためその特徴をよく理解しておく必要がある．

定義

米国骨代謝学会（American Society for Bone and Mineral Research: ASBMR）はAFFに対するタスクフォースを編成し2010年にレポートを出した[1]．本骨折の原因は骨粗鬆症ではなく，BP製剤の長期使用（3年以上，中央値7年）と指摘しており，内服後7年以上，Tスコア-2.5以上の場合は休薬すべきと提唱した．2013年に改訂し，本骨折が疲労骨折あるいは脆弱性骨折であり，定型的な大腿骨骨折と明瞭に区別されるような定義を示すとともに，薬剤（BP製剤やプロトンポンプ阻害剤）使用の有無が項目から除外された[2]．本邦でも2010年から日本整形外科学会骨粗鬆症委員会で施行されている大腿骨近位部骨折調査時に追加調査として行われた．調査報告を基に2015年には非定型大腿骨骨折診療マニュアルが作成され[3]，ASBMRの改訂レポートに従った診断基準を用いることが記載された．発生部位が大腿骨小転子遠位部直下から顆上部直上まで（図1）で，5つの大項目のうち4つ以上を満たしている必要がある．小項目は認められなくてもよいがAFFと関連するため参考にする（表1）．

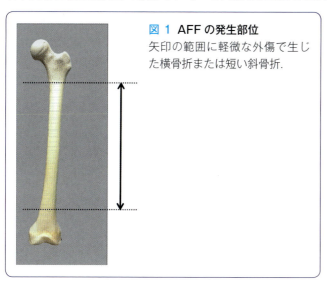

図1 AFFの発生部位
矢印の範囲に軽微な外傷で生じた横骨折または短い斜骨折．

第9章　その他の疲労骨折

> **表1** 日本整形外科学会骨粗鬆症委員会作成の非定型大腿骨骨折診療マニュアルで提示された ASBMR の定義
>
> ### ASBMR タスクフォース 2013 で示された非定型大腿骨骨折の定義
>
> 本骨折は大腿骨小転子直下から顆上部の直上までに生じる骨折と定義され，下記5つの大項目のうち，少なくとも4項目を満たすことが必要である．小項目は認められなくてもよいが，ときにこれらの骨折と関連を認める．
>
> **大項目**
>
> 1. 外傷なしか，立った高さからの転倒時のような軽微な外傷に関連する．
> 2. 骨折線は外側骨皮質に始まり多くは横走するが，大腿骨内側に及ぶ際には斜め方向になる場合もある．
> 3. 完全骨折では両側骨皮質を貫通し，内側スパイクを認めることがある；不完全骨折では外側のみに生じる．
> 4. 骨折は粉砕なしか，わずかな粉砕のみである．
> 5. 骨折部外側骨皮質の外骨膜または内骨膜に，限局性の骨皮質の肥厚（くちばし様 "beaking" あるいは炎様 "flaring"）が生じる．
>
> **小項目**
>
> 1. 骨幹部の全体的な骨皮質の肥厚
> 2. 片側または両側の鼡径部または大腿骨部の鈍痛またはうずく痛みといった前駆症状
> 3. 両側の不完全骨折または完全大腿骨骨幹部骨折
> 4. 骨折の癒合遷延
>
> 大腿骨頚部骨折，転子下螺旋骨折に連続する転子間骨折，人工関節のインプラント周辺骨折，原発性または転移性の骨腫瘍および種々の骨疾患（例えば骨 Paget 病，線維性骨異形成症）に関連する病的骨折などは含まない．

疫学

　AFF は女性に多く発生する．定型的な大腿骨骨折と比較して，女性の AFF は若年，BP 製剤内服中に発生しやすい．糖尿病や慢性腎臓病の合併は一定の見解が得られていない[2]．また，BP 製剤内服中の AFF はアジア人で発生率が高い[4]．症例数は少ないが，BP 製剤による二次性副甲状腺機能低下が AFF に関与している可能性も指摘されている[5]．骨吸収抑制剤であるデノスマブも AFF の報告が散見されており，BP 製剤と同様に注意が必要である[6]．プロトンポンプ阻害剤は ASBMR のレポートで疫学的には指摘されているが，明確な機序は明らかでない．その他には，成人型の低フォスファターゼ症の一部は AFF に類似した骨折型を呈する[7]．

病態

　AFF の原因は骨代謝回転の過剰抑制と考えられている[8]が，骨代謝回転抑制を起こす甲状腺機能低下症や副甲状腺機能低下症で発生しないことから単独の因子のみで生じるわけではない．一方，AFF 症例の多くはステロイド使用や関節リウマチ，糖尿病の罹患など，単独でも骨折リスクを高める因子を持っている．骨形態に関しては，大腿骨外弯や前弯変形による局所的な凸側への引っ張り応力集中や大腿脛骨角の大きさは AFF の発症誘因になりうる[9]．特定部位に集中した応力はマイクロダメージを増加させるが，修復能が低下しているため疲労骨折を生じる[8]．マイクロダメージの修復能低下要因としては，SSBT や骨壊死がある．BP 製剤は椎体骨折・非椎体骨折の発生を抑制する一方，SSBT の原因になりうるため，長期間使用の結果 AFF を生じる可能性がある[9]．

検査

非定型骨折の典型的な単純 X 線像では，①転子下の外側皮質骨の肥厚（くちばし様"beaking"あるいは炎様"flaring"），②横骨折，③内側皮質骨のスパイクを認める（図2: a, b）．しかし，不全骨折の症例もあり，単純 X 線像だけでは診断不可能なこともある．MRI 検査は誘因のない大腿部痛が持続しているにも関わらず単純 X 線検査で診断できないときに有用である．RI 検査（骨シンチグラム）も非定型骨折に対する感度が高いが，特異度が低いため理学所見や他の検査も含めて十分に検討する必要がある．非定型骨折は両側性が多いことから，片側に生じた時点でMRI 検査や RI 検査を行い，対側の骨折の有無を確認することが望ましい（図2e）．血液検査では，骨代謝マーカーの亢進が認められる症例もあるが，特徴的な異常はない．組織学的検討では，腸骨や骨折部の生検が行われている[9]．腸骨の生検ではテトラサイクリンによる骨標識が認められず，骨吸収および骨形成が停止している．閉経後女性の腸骨生検による骨形態計測では個体差が大きいため，BP 製剤による SSBT であるかの判断は困難である．骨折部の生検では骨吸収の亢進などの変化が示されているものの病的骨折の診断が主であり，骨折による二次的な反応である可能性が否定できない．

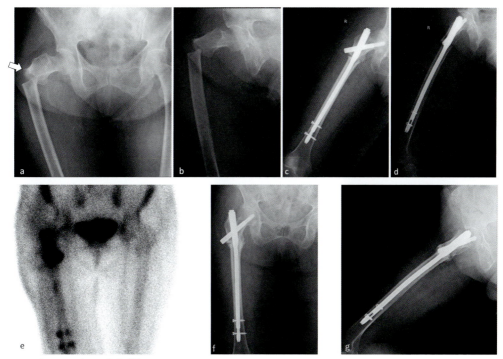

図2 右 AFF（77 歳女性）
プレドニゾロンとアレンドロネートを 4 年間内服している．誘因なく右大腿部痛を自覚した 5 日後，立位からの転倒で右股関節部痛を発症し受診した．単純 X 線像では，小転子直下に骨硬化像を伴う完全横骨折を生じていた（矢印）(a, b)．粉砕を認めず，外側皮質に beaking を認めた．前駆症状を伴い，典型的な単純 X 線像を呈していたことから AFF と診断した．直ちにアレンドロネート内服を中断し，翌日髄内釘（Japanese PFNA® Synthes 社）を用いた骨接合術を施行した（c, d）．補助療法として超音波療法とテリパラチド投与を行った．骨シンチグラムでは対側の大腿骨に有意な取り込みを認めなかった（e）．術後 1 年で骨折部内側は骨癒合が得られ，疼痛なく安定した歩行が可能となっている（f, g）．

第9章　その他の疲労骨折

治療

　不完全骨折に対して保存療法を行う場合には，手術に至る可能性が約50％あることを説明したうえで，慎重に管理する[3]．考えられる原因薬物が存在する場合には中断する．特にアレンドロネートは治療ベネフィットが明らかにリスクを上回る場合でなければ今後使用するべきではないと明記されている．体内に取り込まれたBP製剤は数年間持続するため，BP製剤を中断してもすでに生じた骨折の治癒期間には影響しない．しかし非定型骨折の診断後にBPを継続した患者では対側の非定型骨折を生じやすいため，中断すべきである．非定型骨折に25-OHビタミンDの低下が関与しているとされることから[10]，血清カルシウム値とビタミンD値を測定し，カルシウム製剤やビタミンD製剤の補充を開始することが望ましい．テリパラチドはAFFに対する有効性に関して定まった評価をされていないが，治癒が遷延する症例では考慮すべきである．

　手術療法としては，髄内釘が第一選択である（図2：c, d）．しかし皮質の肥厚や弯曲が強い症例では髄内釘手術が困難なためプレート固定を行う．髄内釘手術後の骨折部では多くの仮骨形成と内軟骨性骨化を通して治癒に向かう（図2：f, g）．BP製剤はその過程に干渉しないが，骨吸収や骨リモデリングに影響を与えるため，プレート固定では固定材料への力学的過負荷から折損を生じるリスクが高い．また，骨質劣化や骨癒合能低下が懸念されるため，より固定力の高い材料の選択と長い固定範囲が必要となる．骨癒合期間は通常の骨折と比較して遷延し，偽関節も生じやすい．治療法の選択において骨折部位も考慮する．転子下骨折では，極力解剖学的整復を得ることが重要である．Short femoral nailでは十分な固定性が得られないため，転子下骨折には通常骨折と同様にlong femoral nailが推奨される．骨幹部骨折では，大腿骨の弯曲や髄腔の狭小化のため髄内釘の挿入が困難となりプレート固定を余儀なくされる場合もある．顆上部直上での骨折では，力学的に安定した逆行性髄内釘が第一選択となる．同側股関節にインプラントが設置されている症例では，十分な長さのロッキングプレートによる固定術も考慮する．

【文献】

1) Shane E, et al: Atypical subtrochanteric and diaphyseal femoral fractures: report of a task force of the American society for bone and mineral research. J Bone Miner Res. 2010;25:2267-2294.

2) Shane E, et al: Atypical subtrochanteric and diaphyseal femoral fractures: second report of a task force of the American Society for Bone and Mineral Research. J Bone Miner Res. 2014;29:1-23.

3) 日本整形外科学会骨粗鬆症委員会：非定型大腿骨骨折診療マニュアル，日整会誌．2015;89: 959-973.

4) Marcano A, et al: Are race and sex associated with the occurrence of atypical femoral fractures? Clin Orthop Relat Res. 2014;472:1020-1027.

5) Franceschetti P, et al: Risk factors for development of atypical femoral fractures in patients on long-term oral bisphosphonate therapy. Bone. 2013;56:426-431.

6) Selga J, et al: Simultaneous bilateral atypical femoral fracture in a patient receiving denosumab: case report and literature review. Osteoporos Int. 2016;27:827-832.

7) Whyte MP: Atypical femoral fractures, bisphosphonates, and adult hypophosphatasia. J Bone Miner Res. 2009;24:1132-1134.

8) 森　諭史：SSBT (severely suppressed bone turnover)．Clinical Calcium．2013; 23:365-370.

9) Odvina CV, et al: Severely suppressed bone turnover: a potential complication of alendronate therapy. J Clin Endocrinol Metab. 2005;90:1294-1301.

10) Markman LH, et al: A retrospective review of patients with atypical femoral fractures while on long-term bisphosphonates: including pertinent biochemical and imaging studies. Endocr Pract. 2013;19:456-461.

4 人工関節と疲労骨折

人工関節の適応となる対象は比較的高齢であり，骨脆弱性を有することが多い．疲労骨折と脆弱性骨折とは厳密な区別が困難であるが，人工関節周囲での疲労骨折はまとまった報告が少ない．代表的に人工膝関節置換術（TKA），人工膝単顆置換術（UKA）および人工股関節置換術（THA）の周囲骨折に関して概説する．

1 TKA後インプラント周囲骨折

TKA後のインプラント周囲骨折は，コンポーネントと隣接するところに多く，インプラントの関節面から15cm以内やステムの5cm以内に発生しやすい．TKA後の疲労骨折の報告は散見されるがまだ少ない．インプラント周囲骨折の原因として術前からの骨粗鬆症，術後の一時的な歩行能力の低下，アライメント変化などの力学的環境の変化，活動性の向上，インプラントデザイン，セメント使用，関節リウマチなどの骨脆弱性，TKAでの変形の矯正後の骨組織の阻血が挙げられる．大腿骨前方や中央での骨密度が低下しやすい．TKA後の骨密度低下は術後数ヵ月にかけて顕著である．

大腿骨骨折は疲労骨折に限らないTKA後のインプラント周囲骨折の中では最多である．疲労骨折を含めたTKA周辺骨折はTKA全体の0.3〜2.5％の頻度である．TKAから2〜4年以内に発生しやすい．大腿骨への圧縮力や捻転力などの低エネルギー外傷でも生じる．大腿骨前方のノッチ，拘束性インプラント使用，骨溶解，手術部位の血流低下などが原因となる．

脛骨の疲労骨折は0.4〜1.7％の頻度である．関節リウマチなどの骨脆弱性を有する症例において脛骨コンポーネントの沈み込みなどで生じる．脛骨コンポーネントのゆるみや不安定性を伴うこともあり，コンポーネントのアライメント不良や設置位置不良の関与が指摘されている．脛骨コンポーネントの内反設置は疲労骨折の危険因子である．

膝蓋骨骨折は膝蓋骨置換膝の0.2〜21％，非置換膝の0.05％と報告されている．膝蓋骨を置換した方が骨折を生じやすい．膝蓋骨骨折によって膝屈曲位での膝前面痛を生じたり階段昇降が困難になるが，しばしば無症候性である．原因として大腿骨インプラントのデザインの問題や膝蓋骨のトラッキング異常による過度の膝蓋骨へのストレス，外側解離に伴う血流低下，膝蓋下脂肪体切除，膝蓋骨周囲の軟部組織の過度の処理が影響する．

診断

転位のない場合には発症早期に単純X線で診断することは困難である．数週間で病変部位に骨硬化像が出現し，後に消失する．経時的にインプラントの転位の有無を確認することが重要である．早期診断のためにはトモシンセシスやCTあるいはMRIを積極的に施行することが望ましい．

分類と治療

それぞれの部位に代表的な分類法が存在する．骨折部位，骨折部の転位，インプラントのゆるみ，bone stockの有無によって分類するものが多い．偽関節や感染などの合併症が生じうるため，保存療法および手術療法の利点と欠点を認識しながら治療方針を決定することが重要である．詳

第9章　その他の疲労骨折

細は成書に譲る.

大腿骨骨折：Lewis & Rorabeck 分類[1]（表1）

　TypeⅠおよびTypeⅡの一部は保存療法の適応である．TypeⅡでは原則として手術療法を要する．髄内釘やロッキングプレート固定が施行される．高度の骨粗鬆症に対しては骨移植を要することもある．骨欠損が大きい場合には適宜骨折部の短縮も併用する．これらの治療が困難な場合には再置換術の適応となることがある．TypeⅢは再置換術の適応である．

表1 Lewis & Rorabeck 分類	
TypeⅠ	骨折部に転位がなくインプラントにゆるみがないもの
TypeⅡ	骨折部に転位があるがインプラントにゆるみがないもの
TypeⅢ	インプラントにゆるみがあるもの

脛骨骨折：Felix & Hanssen 分類[2]（表2）

　TypeⅠおよびⅡはほとんどゆるみを伴うBであり，再置換術が適応される．
　TypeⅡA，ⅢA，ⅣAは通常の骨折の治療を行う．
　脛骨骨折の代表症例を提示する（図1）.

表2 Felix & Hanssen 分類			
TypeⅠ	脛骨高原骨折	Type A	ゆるみなし
TypeⅡ	ステム周囲骨折	Type B	ゆるみあり
TypeⅢ	インプラントの遠位での骨折	Type C	術中骨折
TypeⅣ	脛骨粗面での骨折		

膝蓋骨骨折：Ortiguera の分類[3]（表3）

　手術療法では感染率が高く，治療法の選択には注意を要する．TypeⅠは保存療法の適応である．TypeⅡは手術療法が選択されることが多い．TypeⅢは膝関節機能が悪くなければ保存療法を選択する．機能障害が著しい場合には手術療法を選択せざるをえない．膝蓋骨骨折の代表症例を提示する（図2）.

表3 Ortiguera の分類	
TypeⅠ	インプラントにゆるみなく，伸展機構が正常
TypeⅡ	伸展機構が破綻
TypeⅢ	インプラントにゆるみなく，伸展機構の破綻なし

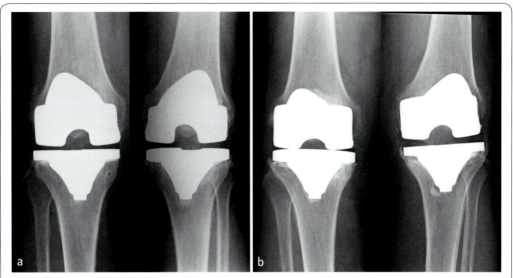

図1 人工膝関節置換術後の脛骨骨折（66歳女性）
両膝の人工関節全置換術後である（a）．術後約2年経過時，次第に両膝の脛骨コンポーネントが内反転位した（b）．脛骨内側近位の沈み込みを生じ，同部位の骨硬化像を認める．左膝は脛骨コンポーネントのゆるみを認め，後日再置換術を施行した．

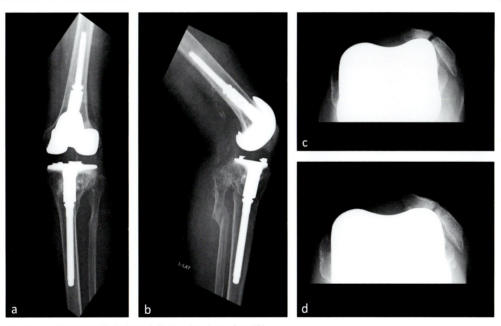

図2 人工膝関節置換術後の膝蓋骨骨折（75歳男性）
脛骨骨切り併用人工膝関節全置換術後1年で左膝をひねった際に膝前面痛を自覚した．単純X線像では膝蓋骨の縦骨折を認める（a, b, c）．膝蓋骨コンポーネントのゆるみや伸展機構の破綻を認めなかったため保存療法を行った．3ヵ月後に骨癒合を認める（d）．

第9章　その他の疲労骨折

② UKA 後インプラント周囲骨折

　内側 UKA 後の疲労骨折は脛骨側に多い．内側 UKA は高齢者に対して適応とされることが多く，骨脆弱性との関連が指摘されている．手術手技も重要で脛骨近位内側の矢状骨切りが 10° 傾斜すると脛骨内顆の骨強度が 30% 低下する．転位が軽度である場合には外固定と免荷による保存療法を選択するが，インプラントの転位が著しかったり，ゆるみを伴う場合には再置換術を要する．

③ THA 後インプラント周囲骨折

　THA 後のインプラント周囲骨折は全体では寛骨臼側よりも大腿骨側に発生しやすい．THA 後の大腿骨骨折は初回手術の 1%，再置換術の 4% に発生する．THA 後大腿骨骨折は術後 2.1 〜 7.4 年（平均 5.5 年）で発生している．セメントレス固定の方が骨折を生じやすい．ステムのゆるみが骨折のリスクになることがある．Vancouver 分類が用いられる．

　寛骨臼側の骨折は 0.07 〜 0.4% とまれである．THA 後の疲労骨折としては骨盤骨折が知られている[4]．

Vancouver 分類（表 4）

　Type A（転子部骨折）では，骨片が大きく筋力に影響する場合には内固定を行う．

　Type B（ステム周囲骨折）では転位の少ない場合に保存療法が可能であるが，転位があれば手術療法を要する．B1 では内固定，B2 ではロングステムでの再置換術を行う．B3 では様々な方法があるが，骨移植を併用した再置換術や腫瘍用インプラントでの再置換術を行う．

　Type C ではプレートによる内固定が行われる．ステム遠位とプレートとは十分にオーバーラップさせる．

表 4 Vancouver 分類

Type A	転子部骨折
subtype A_{GT} 大転子骨折　A_{LT} 小転子骨折	
Type B	ステム周囲骨折
subtype B1 ステムにゆるみがないもの B2 ステムにゆるみがあるもの B3 ステムにゆるみがあり，骨欠損があるもの	
Type C	ステムより遠位での骨折

【文献】

1) Rorabeck CH, Taylor JW: Classification of periprosthetic fractures complicating total knee arthroplasty. Orthop Clin North Am. 1999;30:209-214.

2) Felix NA, et al: Periprosthetic fractures of the tibia associated with TKA. Clin Orthop Relat Res. 1997;345:113-124.

3) Ortiguera CJ, Berry DJ: Patellar fracture after total knee arthroplasty. J Bone Joint Surg Am. 2002;84:532-540.

4) Christiansen CG, et al: Pubic ramus insuffiency fractures following total hip arthroplasty. A report of six cases. J Bone Joint Surg Am. 2003;85-A:1819-1822.

外国語索引

A

active phase ·································· 210
adapted window ······················· 20
anatomical snuff box ·················· 165
apophyseal stage（A stage）········· 122
atypical femoral fracture（AFF）······ 78, 217

B

B?hler 角 ··································· 98
bone marrow edema ·················· 35
bone stress injury ····················· 30
bony stress reaction ··················· 30
Buck 法 ···································· 179

C

cartilaginous stage（C stage）········· 122
classical type ······················158, 172
clay-shoveler's fracture ······ 129, 130, 131
cross-hatching pattern ················ 19
CT ···································33, 37
cuff tear arthropathy（CTA）·········· 140

D

diffuse damage ························· 19
distal type ························158, 172, 175
disuse window ························· 20
don't touch lesion ···················· 206
dorsal intercalcary segmeut instability（DISI）······ 165
double spinous process sign ·········· 130

E

epiphyseal stage（E stage）··········· 123
extracorporeal shock wave therapy（ESWT）
···································40, 41, 42

F

fatigue fracture ··············· 2, 10, 96, 97
Felix & Hanssen 分類 ················· 222
fibroblast growth factor（FGF）······· 42
finite element method（FEM）········· 21
fragility fracture ······················ 212

H

fulcrum test ·······················32, 79, 80

Hamp Back 変形 ······················ 165
high risk 疲労骨折 ····················· 3
high signal change（HSC）············ 121
high-risk stress fracture（HRSF）····· 38
hop test ···························32, 79
hyperbaric oxygen therapy（HBO）···40, 41, 43

I

insufficiency fracture ·········· 21, 96, 97, 138, 212
insulin-like growth factor（IGF）····· 10

J

Jones 骨折 ················ 25, 39, 42, 108, 191

L

latent phase ··························· 210
Lauge-Hansen 分類 ··················· 94
Lewis&Rorabeck 分類 ················ 222
low-intensity pulsed ultrasound（LIPUS）
···································40, 41, 42, 161

M

march fracture ························· 2
McCune-Albright 症候群 ·············· 206
medial tibial stress syndrome········· 86
medial tibial syndrome··············· 86
microcrack ···························· 19
microdamage ·························· 14
microstrain ··························· 20
mild overuse window ················· 20
modeling······························ 14
MRI··································33, 35

N

NF-κB 活性化受容体リガンド ········ 16
Noakes の三徴 ························· 146
nontargeted remodeling·············· 14
nutcracker test ······················· 103

O

one legged hyperextension test ·············· 32
Ortiguera の分類 ······································ 222
osteoid ··· 11
over-use syndrome ···································· 2
over-use 障害 ·· 86

P

pars interarticularis······························ 121
pathologic overload window ················· 20
pathological fracture ···························· 212
pedicle··· 121
periosteal edema······························· 35
physeal type ······················· 157, 158, 172
positive standing sign ························· 146

R

ragged edge ··· 179
receptor activator NF-κB ligand（RANKL）····10, 16
remodeling ··· 14
reverse shoulder arthroplasty（RSA）········· 140
rotational instability······························ 125

S

Schipper 病 ·· 129
sclerotic type··································· 158, 172
Scott wiring 法 ···································· 179
severely suppressed bone turnover（SSBT）········ 217
Shelbourne の診断基準 ···························· 95
shin soreness ·· 86

shin splint syndrome

shin splint syndrome························· 86
shin splints ··· 86
short-tau inversion recovery（STIR）·········· 130
slipped plating 法································ 153
smiley-face rod 法···························· 179, 180
soft-tissue avulsion ······························ 130
squeeze test ···································· 97, 98
stress fracture ······························ 10, 212
stress injury of the distal radial growth plate········ 162
stress reaction ·· 5

T

targeted remodeling·································· 14
tartrate-resistant acid phosphatase-5b（TRACP-5b）
··· 63
tension band wiring（TBW）·················· 173
THA 後インプラント周囲骨折··············· 224
tibial stress syndrome ··························· 86
Torg 分類 ·· 110
transforming growth factor-β（TGF-β）········· 10
transitional type····························· 158, 172
triceps dips ·· 137

U

UKA 後インプラント周囲骨折················· 224
ultrasound（US）···································· 35

V

valgus-extension overload（VEO）··········· 160
Vancouver 分類······························· 224
vascular endothelial growth factor（VEGF）········· 42

日本語索引

あ行

アーチサポート ……………………………… 40
足関節・足部の疲労骨折 …………………… 93
足関節脱臼骨折 ……………………………… 94
足関節内果疲労骨折 …………… 39, 42, 94, 188
　　stage 分類 ………………………………… 95
足内がえし筋力 ……………………………… 48
アスレティックリハビリテーション …… 38, 40
圧迫型の頚部疲労骨折 ……………………… 76
アポトーシス ………………………………… 12
アライメント …………………………… 31, 46

インソール …………………………………… 40

エクササイズ ………………………………… 48
エストラジオール …………………………… 23
エストロゲン ………………………………… 23
エネルギー不足 ……………………………… 68
エルゴメーター ……………………………… 48

オーバーユース障害 ………………………… 141
オステオン …………………………………… 11

か行

回旋不安定性 ………………………………… 125
海綿骨 ………………………………………… 11
外的要因 ……………………………………… 45
外反伸展負荷 ………………………………… 160
嗅ぎタバコ窩 ………………………………… 165
仮骨形成 ……………………………………… 35
画像診断 ……………………………………… 33
下肢の疲労骨折 ……………………………… 75
関節突起間部 ………………………………… 121

基部裂離骨折 ………………………………… 108
競技種目特性と疲労骨折 …………………… 54
競技種目別の足部疲労骨折の発
　生件数 ……………………………………… 55
競技種目別の発生件数 ……………………… 54
胸骨疲労骨折 ………………………………… 137
局所的リモデリング …………………… 12, 14
棘突起疲労骨折 ……………………………… 129
距骨疲労骨折 ………………………………… 104
近位骨幹部骨折 ……………………………… 108

脛骨 …………………………………………… 5
脛骨遠位部疲労骨折 ………………………… 24
脛骨顆部疲労骨折 …………………………… 85
脛骨骨折 ……………………………………… 222
脛骨中央前方皮質骨折 ……………………… 38
脛骨中央部疲労骨折 ………………………… 42
脛骨跳躍型疲労骨折 ………………………… 187
脛骨内果疲労骨折 …………………………… 34
脛骨疲労骨折 …………………………… 24, 83
　　重症度分類 ……………………………… 3
　　発生部位 ………………………………… 84
血管内皮細胞増殖因子 ……………………… 42
月状骨 ………………………………………… 5
楔状骨疲労骨折 ……………………………… 104
肩甲棘疲労骨折 ……………………………… 141
肩甲骨疲労骨折 ……………………………… 140
原発性骨粗鬆症 ……………………………… 149
腱板断裂性関節症 …………………………… 140

高気圧酸素治療 ………………………… 40, 41, 43
行軍骨折 ……………………………………… 2
後光サイン …………………………………… 35
硬性体幹装具 ………………………………… 125
好発年齢 ……………………………………… 61
股関節外転・外旋筋力 ……………………… 48
骨芽細胞 ………………………… 10, 14, 42, 43
骨吸収 ………………………………………… 43
骨吸収型疲労骨折 …………………………… 42
骨吸収マーカー ……………………………… 16
骨強度 ………………………………………… 12
骨形成型疲労骨折 …………………………… 42
骨形成タンパク質 …………………………… 12
骨形成マーカー ……………………………… 16
骨硬化型疲労骨折 …………………………… 42
骨細胞 ………………………………………… 10
骨腫瘍性類似疾患 …………………………… 206
骨シンチグラフィー …………………… 33, 35
骨脆弱性をきたす疾患 ……………………… 148
骨線維性異形成 ……………………………… 207
骨粗鬆症 ………………… 16, 40, 69, 72, 149
　　定義 ……………………………………… 215
　　治療薬の効果 ………………………… 216
骨代謝 ………………………………………… 14
骨代謝調節因子 ……………………………… 15
骨代謝マーカー ………………………… 16, 63
骨釘移植術 …………………………………… 173
骨の構造 ……………………………………… 11
骨の細胞 ……………………………………… 10

骨の細胞外基質	12
骨の材料特性	19
骨の疲労現象	19
骨の力学的特性	19
骨盤部疲労骨折	143
骨微細損傷	12, 14
骨膜肥厚像	35
骨膜浮腫像	35
骨密度	23
骨癒合率	126
骨リモデリング	10, 14, 19
過程	15
抑制	217
骨量減少	67
ゴルフスイング	132

さ行

鎖骨疲労骨折	134
坐骨疲労骨折	147
細胞外タンパク質	12
材料特性	18
サッカー	58
支持性タンパク質	12
膝蓋骨骨折	222
膝蓋骨疲労骨折	42, 81, 185
膝伸展機構障害	81
疾走型	24, 38
疾走型疲労骨折	85
ジャックナイフストレッチ	127
尺骨疲労骨折	35, 160
舟状骨疲労骨折	100, 164
手骨疲労骨折	169
手舟状骨疲労骨折	177
手術的治療	38
種子骨摘出術	113
踵骨の骨梁構造	97
踵骨疲労骨折	96
踵骨疲労骨折の分布	99
上肢の疲労骨折	152
上腕骨骨幹部疲労骨折	152
上腕骨内顆疲労骨折	154
上腕骨内顆疲労骨折	154
上腕骨疲労骨折	153
女性アスリートと疲労骨折	64
女性アスリートにおける食事の注意点	73
女性アスリートの三主徴	40, 64
スクリーニング	68
治療指針	70
疲労骨折	68
伸張型の頚部疲労骨折	76

人工関節と疲労骨折	221
シンスプリント	86
垂直分力	50
髄内浮腫像	35
スクリュー固定	196
スポーツサ　フェイス	31
スポーツと疲労骨折	53
成長期の疲労骨折	61
生物学的特性	18
脆弱性骨折	21, 96, 97, 138, 205, 212
予防法	215
脊椎疲労骨折	119, 120
線維芽細胞増殖因子	42
線維性骨	11
線維性骨異形成	206
仙骨疲労骨折	148
剪断応力	24
前破骨細胞	17
装具療法	38
漕艇	132
層板骨	11
足関節・足部の疲労骨折	93
足関節脱臼骨折	94
足関節内果疲労骨折	39, 42, 94, 188
stage 分類	95
足腫	2
足舟状骨	5, 54
足舟状骨疲労骨折	37, 39, 42, 196
足底挿板	48
足底腱膜炎	42
足部アーチの特徴	56
足部回内	48, 54

た行

体外衝撃波治療	40, 41, 42
体幹装具，硬性	125
大腿骨顆上部疲労骨折	79, 80
大腿骨近位部骨折	214
大腿骨頚部疲労骨折	76, 182
分類	76
大腿骨骨幹部疲労骨折	34, 78, 185
大腿骨骨折	222
大腿骨転子下疲労骨折	79
大腿骨疲労骨折	182
第1肋骨骨折	133
第2中足骨	54
基部疲労骨折	105
第5中足骨	54

228

近位骨幹部疲労骨折	25	
近位部の栄養血管	109	
疲労骨折	24, 39, 42, 108, 191	
単純 X 線	33	
単純性骨嚢腫	210	

恥骨偽関節	150
恥骨疲労骨折	36, 145
地面反力	50
中手骨疲労骨折	169
中足骨	5
疲労骨折	105
肘周辺疲労骨折	154
肘頭疲労骨折	42, 154, 156, 172
肘頭疲労骨折の分類	157
チューブエクササイズ	48
超音波検査	33, 35
跳躍型疲労骨折	38, 42
長距離	45

椎弓根	121
椎体骨折	213

低周波超音波パルス療法	3
低出力パルス超音波	40, 41, 42
低出力超音波パルス療法	161
テーピング	48
デミポワント肢位	106
転位型	76
電磁気刺激療法	3

橈骨遠位骨端線損傷	162
橈骨疲労骨折	162
動的アライメント	47
ドップラー画像	35
トモシンセシス	33, 34

な行

内的要因	45
難治性疲労骨折	38

は行

バイオメカニクス	23
パケット	11
破骨細胞	10, 14, 43
破骨細胞分化因子	10, 16
はさみ様	47
バスケットボール	54
バスケットボールにおける発生部位	55
発生メカニズム	45

ハバース管	11
バレエダンサー	105
バレーボール	162
反転骨移植術	173
ハンドボール	57

非局所的リモデリング	14
腓骨	5
疲労骨折	89
非骨化性線維腫	206
皮質骨	11
非定型大腿骨骨折	78, 217
非薬物療法	70
病的骨折	205, 212
病歴聴取	30
疲労現象	18
疲労限界	19
疲労骨折	10, 97, 212
アスレティックリハビリテーション	40
疫学	4
画像診断	33
好発部位	63
手術治療	39, 171
診断	30
年齢	62
年齢別発生分布	61
バイオメカニクス	24
発症時年齢	6
発生部位	7
発生メカニズム	54
病理	12
頻度	61
分類	2
保存的治療	40
メカニズム	17
リスクファクター	23, 40
疲労骨折と栄養	72
疲労破壊	19

フォルクマン管	11
物理特性	18
分離部直接修復術	180

ボート競技	132
母趾 MTP 関節	112
母趾基節骨疲労骨折	114, 201
母趾種子骨疲労骨折	112
母趾疲労骨折	114
保存的治療	38
ポワント肢位	106

ま行

マイクロクラック ……………… 12, 14, 17, 19
マイクロダメージ ………………………… 19

無月経 ……………………… 16, 40, 66, 68

モデリング ………………………………… 14

や行

薬物療法 ………………………………… 70

有限要素法 ………………………… 21, 24
有鉤骨鉤部疲労骨折 ………………… 167

腰椎 …………………………………………… 5
腰椎伸展テスト ………………………… 32
腰椎疲労骨折 ………………………… 6, 36
　偽関節 ……………………………… 179
　原因スポーツ種目 ……………………… 8
腰椎分離症 …………………… 120, 179
腰痛症 …………………………………… 120

予防 ……………………………………… 63

ら行

ライトブレース ………………………… 125
螺髪サイン ……………………………… 35
ランニングフォーム …………………… 47
ランニング障害 ………………………… 45

力学的負荷 ……………………………… 21
力学的歪み ……………………………… 20
陸上競技 …………………………… 45, 55
立方骨疲労骨折 ………………………… 103
リバース型人工肩関節置換 ………… 140
リハビリテーション …………… 45, 48
リモデリング …………………………… 14
臨床所見 ………………………………… 32
臨床症状 ………………………………… 31

類骨 ……………………………………… 11

歴史 ……………………………………… 2

肋骨疲労骨折 ………………………… 131

230

パーフェクト疲労骨折

2017年11月25日　第1版 第1刷 ©

監　修	石橋恭之　ISHIBASHI, Yasuyuki
発行者	宇山閑文
発行所	株式会社　金芳堂
	〒606-8425 京都市左京区鹿ヶ谷西寺ノ前町 34 番地
	振替　01030-1-15605
	電話　075-751-1111（代）
	http://www.kinpodo-pub.co.jp/
組　版	株式会社 グラディア
印　刷	株式会社 サンエムカラー
製　本	藤原製本 株式会社

落丁・乱丁本は直接小社へお送りください. お取替え致します.

Printed in Japan
ISBN978-4-7653-1729-0

JCOPY ＜（社）出版者著作権管理機構 委託出版物＞

本書の無断複写は著作権法上での例外を除き禁じられています. 複写される
場合は，そのつど事前に，（社）出版者著作権管理機構（電話 03-3513-6969,
FAX 03-3513-6979，e-mail: info@jcopy.or.jp）の許諾を得てください.

●本書のコピー，スキャン，デジタル化等の無断複製は著作権法上での例外
を除き禁じられています. 本書を代行業者等の第三者に依頼してスキャンや
デジタル化することは，たとえ個人や家庭内の利用でも著作権法違反です.